Diagnosis and Treatment Strategies for
Sexual Dysfunction and Sexual Nerve Diseases

性功能障碍及
性神经疾病诊治策略

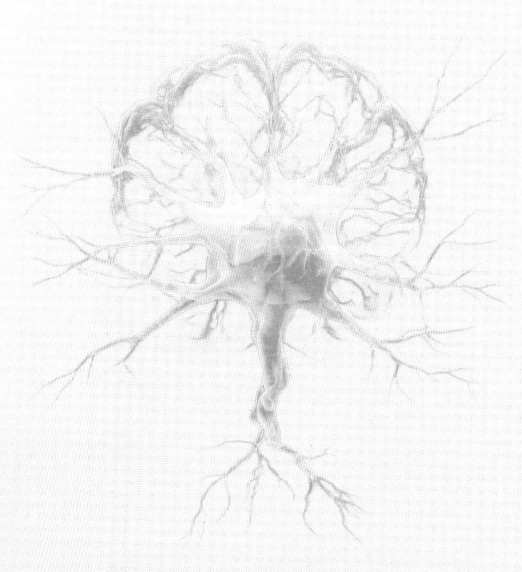

主　编　刘春辉　吴瑞鹏
审　校　陕文生　王志强
　　　　朱　晨　李少君

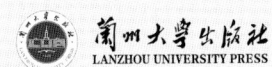

兰州大学出版社
LANZHOU UNIVERSITY PRESS

图书在版编目（CIP）数据

性功能障碍与性神经疾病诊治策略 / 刘春辉，吴瑞
鹏主编. -- 兰州 ：兰州大学出版社，2025. 6. -- ISBN
978-7-311-06922-3

Ⅰ. R698；R711.77

中国国家版本馆 CIP 数据核字第 20259SC810 号

责任编辑　郝可伟
封面设计　倪德龙

书　　名　性功能障碍与性神经疾病诊治策略
　　　　　XINGGONGNENG ZHANG'AI YU XINGSHENGJING JIBING ZHENGZHI CUELÜE
作　　者　刘春辉　吴瑞鹏　主编
出版发行　兰州大学出版社　（地址：兰州市天水南路222号　730000）
电　　话　0931-8912613(总编办公室)　0931-8617156(营销中心)
网　　址　http://press.lzu.edu.cn
电子信箱　press@lzu.edu.cn
印　　刷　甘肃浩天印刷有限公司
开　　本　787 mm×1092 mm　1/16
成品尺寸　185 mm×260 mm
印　　张　14(插页2)
字　　数　319千
版　　次　2025年6月第1版
印　　次　2025年6月第1次印刷
书　　号　ISBN 978-7-311-06922-3
定　　价　89.00元

作者简介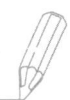

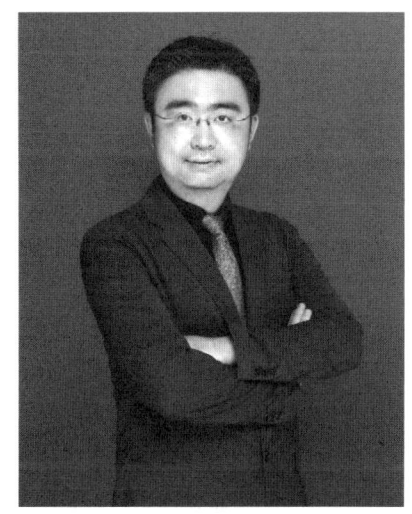

刘春辉

　　刘春辉，1983年5月出生，中共党员，甘肃省兰州市人，硕士研究生，甘肃省妇幼保健院（甘肃省中心医院）泌尿男科主治医师，从事性医学与男科疾病临床诊疗及基础研究。在SCI期刊发表文章2篇，在国内核心期刊发表文章14篇。参编学术著作《两性健康与生殖》。主持或参与省部级自然科学基金项目5项。中华医学会泌尿外科学分会青年委员会性功能障碍学组委员，中国性学会妇幼保健男科分会委员，甘肃省医学会泌尿外科学分会青年委员会委员，甘肃省中医药学会男科专业委员会委员，甘肃省医学会男科专业委员会青年委员会委员，甘肃省妇幼保健协会孕前保健专业委员会委员。

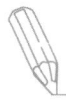 # 作者简介

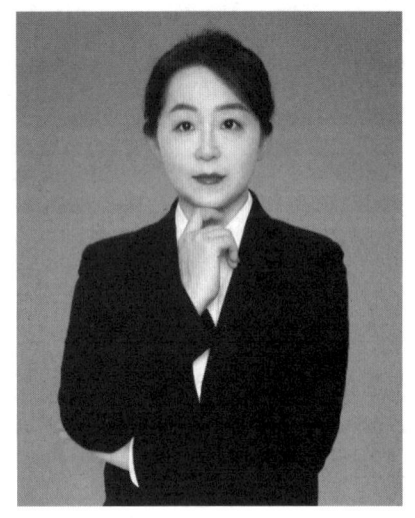

吴瑞鹏

　　吴瑞鹏，汉族，1983年5月出生，中共党员，宁夏回族自治区石嘴山市人，硕士研究生，甘肃省人民医院（兰州大学第三医院）神经内科副主任医师，从事神经病学与精神病学临床诊疗与基础研究。在SCI期刊发表文章3篇，在国内核心期刊发表文章10篇。参与国家自然科学基金项目2项，主持或参与省部级自然科学基金项目6项。曾获得甘肃省医学科技二等奖1次、甘肃省科学进步三等奖1次。国家高级认知障碍诊疗中心评估组组长，中国老年学和老年医学学会脑认知与健康分会委员，中国老年保健协会阿尔茨海默病分会委员，中国老年学和老年医学学会脑疾病分会委员，中国微循环学会神经变性病专业委员会甘肃分会委员，甘肃省医师协会神经内科医师分会委员，甘肃省老年医学学会认知障碍专委会委员。

序

  在人类的健康版图中，性功能障碍与性神经疾病虽因涉及私密领域，常被隐晦提及，却实实在在地影响着无数个体与家庭的生活质量。这些疾病不仅关乎生理机能，更对患者的心理状态、情感关系以及社会适应能力产生深远影响。长久以来，由于性话题的敏感性，相关研究与临床实践面临诸多挑战。然而，随着社会观念的逐渐开放以及医学研究的深入发展，对这类疾病的探索与攻克显得愈发迫切且重要。正是在这样的时代背景下，《性功能障碍与性神经疾病诊治策略》的出版为该领域的研究提供了一些新参考。

  本书的作者团队，皆是在性功能障碍与性神经疾病领域深耕多年的资深专家。他们凭借着丰富的临床经验、深厚的学术造诣以及对患者高度负责的态度，精心撰写了这部内容全面、论述深刻的佳作。翻开此书，首先映入眼帘的是对各类性功能障碍与性神经疾病详尽的病因剖析。从神经生物学机制到内分泌因素，从心理社会因素到生活方式影响，作者们将疾病的根源清晰地呈现出来。从传统的体格检查、实验室检测，到现代的神经电生理检查、影像学检查，再到创新性的功能评估手段，每一种方法都进行了细致入微的讲解。而治疗策略无疑是本书的亮点之一。作者们不仅详细阐述了各类药物治疗方案的作用机制、适应证、禁忌证以及不良反应，还对心理治疗、物理治疗、康复治疗等非药物治疗手段进行了深入探讨。尤其值得一提的是，书中针对不同病因、不同病情程度的患者，制定了个性化的综合治疗方案。这种"以人为本"的治疗理念贯穿全书，充分体现了作者团队对患者的深切关怀与高度负责。除了临床实用性，本书还具备极高的学术价值。作者们在书中广泛引用了国内外最新的研究成果，对该领域的研究进展进行了全面梳理与总结。同时，他们还结合自身的临床实践经验，对一些尚未解决的科学问题提出了独到的见解与研究思路，为后续的学术研究指明了方向。

　　《性功能障碍与性神经疾病诊治策略》是一部集科学性、实用性、创新性于一体的医学佳作。它的出版，将为广大从事性功能障碍与性神经疾病诊治工作的临床医生提供指导；为相关领域的医学研究人员提供宝贵的研究思路与参考资料；同时，也将推动该领域的学术交流与发展，有助于提升我国在该领域的整体诊疗水平。相信这部著作必将在未来的医学实践中发挥重要作用，为众多患者带来福音，为人类的健康事业做出积极贡献。

彭　靖

北京大学第一医院

前　言

在人类的生命历程中，性是一个既重要又复杂的话题。随着社会的发展和进步，人们对性生理以及性心理的认知也在不断深化。然而，性生理疾病和性心理疾病却常常困扰着许多人，给他们的生活带来了巨大的痛苦和困扰。

作为人类生命的重要组成部分，性健康不仅关乎个体的身心健康，也与家庭的和谐、社会的稳定密切相关。在当今社会，人们对性的态度逐渐开放，但对性生理疾病和性心理疾病的认识却仍显不足。许多人在面对这些问题时，往往感到困惑、羞愧和无助，不知道该如何寻求帮助。

本书旨在深入探讨性生理疾病以及性心理疾病，并提供切实可行的干预策略。性生理方面，本书详细介绍了人体性器官的结构和功能，以及常见的性生理问题及其解决方案。从男性的勃起功能障碍、早泄，到女性的月经不调、性冷淡等，本书逐一剖析这些问题的成因，并提供科学的治疗建议。性心理方面，本书剖析各种性心理障碍的成因、表现和影响，并提供专业的心理干预方法。无论是性焦虑、性恐惧，还是性成瘾等问题，本书都将通过深入的分析和案例研究，为读者提供有效的应对策略。本书由刘春辉和吴瑞鹏编写，其中刘春辉编写章节字数约13万，吴瑞鹏编写章节字数约18万。

我们深知，性是一个敏感的话题，但我们不能因为敏感而忽视它。只有通过正确的认识和积极的干预，才能帮助那些遭受性生理疾病和性心理疾病困扰的人们走出困境，重新拥有健康、幸福的生活。本本书的编写过程中，我们参考了大量的专业文献和临床案例，力求内容的科学性、准确性和实用性。同时，我们也希望本书能够为广大读者提供有益的参考和启示，促进社会对性健康的关注和重视。

最后，祝愿每一位读者都能拥有健康的性生理和性心理，享受美好的人生。让我们共同努力，为构建一个更加健康、和谐的社会而奋斗。

刘春辉　吴瑞鹏

2025年1月

目　录

第一章　男性的性生理 ···001
　　第一节　男性性器官解剖结构 ···001
　　第二节　性类固醇与男性性生理 ···005
　　第三节　男性的性唤醒 ···010
　　第四节　男性性神经支配 ···016
　　参考文献 ···020

第二章　女性的性生理 ···021
　　第一节　女性性器官解剖结构 ···021
　　第二节　性类固醇与女性性生理 ···023
　　第三节　女性的性唤醒 ···027
　　第四节　女性性神经生理 ···030
　　参考文献 ···032

第三章　性功能障碍的定义与流行病学 ···033
　　第一节　性功能障碍的定义 ···033
　　第二节　性功能障碍的流行病学 ···034
　　参考文献 ···038

第四章　性功能障碍的心理学 ···040
　　第一节　性心理治疗的定义 ···040
　　第二节　性功能障碍与社会心理学 ···046
　　第三节　性功能障碍的心理治疗 ···049
　　第四节　性医学的伦理问题 ···055
　　参考文献 ···060

第五章　男性性功能障碍概论 ···062
　　第一节　男性性功能障碍的临床评估 ···062
　　第二节　阴茎血管评估 ···067
　　第三节　勃起功能障碍神经与心理评估 ·······································069
　　第四节　激素评估 ···072

第五节　症状评估的量表与问卷 ………………………………………………077
参考文献 …………………………………………………………………………079

第六章　女性性功能障碍概论 …………………………………………………081
第一节　女性性功能障碍的临床评估 …………………………………………081
第二节　女性性功能障碍与内分泌 ……………………………………………090
第三节　女性性欲低下的激素调节与评估 ……………………………………099
参考文献 …………………………………………………………………………105

第七章　男性性功能障碍与性神经疾病个论 …………………………………107
第一节　早泄 ……………………………………………………………………107
第二节　延迟射精、不射精与性高潮障碍 ……………………………………120
第三节　抑制性射精 ……………………………………………………………126
第四节　男性性高潮与射精功能障碍 …………………………………………135
第五节　勃起功能障碍 …………………………………………………………144
第六节　阴茎异常勃起 …………………………………………………………163
第七节　佩罗尼氏病 ……………………………………………………………170
参考文献 …………………………………………………………………………177

第八章　女性性功能障碍与性神经疾病个论 …………………………………179
第一节　疼痛相关的女性性功能障碍 …………………………………………179
第二节　女性性功能情境障碍 …………………………………………………196
第三节　女性性腺内分泌功能紊乱 ……………………………………………201
第四节　女性性欲、性唤醒紊乱 ………………………………………………205
第五节　女性性高潮障碍 ………………………………………………………211
参考文献 …………………………………………………………………………214

第一章　男性的性生理

第一节　男性性器官解剖结构

男性的性功能是一个动态且多维的生理-心理整合系统，其解剖学基础与神经内分泌调控的精密性共同塑造了性反应的生物学框架。男性性功能无法被简化为单纯的解剖或生理现象。尽管勃起硬度、射精潜伏期等指标常被视为"客观"的性反应参数，但主观体验（如性兴奋强度、愉悦感或焦虑感）与生理指标之间常呈现非线性关联。

一、男性性反应周期

男性性反应周期虽具一定生理共性（如性刺激诱发的勃起反射），但其表达形式受心理状态（如压力、性自信）、人际关系质量（如伴侣互动）及文化规范（如对"男子气概"的期待）的显著调控。例如，社会文化对"性能力"的刻板定义（如对持久性的过度强调）可能加剧表现焦虑，进而抑制生理反应；反之，正向情感联结可通过神经递质（如多巴胺、催产素）释放增强性满足感。值得注意的是，学界对"正常"男性性反应的定义仍存争议：一方面，医学模型倾向于以功能完整性（如勃起能力、精液参数）为基准；另一方面，心理学视角强调主观体验的个体化与情境依赖性，认为性功能需在"生物-心理-社会"三维模型中综合评估。这种复杂性提示，男性性健康不仅关乎器官机能，更涉及对自我认知与社会期待的动态平衡。

二、男性性器官解剖结构

从解剖结构来看，男性生殖系统由外生殖器与内生殖器构成核心架构。外生殖器包括阴茎、阴囊，内生殖器包括睾丸、附睾、前列腺、精囊腺。阴茎作为外显的性器官，其勃起机制依赖海绵体组织的血管充血与平滑肌松弛，而睾丸则通过生精与内分泌功能维持性欲与生殖能力的生物节律。

（一）阴茎

男性阴茎作为外生殖器核心结构，其形态与功能特征具有显著的生理学特异性。根据多项形态学研究，成年男性阴茎在松弛状态下平均长度约8.8 cm，牵拉延长至12.4 cm，勃起时可达12～15 cm。值得注意的是，年龄与松弛状态尺寸均无法准确预测勃起长度，一项研究显示勃起长度存在10～20 cm的个体差异，周径波动于3～5 cm之间。从解剖学视角分析，阴茎由三组海绵体构成：包绕尿道的尿道海绵体，以及双侧阴茎海绵体，后者通过血液充盈形成压力容器，为勃起提供结构支撑。

阴茎海绵体作为独特的血管床结构，其血供系统具有显著特征：螺旋动脉作为阻力血管从阴茎深动脉分支而来，向小梁窦状隙供血；而静脉回流则通过融合于白膜下的导静脉完成，最终汇入海绵体静脉。值得关注的是，在松弛状态下小梁血氧分压（PO_2）仅20～40 mmHg，呈现静脉血特征；而在勃起过程中，随着螺旋小动脉扩张，血氧分压可提升至90～100 mmHg，这种氧张力变化直接影响海绵体的生理功能与组织结构。组织学观察显示，海绵体主要包含平滑肌纤维（40%～50%）与结缔组织（约45%～50%），间质分布内皮细胞、成纤维细胞及神经末梢。在悬垂状态阴茎中，双侧海绵体由不完全隔膜分隔，近端则分化为独立结构并延续为阴茎脚，通过致密结缔组织固定于坐耻骨支。

阴茎白膜作为包裹双侧阴茎海绵体的致密结缔组织鞘，具有独特的内环外纵双层结构。其内层环状纤维与分隔两侧海绵体的不完全隔膜相延续，共同维持勃起器官的形态稳定性。在远端悬垂阴茎部位，白膜通过2点与6点方位的海绵体内支撑柱实现力学锚定，并于5点与7点方位延伸出次级分支结构。研究证实，白膜厚度存在区域性差异（1.5～3 mm），这种变化与其所处圆周位置密切相关。从解剖功能分析，白膜外纵层在尿道海绵体嵌入区呈现天然缺失。这种特殊构造允许尿道海绵体在勃起时充分扩张，从而保障射精过程不受机械性阻碍。外纵层在3点与9点方位最为薄弱，这也解释了临床中阴茎创伤性骨折多发生于该区域的生物力学基础。白膜主要由Ⅰ型与Ⅲ型胶原纤维规则排列构成，其间穿插弹性蛋白网络。尽管胶原的抗张强度超越钢材，但其延展性极低；而弹性蛋白可延展至原长度的150%，二者协同作用赋予白膜必要的弹性形变能力，直接影响牵拉状态下的阴茎长度。白膜环纵层结构紊乱、弹性蛋白网络受损或含量下降可导致勃起状态下的阴茎畸形及功能障碍。此外，白膜局部损伤可能引发特定部位的导静脉渗漏，进而破坏静脉闭塞机制。

尿道海绵体虽与阴茎海绵体同属勃起组织，但其组织学特征与生理功能存在显著差异。尿道海绵体虽呈现类似的网状腔隙结构，却无法为勃起提供刚性支撑。尿道海绵体内压仅为阴茎海绵体的1/3至1/2，这种压力梯度具有重要生理意义：一方面可避免射精时尿道因过度受压而闭塞；另一方面解释了白膜尿道海绵体投影区纵形纤维缺失的解剖学特征，该设计通过减少机械束缚，确保射精过程中尿道的通畅性。

阴茎动脉血供系统以髂内动脉为起源主干，其分支阴部内动脉经阴部管（Alcock管）延续为阴茎总动脉，随后分为三支终末动脉：球尿道动脉主要滋养尿道及阴茎头；海绵体动脉自双侧阴茎脚汇合处进入海绵体，沿近中轴线走行并发出螺旋动脉向小梁结构供血；阴茎背动脉则与背神经伴行于阴茎背侧11点与1点方位，除支配浅表组织外，还可通过旋动脉与海绵体建立侧支循环。解剖学显示，约23%～37%个体存在副阴部内动脉（多源自闭孔动脉），且盆腔动脉间存在丰富的吻合网络，部分个体甚至出现单侧动脉同时供应双侧海绵体的解剖变异。背动脉常沿阴茎干发出多级穿支参与海绵体血供，而螺旋动脉作为终末阻力血管，其分布密度直接影响勃起硬度。

（二）阴囊

阴囊是由皮肤及多层被膜构成的囊袋状结构，位于阴茎根部与会阴之间，其壁层由浅至深分为六层。皮肤层：薄而柔软，表面分布稀疏阴毛及皱襞，中线处形成阴囊缝，皮肤富含汗腺及皮脂腺；内膜层：由弹性纤维和平滑肌构成，受寒冷或性刺激时可收缩调节阴囊表面积，是维持睾丸低温环境的核心结构；精索外筋膜：源自腹壁浅筋膜深层（Scarpa筋膜），与腹外斜肌腱膜相连，形成精索外层保护；提睾肌：源自腹内斜肌和腹横肌的肌纤维束，受生殖股神经支配，可反射性上提睾丸以避让外力冲击；精索内筋膜：腹横筋膜的延续，包裹输精管、蔓状静脉丛及睾丸动脉等结构；睾丸鞘膜：分壁层与脏层，两者围成鞘膜腔，内含少量浆液以减少摩擦。阴囊通过阴囊中隔分为左、右两腔，分别容纳睾丸、附睾及精索下部。其舒缩性和多层级结构可缓冲外力冲击，并通过肉膜收缩、汗腺蒸发及精索动静脉逆流热交换系统，维持睾丸温度低于体温2～3 ℃，确保精子正常生成。

阴囊血供丰富，动脉来源呈多源性。阴部外动脉（股动脉分支）：发出前支分布于阴囊前壁及阴茎根部皮肤；阴囊后动脉（阴部内动脉分支）：供应阴囊后部及会阴区皮肤，与阴部神经伴行；精索外动脉（腹壁下动脉分支）：参与构成精索血管网，滋养提睾肌及鞘膜结构。静脉回流形成三套通路。浅层静脉网：阴囊皮肤及肉膜的血液经阴部外静脉汇入大隐静脉；中层静脉丛：精索内静脉在腹股沟管深环处汇成蔓状丛，左侧注入左肾静脉，右侧直接汇入下腔静脉，此解剖差异可解释左侧精索静脉曲张高发；深层静脉：阴囊后静脉经阴部静脉丛回流至髂内静脉。

阴囊淋巴分布呈现功能分区特征。浅层引流：皮肤及肉膜的淋巴管沿阴部外血管走行，汇入腹股沟浅淋巴结（位于阔筋膜表面），继而注入髂外淋巴结；深层引流：睾丸及附睾的淋巴管形成深、浅两丛，伴随精索血管上行，绕过腹股沟淋巴结直接汇入腰淋巴结及髂总淋巴结，此路径与睾丸恶性肿瘤易转移至腹膜后相关。

（三）睾丸

正常成人的睾丸容量约为12～15 mL，呈微扁椭圆形，表面覆盖坚韧的睾丸白膜。白膜在睾丸后缘增厚并向实质内延伸形成睾丸纵隔，由此发出250余条纤维小隔，将睾丸分隔为锥形睾丸小叶。睾丸前外侧覆盖鞘膜脏层，与鞘膜壁层共同围成鞘膜腔，内含润滑浆液以减少摩擦。每个睾丸小叶含1～4条高度盘曲的曲细精管，单管长度可达60 cm。其管壁由基膜支撑，包含两类关键细胞。支持细胞（Sertoli细胞）：构成生精上皮骨架，为生精细胞提供营养与代谢支持；生精细胞：包括精原细胞、精母细胞及精子细胞，通过减数分裂最终形成精子。曲细精管间的结缔组织中散布间质细胞（Leydig细胞），负责分泌睾酮等雄激素。曲细精管汇合成精直小管进入睾丸纵隔，交织形成睾丸网，最终通过12～15条输出小管与附睾头部相连。

睾丸动脉（精索内动脉）起源于腹主动脉肾动脉起始部下方，沿精索下行至睾丸，与输精管动脉（髂内动脉分支）形成吻合网。该解剖特点使睾丸血供与肾脏存在胚胎发育关联。睾丸静脉在精索内形成蔓状静脉丛，至腹股沟深环处汇合成精索静脉。右侧精索静脉：直接注入下腔静脉；左侧精索静脉：先汇入左肾静脉再进入下腔静脉。此差异可解释左侧精索静脉曲张的高发率（约85%）。

睾丸淋巴管沿精索血管上行，直接注入腰淋巴结，继而与纵隔淋巴结连接。该路径与睾丸恶性肿瘤易转移至腹膜后密切相关。

（四）附睾

附睾是连接睾丸与输精管的关键结构，呈新月形紧贴睾丸后外侧缘，其解剖特征可分为三部分。头部：位于睾丸上极，通过12～15条睾丸输出小管与睾丸网相连，形成密集的盘曲结构。部分个体可见附睾附件，呈囊状或带蒂结构，属于胚胎残余组织。体部：延续头部的迂曲管道，平均长度约为4～6 m，表面被覆鞘膜脏层，与睾丸鞘膜壁层共同围成鞘膜腔。尾部：逐渐移行为输精管，通过纤维结缔组织与睾丸下极固定。此处的平滑肌层显著增厚，为射精时精液排出提供动力。附睾管腔由假复层柱状上皮覆盖，其具有一些特征性结构。静纤毛：分布于主细胞顶端的微绒毛样结构，可增加吸收表面积达90%，参与调节管腔液电解质平衡。基底细胞：位于上皮深层，具有干细胞特性，可分化修复损伤上皮。血-附睾屏障：由相邻主细胞间的紧密连接构成，维持精子成熟所需的特殊微环境，同时防止免疫系统攻击精子抗原。

动脉供应具有双重血供体系。精索内动脉分支：源自腹主动脉，主要滋养附睾头部；输精管动脉：源自髂内动脉，负责体尾部血供。输精管结扎术需精准分离附睾尾部，避免损伤精索内动脉弓形分支。

静脉形成蔓状静脉丛，左侧汇入左肾静脉，右侧直接注入下腔静脉，此解剖差异导致左侧精索静脉曲张发生率显著增高。

淋巴引流沿髂外血管及髂内血管走行，最终汇入腰淋巴结。该路径在睾丸肿瘤转移时具有重要临床意义。

（五）前列腺

前列腺是男性生殖系统的重要腺体，呈倒置栗子形，质量约为20 g，横径约为4 cm，垂直径约为3 cm，前后径约为2 cm。前列腺位于膀胱颈与尿生殖膈之间，前以耻骨前列腺韧带固定于耻骨联合后方，后借直肠膀胱隔（Denonvilliers筋膜）与直肠壶腹相邻。精囊腺与输精管壶腹贴附于前列腺后上方，经直肠指诊可触及前列腺后表面及中央沟。传统五叶模型（Lowsley分类）：前叶、后叶、中叶及双侧叶，其中中叶易发生良性增生导致尿道梗阻。现代功能分区（McNeal模型）：外周带、移行带、中央带及前纤维肌肉基质区。该模型对前列腺癌定位和手术规划具有重要指导意义。前列腺尿道长约2.5 cm，贯穿腺体中央。内括约肌：由膀胱三角区肌层延续形成，构成尿道近端平滑肌鞘，参与排尿控制；外括约肌：位于尿生殖膈内，由横纹肌构成自主控尿结构。尿道后壁隆起形成精阜，两侧可见射精管开口。射精管以45°斜穿前列腺实质。前列腺表面覆盖双层结构：内层为含平滑肌的纤维囊，外层为盆筋膜延续形成的前列腺鞘。间质由弹性纤维、胶原及平滑肌构成，占腺体体积的30%，在良性前列腺增生（Benign Prostatic Hyperplasia，BPH）发病中起关键作用。腺泡结构：由30～50个复管泡状腺组成，分泌液含酸性磷酸酶、纤溶酶等，经25条导管开口于尿道精阜两侧；外周带腺体大而规则，中央带腺体致密呈树枝状，移行带腺体小而稀疏。前列腺起源于尿生殖窦内胚层，在雄激素作用下分化为腺体组织。偶见前列腺囊（男性子宫）残留，此为Muller管遗迹，可发生囊肿或感染。了解胚胎发育有助于解释先天性异常如前列腺缺如或异位腺体。

膀胱下动脉（髂内动脉分支）：供应前列腺底部及后外侧；阴部内动脉：滋养尖部及尿道周围组织；直肠中动脉：补充前叶血供。术中需特别注意尖部血管与阴茎背深静脉丛的交通支。前列腺周围静脉丛，向后汇入髂内静脉，向前通过Santorini丛与阴茎背深静脉相连。此解剖特点是前列腺癌椎体转移的通道。

淋巴引流分四组途径。髂内淋巴结组：主要引流途径，与精囊淋巴管吻合；骶前淋巴结组：收集后部淋巴液；膀胱周围组：前部淋巴回流；髂外淋巴结组：尖部淋巴液的特殊通路。该模式解释了前列腺癌多向盆腔淋巴结转移的特性。

前列腺受自主神经双重调控。交感神经（腹下神经丛）：调控腺体收缩及射精；副交感神经（盆神经）：主导分泌功能。神经血管束沿前列腺后外侧走行，根治性手术中保护此结构可降低勃起功能障碍风险。

（六）精囊腺

精囊腺是成对的高度盘曲管状腺体，位于膀胱底后外侧，与输精管壶腹平行，距前列腺基底部约2.5 cm。正常精囊长约为3～6 cm，直径为1.5～2 cm，表面呈葡萄簇状凹凸不平，由黏膜皱襞分隔形成多个腺腔。其排泄管与输精管壶腹汇合形成射精管，斜行穿过前列腺后开口于尿道精阜。前内侧与膀胱后壁形成精囊膀胱三角，脂肪间隙约为30°。后侧被Denonvilliers筋膜与直肠壶腹分隔。外侧与输尿管下段相邻，术中需避免损伤。精囊壁由黏膜层、肌层和外膜构成，黏膜层由假复层柱状上皮覆盖，表面具静纤毛，显著增加吸收表面积。黏膜皱襞高度分支形成复杂蜂窝状结构，分泌区含大量脂褐素颗粒，此色素为精囊特异性标志；基底细胞具干细胞特性，参与损伤修复。肌层由内环形与外纵形平滑肌交织，受睾酮调控，射精时收缩推动分泌物排出；外膜由薄层结缔组织与周围筋膜相连。分泌液占精液体积的50%～80%，富含果糖、前列腺素及凝血酶原，维持精子活力及精液液化。

动脉供应主要来自膀胱下动脉分支及直肠中动脉分支，形成腺体周围血管网；输精管动脉参与尖部血供。静脉回流由精囊静脉丛汇入膀胱静脉丛，最终注入髂内静脉。

淋巴沿髂内血管引流至髂内淋巴结，部分汇入骶前及髂外淋巴结，此路径与前列腺癌转移高度相关。

交感神经（腹下神经丛）主导分泌调控，刺激α受体促进收缩；副交感神经（盆神经）可能参与腺体舒张调节。

（刘春辉）

第二节　性类固醇与男性性生理

人类性欲的调节是一个复杂的神经内分泌过程，涉及多种激素和神经递质的协同作用。血清素（羟色胺）作为关键调节因子，在调节性欲望、性唤醒、射精控制能力以及性快感方面起关键作用。去甲肾上腺素作为应激激素，既能增强性唤醒时的注意力集中，但长期高浓度可能抑制性功能。多巴胺作为奖赏系统的核心介质，在性幻想和性兴奋阶段显著升高，驱动个体追求性刺激。一氧化氮作为局部血管活性物质，通过扩张生殖器血管促进生理反应。催产素被称为"亲密激素"，性高潮时激增促进伴侣间的情感联结。促肾上腺皮质激素和黑素细胞刺激素这对垂体激素，前者通过调节应激反应间接影响性欲，后者被发现能增强性兴奋。这些激素在昼夜节律、应激状态和情感互动中动态平衡，既维持基础性欲水平，又调控即时性反应。值得注意的是，不同性别间的激素作用存在显著差异，例如睾酮对两性性欲都有促进作用，但雌激素在女性性周期中作用更大。

一、雄激素与男性性功能

雄激素在男性性功能调节中的作用机制涉及神经内分泌系统的多层面调控。接受药物或手术去势治疗的男性患者中，约70%～80%会出现显著的性欲减退，这一现象在睾丸切除术后的患者中尤为明显。去势治疗导致血清睾酮水平骤降至去势水平，直接印证了雄激素对性欲中枢的调控作用。性欲的维持不仅依赖睾酮的绝对水平，更与雄激素受体的敏感性、神经递质系统的协同作用密切相关。从神经解剖学角度看，雄激素通过与大脑多个关键区域的特异性结合发挥调节作用。内侧视前区作为性行为调控中枢，其神经元表面分布着高密度的雄激素受体，通过调节多巴胺能神经元的活性影响性动机的形成。杏仁核在情绪处理和性唤醒中起关键作用，动物实验证实，雄激素剥夺会导致杏仁核神经可塑性改变，进而降低性刺激的感知阈值。下丘脑-垂体-性腺轴的负反馈调节机制则解释了为何补充外源性睾酮可能抑制内源性激素分泌，造成复杂的临床效应。

一氧化氮-环磷酸鸟苷通路作为勃起的核心分子机制，其活性受雄激素的间接调节而非直接控制。基础研究证实，去势大鼠海绵体内皮型一氧化氮合酶表达量下降约60%，但通过5-型磷酸二酯酶抑制剂仍可恢复部分勃起功能。这种代偿机制可能源于副性腺分泌的少量雄激素前体在外周组织的转化，或神经生长因子介导的神经重塑作用。雄激素与神经递质系统的交互作用值得特别关注。血清素系统作为性功能的"制动系统"，其活性受雄激素水平的负向调节。多巴胺能系统的调节则呈现双相性：在伏隔核区域，雄激素通过增强D_1受体信号促进性动机；但在黑质-纹状体通路，过量雄激素可能引发运动障碍。这种神经递质网络的复杂性解释了为何单纯睾酮补充对勃起功能障碍患者的有效率仅为40%～60%。

二、羟色胺与射精功能

在中枢神经系统中，5-羟色胺（5-Hydroxytryptamine，5-HT）能神经元广泛分布于中缝核群，通过多层级调控网络影响男性性功能。研究表明，5-HT对性反射具有双相调节特性：脊髓水平的5-HT能信号通过激活特定中间神经元，降低阴茎背神经的机械敏感性，从而抑制勃起反射；而脑干5-HT1A受体的激活则可能促进性动机形成。在射精调控中，5-HT1B受体发挥核心抑制作用，其激活可提高射精阈值并延长潜伏期，该机制被5-HT1B受体拮抗剂依沙莫坦的逆转效应证实。值得注意的是，选择性5-HT再摄取抑制剂（Selective Serotonin Reuptake Inhibitor，SSRI）西酞普兰虽增加突触间隙5-HT浓度，但因受体亚型选择性差异，未显著改变大鼠射精行为，这提示SSRI的性功能障碍副作用可能涉及其他神经递质系统的代偿性调节。这种受体特异性的调控机制为靶向治疗早泄提供了理论依据。

三、去甲肾上腺素与阴茎勃起功能

从解剖学与神经调控角度分析，肾上腺素能系统在勃起生理中呈现复杂的双相调节特征。支配阴茎的自主神经系统呈现精细的拓扑结构：交感神经节前纤维主要起源于胸腰段脊髓（$T_{10} \sim L_2$），其末梢在盆神经节与富含 $\alpha 2a / \alpha 2c$ 肾上腺素受体的突触前膜形成紧密连接；副交感神经则起源于骶髓（$S_2 \sim S_4$）的中间外侧核，通过释放乙酰胆碱激活内皮型一氧化氮合酶通路。肾上腺素能信号通过三种机制调控勃起：在中枢层面，前额叶皮质与下丘脑室旁核的 α_1 受体激活可抑制性唤醒；在外周层面，阴茎海绵体平滑肌的 α_1 受体介导强烈的血管收缩效应，拮抗副交感神经的血管舒张作用；而突触前 α_2 受体通过负反馈机制抑制去甲肾上腺素释放，形成动态平衡系统。

育亨宾（yohimbine）的药理作用机制揭示了肾上腺素能调控的层级差异。作为选择性 α_2 受体拮抗剂，其在中枢阻断蓝斑核向脊髓射精中枢的抑制性投射，增强性动机相关多巴胺能神经元的活性，促使动物模型中交配行为频次增加。但在人类临床试验中，这种单胺类调节效应被复杂的心理-生理交互作用所削弱：焦虑诱发的交感神经过度激活会增强 α_1 受体介导的血管收缩，而育亨宾对 α_2 受体的阻断可能同步增强中枢觉醒与外周抑制的双向效应。这种矛盾现象提示，完整的勃起功能依赖于肾上腺素能系统与胆碱能、氮能系统的精密协同——例如 α_1 受体阻滞剂（如坦索罗辛）虽能改善排尿功能，却可能通过过度抑制交感张力导致逆向射精。当前的研究焦点正转向开发组织选择性更高的肾上腺素能调节剂，旨在通过靶向特定解剖位点的受体亚型（如海绵体局部 $\alpha_1 A$ 受体）实现精准调控。

四、多巴胺对性欲与性唤醒的影响

多巴胺系统在性欲与性唤醒调控中展现出多层次的复杂作用。临床观察发现，接受多巴胺激动剂治疗的帕金森病患者中，约 $15\% \sim 20\%$ 出现性欲亢进，且男性发生率显著高于女性，这种效应独立于运动症状改善，提示中脑-边缘多巴胺通路的核心作用。神经影像学显示，性欲增强与腹侧被盖区至伏隔核的多巴胺能投射激活及前额叶抑制功能减弱相关，而睾酮可能通过增强 D_2 受体敏感性加大性别差异。在神经机制层面，不同脑区呈现特异性调控：伏隔核 D_1 受体介导性动机启动，但其损毁后性行为仍可维持，暗示其更偏向驱动而非执行；内侧视前区通过 D_2 受体调控促性腺激素释放，其多巴胺能神经元的簇状放电与勃起潜伏期缩短直接相关；下丘脑室旁核 D_4 受体激活则触发一氧化氮能通路，并在该区域呈现阈值依赖性勃起诱导特性；脊髓腰骶段的多巴胺能终末网络通过 D_1 样受体直接增强骶副交感核兴奋性，这一机制在脊髓损伤模型中仍保留功能性勃起潜力，为神经源性障碍治疗提供了突破口。

多巴胺受体亚型的分子调控机制进一步细化其功能差异：D_1 / D_5 受体通过激活环腺苷酸-蛋白激酶A通路增强神经元兴奋性，而 D_2 家族受体（$D_2 / D_3 / D_4$）则通过抑制环磷酸腺

苷与调节 β-arrestin 信号实现双向调节。多巴胺与5-羟色胺系统存在动态拮抗，前额叶 D_1 受体激活可抑制5-HT2C受体表达，这一交互机制部分解释了选择性5-羟色胺再摄取抑制剂诱发性功能障碍的病理基础。动物模型揭示，伏隔核多巴胺释放峰值出现在性行为启动阶段，而持续交配过程中其浓度逐渐下降，提示多巴胺主要编码性动机的预期奖赏而非行为维持。

当前研究聚焦于解析多巴胺能微环路在性反应各阶段的特异性调控模式。例如，性欲望期主要依赖伏隔核-前额叶环路的多巴胺动态平衡，兴奋期则与下丘脑-脊髓通路的 D_4 受体激活密切相关。跨系统研究还发现，多巴胺能信号可通过增强雄激素受体转录活性与雌激素受体膜联效应，实现神经-内分泌系统的协同调控。然而，多巴胺激动剂的临床应用仍面临挑战：帕金森病患者的病理性性欲亢进常伴随冲动控制障碍，提示边缘系统多巴胺过度释放可能导致奖赏系统失衡。

五、一氧化氮与阴茎勃起功能

一氧化氮（Nitric Oxide，NO）作为关键信号分子，在勃起调控中形成"中枢-外周"双重作用网络。在中枢层面，下丘脑室旁核的神经元型一氧化氮合酶激活是勃起启动的核心环节。在外周层面，阴茎海绵体窦内皮细胞与神经末梢协同释放NO，内皮型一氧化氮合酶响应血流剪切应力持续产生活性分子，而神经冲动诱发的一氧化氮合酶瞬时爆发式释放则提供快速启动信号。这两种来源的NO共同作用于海绵体平滑肌细胞，通过环磷酸鸟苷-蛋白激酶G信号级联降低细胞内 Ca^{2+} 浓度，促使肌球蛋白轻链去磷酸化，最终引发血管舒张。与此同时，海绵体内压升高引发白膜被动扩张，通过机械性压迫使导静脉闭合，形成静脉闭塞的压力池，从而维持勃起硬度。这种双重调控机制解释了NO系统在勃起生理中的核心地位，也为5-型磷酸二酯酶抑制剂类药物提供了精准的作用靶点。

六、催产素与阴茎勃起功能

催产素有可能在勃起功能方面发挥抑制作用。研究表明，下丘脑室旁核内催产素通过两种机制抑制阴茎勃起：一方面直接抑制神经元型一氧化氮合酶活性，减少NO生成；另一方面激活 γ-氨基丁酸能中间神经元，抑制该核团多巴胺能神经元向脊髓射精中枢的兴奋性投射。这种抑制作用可被催产素受体拮抗剂阿托西班完全阻断，提示该效应由催产素受体介导。然而在海马角区，催产素通过激活谷氨酸能突触传递，增强腹侧被盖区多巴胺能神经元的相位性放电，进而通过中脑-边缘奖赏通路促进性动机，该机制可解释双侧海马角区注射催产素诱导大鼠阴茎勃起的现象。这种中枢调控的双向性可能源于脑区差异的受体亚型表达，室旁核主要表达高亲和力的催产素受体β亚型，而海马区以低亲和力的催产素受体α亚型为主。值得注意的是，外周循环中的催产素因无法穿透血脑屏障，且阴茎海绵体组织催产素受体密度极低，导致其无法直接调控勃起生理过程。这种中枢特异性调控模式暗示催产素可能通过整合性行为的情感认知成分间接影响勃起功能，其生理意义更多体现在性行为的社会维度调控而非基础反射通路。

七、促肾上腺皮质激素与阴茎勃起功能

促肾上腺皮质激素（Adrenocorticotropic Hormone，ACTH）作为前皮黑皮质素衍生的神经肽，在中枢神经系统中的作用机制揭示了垂体对行为调控的双重路径。研究证实，ACTH不仅通过垂体-肾上腺轴调节皮质醇分泌，其在中枢的直接作用可激活特定行为程序。动物实验表明，向大鼠脑室注射ACTH1～24片段能剂量依赖性地诱发阴茎勃起和节律性打哈欠，该效应涉及黑皮质素受体MC4R对下丘脑室旁核的激活。垂体切除术模型显示，外源性ACTH无法诱导上述行为反应，提示垂体的"营养作用"通过维持中枢受体敏感性实现。进一步研究发现，垂体源性ACTH可能通过调节脑干蓝斑核去甲肾上腺素能神经元活性，形成对自主神经系统的中枢调控环路。这些发现为神经内分泌调控性行为提供了新视角，同时提示ACTH可能成为治疗神经源性勃起功能障碍的潜在靶点。

八、黑素细胞刺激素与男性性功能

黑素细胞刺激素作为黑皮质素家族的重要成员，在中枢神经调控性功能领域展现出独特的生物学特性。黑素细胞刺激素通过与中枢神经系统广泛分布的黑皮质素受体（MC3R、MC4R）结合，激活下丘脑室旁核-内侧视前区神经环路，从而调控性行为反应。动物实验显示，脑室内注射黑素细胞刺激素可使80%实验大鼠在15 min内出现阴茎勃起，该效应具有剂量依赖性且可被选择性MC4R拮抗剂HS014完全阻断，证实该受体亚型的关键作用。值得注意的是，这种性反应与自主神经系统激活密切相关，实验动物同时出现显著的血压波动和心率加快，提示黑素细胞刺激素对心血管系统的广泛影响。

从神经机制层面分析，黑素细胞刺激素通过双重通路影响性功能：一方面直接激活弓状核神经元，促进β-内啡肽释放以增强性快感；另一方面刺激下丘脑视上核释放催产素，后者通过增强海绵体平滑肌松弛作用促进勃起。这种多靶点作用模式在灵长类动物实验中同样得到验证，食蟹猴模型显示静脉注射黑素细胞刺激素可使性行为频率提升3倍，但伴随显著的摄食抑制效应。

当前临床应用受阻的核心问题在于受体选择性的局限。MC4R不仅分布于性调控中枢，也广泛存在于延髓呕吐中枢和胃肠黏膜，导致治疗剂量下难以避免的消化道反应。最新研发的脑靶向纳米递送系统可使脑脊液中药物浓度提升8倍，同时降低外周暴露量，动物实验显示该策略可使恶心发生率从45%降至12%。此外，双受体协同调控策略正在探索中，临床前研究表明MC4R激动剂联合5-HT1A受体拮抗剂可显著延长勃起持续时间，同时完全消除恶心副反应。这些突破性进展为黑素细胞刺激素类药物治疗性功能障碍提供了新的思路，但其临床应用仍需大规模Ⅲ期临床试验验证安全性与有效性。

九、总结

男性性功能调控是一个多系统协同的神经内分泌过程。雄激素通过作用于内侧视前区、杏仁核等脑区维持性欲，其受体敏感性及与神经递质的交互决定个体差异。一氧化氮作为勃起核心介质，通过中枢与外周双重来源激活环磷酸鸟苷通路促进血管舒张。多

巴胺系统通过伏隔核 D_1 受体驱动性动机，而下丘脑 D_4 受体则介导勃起启动。羟色胺通过 5-HT1B 受体抑制射精反射，其与多巴胺的拮抗作用影响性行为调控。去甲肾上腺素在中枢与外周呈现双相调节，α 受体亚型选择性决定其对勃起的促进或抑制作用。黑素细胞刺激素与促肾上腺皮质激素通过 MC4R 激活性反应，但受体分布广泛导致治疗相关消化道副作用。催产素在中枢通过抑制 NO 生成及多巴胺投射调控性行为的情感维度。当前研究聚焦靶向递送系统及多受体协同策略，旨在突破疗效与副作用的平衡难题，推动个体化治疗发展。

（刘春辉）

第三节　男性的性唤醒

男性性唤醒的核心生理标志是阴茎勃起，这一过程本质上是神经-血管协同作用下的血流动力学重构。性刺激通过激活中枢多巴胺能通路（如腹侧被盖区至伏隔核的投射），触发自主神经系统应答：副交感神经释放一氧化氮和血管活性肠肽，诱导阴茎背深动脉及海绵体小梁平滑肌舒张。静息状态下，交感神经通过 α_1 肾上腺素受体维持平滑肌收缩，限制海绵体血流量；而性唤醒时，一氧化氮-环磷酸鸟苷-蛋白激酶 G 信号级联抑制钙内流，使动脉血流量骤增，海绵体窦腔扩张率超过300%。同时，白膜被动牵张压迫导静脉形成静脉闭塞效应，实现阴茎完全勃起。此过程在 $10\sim15$ s 内完成，其强度与性刺激强度和激素水平呈正相关。勃起状态的维持依赖持续神经信号输入，终止刺激后 5-型磷酸二酯酶可在 30 s 内降解90%环磷酸鸟苷，使血流动力学恢复基线。这一机制不仅构成性功能评估的核心指标，更为临床干预提供理论依据。

一、血管平滑肌收缩

平滑肌的收缩取决于两个方面：一是细胞内游离钙浓度的相对快速上升；二是收缩机制对钙的敏感性，钙增敏机制对收缩和舒张因子的反应又决定了平滑肌的张力。

（一）α 肾上腺素能机制

在局部，勃起的阴茎之所以会软化，是由肾上腺素能神经末梢所介导的。其神经递质去甲肾上腺素会激活阴茎平滑肌膜上的肾上腺素能受体。对于人体，阴茎动脉和小梁平滑肌的收缩主要由 α_1 肾上腺素能受体进行介导。同时，α 肾上腺素能受体也能够被循环儿茶酚胺（去甲肾上腺素和肾上腺素）刺激。其中，α_2 受体介导的收缩取决于钙从细胞外室的进入，而 α_1 受体被激活后，最初会引发细胞内钙的释放，接着细胞外钙会进入以维持收缩张力。肾上腺素能刺激会导致阴茎动脉血管收缩以及小梁平滑肌收缩，这分别会使得动脉流入减少以及腔隙性间隙塌陷。小梁平滑肌的收缩会导致海绵体的引流小静脉减压，进而允许腔隙空间进行静脉引流。将 α 肾上腺素受体阻断剂注入海绵体有助于阴茎勃起，而 α 肾上腺素受体激动剂则会引起阴茎海绵体软化，这进一步证实了 α 肾上腺素受体在调节阴茎平滑肌张力中起着重要作用。

（二）血管内皮素

血管内皮素-1是一种强效收缩剂，由腔隙内皮合成，也可能由小梁平滑肌本身合成。其在人类海绵状组织中的存在以及收缩活性表明，这种肽参与了小梁肌收缩性的调节。血管内皮素能够增强儿茶酚胺对小梁肌的收缩作用。内皮素的生物学效应在血管组织中由两种受体（ETA 和 ETB）介导。其中，ETA 是内皮素收缩反应的主要介质，而 ETB 在血管内皮中占主导地位，可介导内皮依赖性血管舒张反应。这两种受体的细胞内转导机制为激活肌醇磷酸代谢、释放细胞内钙以及激活蛋白激酶 C（Protein kinase C，PKC）。此外，内皮素也被认为能够调节阴茎血管平滑肌的增殖。

（三）前列腺素

在人体中，存在几种具有收缩性的前列腺素，如前列环素内过氧化物（Prostaglandin H2，PGH2）、前列腺素 F2α（Prostaglandin F2α，PGF2α）、血栓素 A2（Thromboxane A2，TXA2），它们是由海绵组织合成的。这些前列腺素类物质对孤立小梁肌的张力和自发活动起着负责作用。在人海绵体中，花生四烯酸通过环氧化酶的活性产生不同的前列腺素。收缩性前列腺素的产生会与具有舒张能力的前列腺素的舒张作用相拮抗。人小梁肌和动脉阴茎平滑肌中前列腺素受体的功能特征显示，只有 TP 受体能够介导这些组织中前列腺素的收缩作用。此外，与一氧化氮同时释放的收缩前列腺素会减弱一氧化氮的扩张作用。

（四）血管紧张素

肾素-血管紧张素系统或许在维持阴茎平滑肌张力方面起着重要作用。血管紧张素 Ⅱ 已在人体海绵体的内皮和平滑肌细胞中被检测到，且是在局部产生的。在体外，血管紧张素 Ⅱ 会引起人体海绵体收缩。其收缩作用可能是通过与 AT-1 亚型受体相互作用而介导的，因为阻断这些受体能够防止血管紧张素 Ⅱ 诱导海绵体收缩。AT-1 受体属于 G 蛋白偶联受体，由其介导的收缩效应涉及 Gq 刺激，激活磷脂酶 C，促进三磷酸肌醇（Inositol 1,4,5-triphosphate，IP3）的产生以及随后的细胞内钙增加。在狗体内进行海绵体内注射血管紧张素 Ⅱ 可逆转其阴茎自发勃起，而 AT-1 受体拮抗剂氯沙坦则能使这些动物的海绵体内压升高。最后，海绵体内血管紧张素 Ⅱ 的水平高于全身外周血的血管紧张素 Ⅱ 水平，并且在消肿期会升高。因此，局部产生的血管紧张素 Ⅱ 可以通过 AT-1 受体促进阴茎海绵体软化，从而增加阴茎平滑肌的收缩性。

二、平滑肌收缩的细胞内机制

当海绵体血管平滑肌被血管收缩剂激活后，细胞内游离钙浓度便会增加。游离钙浓度升高是因为各种信号机制被激活，如磷脂酶 C 和 IP3，这会导致钙从肌浆网等细胞内储存中释放，或者使平滑肌细胞膜上的钙通道打开，进而促使钙从细胞外空间流入。尽管收缩剂活性依然存在，但游离钙浓度的增加通常是短暂的，会恢复到接近基础水平。在这个过渡阶段，游离钙浓度的增加会引发钙调素依赖性肌球蛋白轻链激酶（Myosin light Chain Kinase，MLCK）的激活。被激活的 MLCK 会磷酸化肌球蛋白轻链（Myosin light Chain-20，MLC20），从而启动平滑肌。一旦游离钙浓度恢复到基础水平，钙敏化途径就会开始发挥作用。其中一种机制是通过激活与G蛋白偶联的兴奋性受体，G蛋白也能够在游离钙浓度没有任何变化的情况下，通过增加钙敏感性而引起收缩。活化的Rho激酶（Rho-associated Coiled-coil-containing Protein Kinase，ROCK）会磷酸化，从而抑制平滑肌肌球蛋白磷酸酶（Smooth Muscle Myosin Phosphatase 1M，SMPP-1M）的调节亚基，防止维持收缩张力的肌丝去磷酸化。RhoA和Rho激酶已被证实在阴茎平滑肌中表达，且海绵体平滑肌中RhoA的表达量比血管平滑肌中RhoA的表达量高17倍。Rho的选择性抑制剂已被证明能在体外引起人海绵体松弛，并在动物模型中诱导阴茎勃起。阴茎平滑肌的阶段性收缩受游离钙浓度增加的调节，而强直性收缩则受钙增敏途径的调节。

三、平滑肌舒张的细胞内机制

海绵状动脉和螺旋动脉扩张是阴茎勃起的第一步。其结果是进入腔隙的血流和压力增加。动脉扩张后，小梁肌放松，增加了腔隙空间对其扩张的顺应性，促进了血液的积聚。肌肉的放松取决于内分泌、旁分泌激素调节，也可能取决于自分泌调节机制。

（一）内皮素调节机制

内皮细胞是血管生理的关键调节因子，在阴茎勃起过程中有着基础性的作用。许多影响平滑肌收缩性的物质都是由内皮细胞产生的，其中包括促进邻近平滑肌收缩的内皮素、血栓素A2（Thromboxane A2，TXA2）等，以及促进邻近平滑肌舒张的一氧化氮（Nitric Oxide，NO）、前列环素等物质。保护内皮功能通常与维持血管平滑肌的充分松弛以及调节收缩反应相关。在体液或旁分泌刺激下，内皮会释放促进平滑肌松弛的因子。乙酰胆碱和缓激肽是内皮依赖性血管舒张剂，它们通过作用于特定的内皮受体，引发内皮细胞内钙离子的增加，进而使血管平滑肌松弛。这种钙离子的增加会触发内皮酶的活性，而内皮酶负责合成局部介质，使邻近的血管平滑肌松弛，静脉注射乙酰胆碱可以诱导阴茎勃起。在人海绵体中，NO是内皮依赖性舒张的唯一介质；而在人阴茎阻力动脉中，内皮依赖性松弛是由NO和另一种不涉及NO合成或环氧化酶活性的机制所介导的，这一过程由钙离子激活的钾离子通道介导，并归因于内皮衍生超极化因子。

（二）一氧化氮调节机制

一氧化氮是一种自由基，具有高度反应性且化学性质不稳定。如今已知该分子在哺乳动物的不同类型细胞中合成，并参与调节多种生理过程，包括平滑肌松弛、血小板反应性、中枢和外周神经传递以及免疫细胞的细胞毒性作用。一氧化氮合酶（Nitric Oxide Synthase，NOS）利用氨基酸和分子氧生成NO以及氨基酸L-瓜氨酸，此反应需要四氢生物蝶呤和还原型辅酶Ⅱ（Nicotinamide Adenine Dinucleotide Phosphate，NADPH）。已知有三种NOS亚型，它们具有50%～60%的同源性。在神经系统和血管内皮细胞中分别存在两种组成形式，即神经元NOS（Neuronal Nitric Oxide Synthetase，nNOS）和内皮NOS（Endothelial Nitric Oxide Synthase，eNOS）。这两种异构体的发挥活性都需要钙和钙调素。第三种钙非依赖性亚型为诱导型一氧化氮合酶（Inducible Nitric Oxide Synthase，iNOS），iNOS在炎症介质和细菌产物诱导后可从多种细胞中分离出来，nNOS和eNOS分别在胆碱能神经和阴茎内皮中表达。在生理条件下，iNOS在阴茎中不表达，但当暴露于炎症介质后，已证实iNOS会在泌尿生殖道平滑肌中表达。节后副交感神经的结构中含有nNOS，并释放NO作为乙酰胆碱的共递质，现在被称为氮能神经。刺激海绵状神经会激活氮能神经纤维，进而在神经末梢引发NO释放，促使阴茎平滑肌松弛。在体外，对阴茎血管或海绵体进行非肾上腺素能非胆碱能（Non-adrenergic Non-cholinergic，NANC）刺激会导致氮能舒张反应，而一氧化氮合酶抑制剂能够阻断这种反应。

NO的另一个来源是存在于海绵体窦内皮和阴茎血管内皮中的eNOS。关于eNOS参与勃起功能，研究者提出三种理论。其一，节后胆碱能神经释放的乙酰胆碱或许会引发内皮细胞释放NO。实际上，给予外源性乙酰胆碱会在孤立的海绵体或阴茎动脉中产生内皮依赖性舒张。然而，阿托品或新斯的明无法抑制海绵神经诱导的阴茎勃起。此外，海绵体的神经源性松弛并不需要功能性内皮。其二，eNOS参与的可能性或许是由于剪切应力激活了eNOS。在阴茎勃起过程中，血管和窦腔的扩张会产生剪切应力，这可能导致蛋白激酶Akt被激活，随后eNOS发生磷酸化并被激活，从而促进内皮细胞释放NO。血浆中的物质，如缓激肽和氧气，可能在氧化血液进入海绵体时触发内皮细胞产生NO。所以，氮能神经中nNOS衍生的NO负责启动勃起以及大部分的平滑肌松弛，而eNOS中的NO则有助于维持勃起。其三，nNOS的活性可能受到其他因素的影响，比如NOS蛋白抑制剂、NMDA受体（N-methyl-D-aspartic Acid Receptor，NMDAR）或者nNOS羧基端配体与nNOS的N端序列的结合。尽管这些nNOS调节剂已被证实在阴茎中表达，但它们在调节阴茎勃起中的作用仍有待确定。

（三）环磷酸鸟苷调节机制

NO在细胞膜上并无特定受体。它能够穿过细胞膜，靶向细胞质中的可溶性鸟苷酸环化酶（Soluble Guanylate Cyclase，sGC）。NO与sGC结合会致使蛋白质构象发生变化，进而增加其活性。活化后的sGC可催化鸟苷-5'-三磷酸（Guanosine-5'-triphosphate，GTP）转化为3',5'环磷酸鸟苷（Cyclic Guanosine Monophosphate，cGMP）。在真核细胞中，cGMP信号通过三种不同方式传递，即离子通道、磷酸二酯酶和蛋白激酶。通过这些相互作用，细胞内cGMP浓度的增加会引发一系列细胞内事件，导致收缩张力丧失。这些事件包括超极化、电压激活钙通道的闭合、细胞内细胞器对钙的隔离、防止细胞内钙的增加以及收缩装置的脱敏。氮能神经刺激或外源性NO给药会使阴茎海绵体细胞内cGMP浓度增加，sGC的选择性抑制剂已被证实能够抑制阴茎平滑肌的氮能舒张反应。所有这些发现都证实，氮能神经传递是通过刺激sGC并提高阴茎平滑肌中的cGMP浓度来发挥作用的。cGMP的靶点之一是cGMP依赖性蛋白激酶（cGMP-dependent Protein Kinase，cGK），在哺乳动物中已鉴定出两种不同亚型：cGKⅠ和cGKⅡ。平滑肌中丰富的亚型是cGKⅠ，cGKⅠ敲除小鼠的繁殖能力极低，它们的海绵体在NO-cGMP通路激活后无法松弛。这表明cGMP和cGK非依赖性通路在勃起生理学中起着重要作用。

自主神经中的血管活性肠肽（Vasoactive Intestinal Peptide，VIP）、平滑肌和内皮合成的前列腺素E、前列环素以及神经或循环儿茶酚胺可通过刺激腺苷酸环化酶来发挥作用。它们刺激与Gs蛋白偶联的特定受体，从而催化环磷酸腺苷（Cyclic Adenosine Monophosphate，cAMP）的形成。腺苷酸环化酶-cAMP通路在勃起功能的生理学中可能起着次要作用，但当受到外源性刺激时，比如使用前列腺素 E1 治疗勃起功能障碍，它可以促使阴茎海绵体血管平滑肌松弛。前列腺素 E1 和前列腺素 E2 由阴茎平滑肌合成。介导前列腺松弛的受体被指定为前列腺素 E 受体。前列腺素 E 受体存在四种亚型，但在功能水平上，动脉和阴茎小梁平滑肌中仅存在受体 2 和受体 4。这些受体与刺激腺苷酸环化酶的级联蛋白偶联。前列环素（Prostacyclin，PGI2）也在人海绵体中产生。这种前列腺素通过特定的受体导致血管平滑肌的松弛，这些受体也与级联蛋白偶联。在人海绵体平滑肌中，前列环素不具有舒张作用，这可能是由于该组织中缺乏功能性 IP 受体。PGI2 会导致人类海绵状动脉和阴茎阻力动脉的血管舒张。最终，儿茶酚胺对 β 肾上腺素能受体的刺激会导致动脉和小梁平滑肌松弛。β_2 亚型可能是介导这些效应的最重要受体。然而，海绵体中 β 肾上腺素受体的密度仅为 α 肾上腺素受体密度的十分之一。此外，由于神经源性松弛不受 β-肾上腺素受体拮抗剂的影响，并且海绵体内注射 β-激动剂不会诱导人类阴茎完全勃起，所以 β-肾上腺素能受体在泌尿生殖道去甲肾上腺素能神经传递的作用中似乎不那么重要。在血管系统中有证据表明，β 肾上腺素能受体的表达随着年龄的增长而降低，逐渐让位于占主导地位的收缩机制。阴茎平滑肌在人衰老过程中是否发生类似的变化仍有待确定。

（四）磷酸二酯酶调节机制

磷酸二酯酶（Phosphodiesterase，PDE）是分解 cGMP 和 cAMP 的酶，因此调节组织中这些化合物的水平。在阴茎中，性刺激后神经末梢释放的 NO 激活鸟苷酸环化酶合成 cGMP，进而刺激蛋白激酶 G 磷酸化肌球蛋白，最终引发细胞内钙离子减少，诱导海绵体平滑肌松弛。因此，维持高 cGMP 浓度对勃起功能至关重要，这可以通过 PDE5 的选择性抑制剂来实现，PDE5 是一种 cGMP 依赖性 PDE。cGMP 也可能交叉激活 cAMP 通路，如蛋白激酶 A 或与 cAMP 相互转化。自从这种化合物被开发用于治疗勃起功能障碍以来，已经发表了大量关于阴茎中 PDE 的检测、纯化、对选择性抑制剂的敏感性和酶活性的研究文章，但自然地，它们主要集中在 PDE5。因此，关于阴茎中 PDE 的组织定位和表达调控的信息相对较少，甚至令人惊讶的是，关于 PDE5 的信息也是如此。这可能反映了迫切需要描述这些化合物对勃起功能障碍的治疗效果，但同时忽略了阴茎中存在的其他 PDE 的可能功能意义，其中一些已被证明对控制阴茎血流至关重要，然而白膜纤维化的对抗也是至关重要的。

（五）超极化对平滑肌的调节作用

平滑肌细胞的超极化会导致电压依赖性钙通道闭合，进而减少钙从细胞外室进入，使细胞内游离钙浓度降低，随后引发肌肉松弛。平滑肌细胞超极化的机制之一是打开钾通道。三磷酸腺苷（Adenosine Triphosphate，ATP）敏感钾通道和钙激活钾通道的开放能使血管平滑肌超极化并舒张。在功能水平上，这两种类型的通道已被发现存在于人体海绵体平滑肌中。K-ATP 通道的药理学刺激可诱导阴茎平滑肌松弛。阴茎平滑肌的超极化在人阴茎动脉的内皮依赖性舒张中也起着重要作用。即使阻断了 NO 和前列腺素的合成，阴茎动脉仍保持明显的舒张。这种改变可通过钙、钾通道阻断或排除高钾离子浓度的超极化来阻止。这种活性被归因于内皮衍生超极化因子（Endothelium-Derived Hyperpolarizing

Factor，EDHF)，它能打开钙、钾通道并产生超极化和血管舒张。尽管已提出多种候选者，如细胞色素P450加氧酶活性的花生四烯酸衍生物、过氧化氢、钾离子、花生四烯酸乙醇胺和C型利尿钠肽等，但EDHF的性质仍未确定。激动剂诱导的内皮细胞内钙升高可以激活内皮钙、钾通道，产生内皮超极化，这种超极化可通过肌内皮间隙连接传播，导致平滑肌舒张。对EDHF生理重要性的研究不仅因其身份存在争议而受阻，还因缺乏其活性的特异性抑制剂而受影响。然而，羟苯磺酸钙显著增强了EDHF介导的人类阴茎动脉舒张。钾离子通道的开放可被cAMP依赖性蛋白激酶A、cGMP依赖性蛋白酶刺激。在人海绵体中，钙、钾通道可通过前列腺素E1（Prostaglandin E1，PGE1）和NO供体的作用激活，这些作用分别由cAMP和cGMP介导。在动脉中，一氧化氮可以直接刺激钾通道以及Na$^+$/K$^+$ATP酶（钠泵）的开放。因此，细胞超极化启动了与钾通道激活后描述的钙通道闭合机制相同的机制。所以，这一过程代表了一种不依赖环核苷酸的收缩与舒张机制。

（六）氧对阴茎勃起的调节作用

在松弛状态下，海绵体血液中的氧分压与静脉血相似，约为35 mmHg。然而，在勃起过程中，由于进入腔隙空间的动脉血增加，氧分压会增加到约100 mmHg，即海绵体实现动脉化。分子氧是NOS介导的一氧化氮合成的底物。在海绵体组织中，一氧化氮的合成直接受氧浓度调节。在疲软阴茎海绵体中测量到的低氧浓度下，一氧化氮的合成会受到严重抑制，从而阻断小梁肌的内皮和神经源性松弛。这有助于维持阴茎松弛状态，因为它通过抑制松弛来促进收缩。当动脉血管舒张后，海绵体内的氧气浓度升高，提供足够的底物，进而合成NO。研究发现，海绵体内达到一氧化氮合酶完全活性所需的最低氧气浓度在50～60 mmHg之间。较低的浓度会诱导一氧化氮的部分合成，随后导致小梁肌的部分松弛。

与一氧化氮合酶类似，前列腺素H合酶也是一种加氧酶，它以氧气作为合成前列腺素的底物。已经证明，海绵体所暴露的氧气浓度能够调节前列腺素的合成。就PGE而言，氧气浓度的生理变化将影响其内源性的产生：在松弛时受到抑制，在勃起时受到刺激。血管收缩剂内皮素的合成同样受到氧气浓度的调节。在这种情况下，低氧浓度会促进其合成，而高水平氧则抑制其合成。分子氧这种调节内源性血管活性物质合成的能力使其成为阴茎勃起的重要调节剂。

四、平滑肌收缩与舒张之间的平衡机制

（一）氮途径与去甲肾上腺素途径

勃起功能的实现涉及多种神经递质的相互作用。其中，氮能神经递质可调节去甲肾上腺素能反应。电场刺激诱导的去甲肾上腺素能收缩会因海绵体和阴茎阻力动脉中的NO合酶抑制剂而增强，这显示去甲肾上腺素反应受氮能神经传递调节。然而，这种调节程度因物种而异。在人类海绵体中，去甲肾上腺素能反应受氮能控制，即便极高浓度的去甲肾上腺素，在氮能神经传递作用下也难以发挥作用。实际上，氮能神经传递不仅调节，还控制着交感神经反应。NO-sGC-cGMP-cGKI通路能抑制血管平滑肌中去甲肾上

腺素能收缩通路上的多个位点，如磷脂酶C产生IP3、抑制IP3受体或抑制RhoA/Rho激酶通路。阴茎海绵体中氮能对去甲肾上腺素能系统的支配表明，这种相互作用在勃起功能障碍的病理生理学中起着关键作用。因为氮能神经传递存在缺陷，会导致氮能去甲肾上腺素能失衡，使得去甲肾上腺素系统占据优势地位，这与患者的阴茎组织状况有关。

（二）胆碱能与氮能的相互作用

阴茎勃起是由骶骨副交感神经输入所引发的，其节前神经递质为乙酰胆碱。最初，人们认为节后胆碱能神经是阴茎平滑肌松弛的直接介质。然而，如今已知平滑肌的松弛是由NO介导的。乙酰胆碱可能通过激活毒蕈碱受体，促使内皮释放NO。虽然乙酰胆碱对平滑肌的直接作用是使其收缩，但胆碱能神经存在于海绵体中，似乎对其他神经效应系统具有调节作用。例如，乙酰胆碱会抑制NO介导的脑动脉神经源性舒张。相比之下，毒扁豆碱则显著增强了人海绵体平滑肌的神经源性舒张，这表明乙酰胆碱可能通过氮能神经上的毒蕈碱受体，增强人阴茎组织中NO的释放。在泌尿生殖道的其他部位，NO已被证明能够抑制乙酰胆碱的释放。肾上腺素能神经受到抑制性神经元间胆碱能调节，乙酰胆碱与肾上腺素能神经中的毒蕈碱受体相互作用，减少了它们释放去甲肾上腺素。因此，这种连接前调节将通过降低收缩肾上腺素能张力来促进阴茎勃起。总之，海绵体中的胆碱能活性具有促进阴茎勃起的调节作用，一方面降低收缩张力，另一方面促进NO介导的松弛，而阻断毒蕈碱受体会降低对海绵状神经刺激的勃起反应。

（三）前列腺素与肾上腺素能的相互作用

PGE1可通过连接前机制对肾上腺素能神经进行调节。在人类海绵状组织中已得到证实，PGE1能够抑制肾上腺素能神经释放去甲肾上腺素。所以，PGE1可能凭借其对肌肉的直接松弛作用以及降低肾上腺素能张力的间接作用来促进阴茎勃起。而某些前列腺素，如前列腺素D2则具有相反的作用，因为它们会促进肾上腺素能神经释放去甲肾上腺素。另一方面，PGE1与NO途径的相互作用也已被提出。反复使用PGE1治疗可上调eNOS和nNOS表达，使得大鼠的NO生成增加，勃起功能得到改善。此外，还观察到PGE1和NO能够协同作用，使人体海绵体松弛。

五、总结

阴茎血管平滑肌的收缩活动受到多个因素的调节，包括充足的激动剂（如神经递质、激素和内皮衍生物质）、受体的充分表达、传导机制的完整性、钙稳态、收缩蛋白之间的相互作用以及平滑肌细胞之间有效的细胞间信号传导。平滑肌松弛和收缩之间的平衡与相互作用，最终决定了阴茎勃起的强度与持续性。

（刘春辉）

第四节　男性性神经支配

阴茎受交感神经系统和副交感神经系统的自主神经支配。这两个系统均包含位于脊髓的细胞核。其中，副交感神经系统对勃起功能有兴奋性，节前副交感神经元起源于骶脊髓段S_2～S_4，而促进勃起功能的主要部分是S_3。交感神经系统则抑制勃起功能，不过因其具有血管收缩特性，一些纤维在骨盆血管收缩中发挥作用，这可能会增加阴茎的血流量，从而在一定程度上促进勃起。交感神经系统的核位于胸腰椎脊髓的中间外侧细胞柱和背侧灰角。节前交感神经纤维起源于脊髓的T_{11}～L_2段。阴茎的背神经包含来自阴茎的感觉传入神经。如前所述，在大多数情况下，阴茎勃起是完整脊髓中，外周神经系统与中枢神经系统复杂相互作用的结果。不过，阴茎勃起也可能是局部刺激所致。

一、中枢神经系统对阴茎的支配

性功能的控制神经可以被概念化为三个主要领域：局部神经通路、中脑和脊髓通路以及高级大脑中心。局部神经通路包括生殖神经、盆神经和神经丛（副交感神经、交感神经和感觉神经）。重点在于"传导"功能，即生殖器结构与中央组织和控制的联系。其中，信号的自我调节有限，例如通过反馈回路。尽管在许多时候，有足够的机会通过药理学、激素或创伤/手术手段改变局部神经通路中的信号传导。在中脑和脊髓中，有许多复杂的通路，它们之间有广泛的相互连接，并且有许多信号调制或调节的可能性。反射性勃起可以通过脊髓发生。生殖器、血流动力学、勃起和射精反应的协调取决于中脑和脊髓。高级大脑中枢提供意识、感觉、运动功能、图像、记忆，决定人类性反应的高潮和低谷。

盆腔丛对盆腔脏器的分布非常广泛，这可能解释了盆腔阴茎前阻力血管的调节，以及生殖器、膀胱、前列腺功能的交叉作用。血管舒张纤维通过多种途径到达阴茎，这表明两条海绵状神经存在传导通路。阴部神经支配骨盆的横纹肌，包括括约肌，在男性和女性中的模式非常相似。腰椎脊髓为这些神经提供了起源，运动神经元的数量大致与肌肉体积成正比。传入神经弧由阴茎皮肤中的感觉受体组成，通过阴茎背神经连接到阴部神经，然后连接到骶髓。前列腺有盆腔和下腹神经感觉纤维。在脊髓内，阴部传入神经位于内侧，而其他传入神经终止于背角和背侧灰质连合。激素和年龄都会对生殖器结构的外周神经支配以及支持性功能的途径的其他组成部分产生重大影响。性激素对许多盆腔神经节细胞的结构有强烈的影响。

二、中脑、延髓和脊髓的支配作用

支持性功能信号的第一级反射组织位于腰椎脊髓。使用嗜神经病毒的神经追踪研究清楚地表明，骨盆和性反射依赖中心灰色区域来协调和产生性反应，包括阴茎勃起、性唤醒和性高潮。使用局部神经连接（传出和传入），包括重要的脊髓连接，有许多脊髓反射的例子。这些可能会被阴部（阴茎或阴蒂皮肤）激活，球海绵体反射就是一个明显的例子。刺激龟头会引起球海绵体肌的收缩。这些脊髓反射可以通过中脑和高级中枢的下行信号进行重要调节。脊髓反射处于抑制状态——传出侧在张力上指向非性功能。局部感觉输入和下行脊髓信号可以改变平衡，激活副交感神经活动的无性级联，减少交感神经活动和躯体肌肉支持。对周围弥漫性神经支配的特定途径和成分与刺激类型的偏好尚未完全确定。例如，实验表明，反射性勃起可以通过学习和机会来调节，并且这种调节不依赖下腹神经。有研究指出，腰椎脊髓丘脑细胞群在射精行为的产生中起着至关重要的作用，这为理解脊柱事件在性功能中的重要性提供了重要补充。这些表达神经激肽-1的细胞将与射精相关的信号从生殖器官传递到大脑。如果这种细胞群被破坏，除了射精外，性行为的其他方面都没有改变，则需要进一步的工作来确定这一概念对人类的影响，以及中枢和外周传出和感觉信号如何与射精体验相结合。感觉信息通过脊髓丘脑（服务于阴茎和阴蒂的快速纤维）、脊髓网状（较慢）和迷走神经（脊髓外）通路向头侧传递。电生理研究表明，丘脑有来自男性生殖器的重要输入，这些输入与性反应相关的阴茎感觉的各个方面有关。

副巨细胞核接收上行感觉输入，还具有支配阴茎的神经元。副巨细胞核似乎在性高潮中起作用，但对勃起并不重要。通过染色技术在副巨细胞核中鉴定出的最常见的神经递质是血清素。副巨细胞核与其他性功能中枢部位一样，并不专门用于调节性反应。事实上，中脑影响性反应的主要输出是自主神经，调节心、肺稳态和其他自主骨盆功能的部位应该位于同一区域是合适的。其中一个区域是中脑导水管周围灰质（Periaqueductal Gray Matter，PAG），该区域与参与性反应的下丘脑部位有大量联系。室旁核（Paraventricular Nucleus，PVN）在控制生殖器反应中起着重要作用。PVN神经元通过副巨细胞核直接投射到支配阴茎的神经元上。PVN直接投射到骨盆和自主传出神经，并与内侧视前区（Medial Preoptic Area，MPOA）相互连接。实验表明，与PVN的多巴胺能和催产素能受体群体相关的阴茎勃起可以通过损伤消除。许多研究表明，MPOA在控制性行为方面起着至关重要的作用，并且通过与副巨细胞核和PAG的相互联系而紧密相连。MPOA可能不调节表现动机，但可能在择偶中起关键作用。

三、高级神经支配

结合立体定向损伤和直接脑注射研究的大鼠行为研究表明，内侧杏仁核在获得和识别合适的伴侣和性唤醒方面起着重要作用。简单的肽类神经递质加压素和催产素与这些机制密切相关。想象对人类性行为的影响已经被测量。在健康的中老年已婚夫妇的想象中，妻子对性的渴望和勃起能力是性活动的普遍决定因素。在许多男性中，通过增强想象力或药理学手段增强中枢促勃起信号，可以合理地预期会增强勃起。外周血管水平的更多神经信号会导致更好的勃起。性刺激包括触觉刺激、视觉刺激、想象刺激和嗅觉刺激。评估男性、女性和中性香水对女性诱发性反应的影响，在卵泡期，男性的气味增强了性欲幻想，这些影响与对情绪的任何影响无关。功能性磁共振有助于识别与性功能相关的大脑区域。性愉悦主要与优势脑半球的激活有关。视觉性刺激（Visual stimuli，VSS）激活枕叶皮层、下额叶、扣带回、岛叶、胼胝体、丘脑、尾状核、苍白球和下颞叶。其他研究表明，在右侧岛下区，包括屏状核、左侧尾状核和壳核、右侧枕中回和颞中回、双侧扣带回、右侧感觉运动和运动前区以及右侧下丘脑可刺激阴茎勃起。正电子发射断层扫描（Positron Emission Tomography CT，PET-CT）和磁共振成像（Magnetic Resonance Imaging，MRI）技术显示体感丘脑和孤束核区域的激活，孤束核是迷走神经投射到的脑干核。在胸中段完全脊髓损伤的女性中可以看到这一点，这表明迷走神经可以将生殖器感觉输入直接传递给人类的大脑。

四、心理性因素对神经支配的影响

勃起功能障碍的病因可分为器质性病因和心理性病因。但"心因性"这个词常被错误地用来暗示问题具有想象的性质，或者认为药物对此几乎不起作用，而排除诊断则否定了这种神经生物学的理解。实际上，由于器质性病因和心理性病因之间的区别并没有明确界定，所以无法进行检验，并且这种区别也不会对勃起功能障碍的诊断、治疗或研究起到促进作用。国际勃起功能障碍学会与性学会命名委员会支持另一种观点，即对比器质性勃起功能障碍和情境性勃起功能障碍，情境性勃起功能障碍是一个明显因性接触的特定属性而出现的偶发性勃起功能障碍类别。展望未来，我们可以想象，随着当前科学水平的不断提高，对神经生物学疾病的理解将会迅速加深。这种认识将对性功能障碍的管理以及性生物学和行为之间的相互作用产生重大影响。

五、性高潮的神经支配

性高潮可能是脊髓水平的反射，它可能在脊髓损伤后持续存在，尽管性高潮的性欲和奖赏方面明显表现在更高的水平。动物模型中的生殖器刺激可能会产生一种模拟性高潮中的节律活动的反应，这与海绵状神经活动有关。男性和女性性高潮具有相似的电生理表现。PET-CT技术已被应用于研究健康年轻男性的性高潮。性高潮时，大脑血流减少，但右前额叶皮层除外，那里的大脑血流增加，男性和女性在性高潮后约一小时内，血浆催乳素（Prolactin，PRL）浓度都会升高。同等刺激但没有性高潮会使PRL水平在正常、较低的范围内。在实验和临床条件下，PRL水平升高通常与性活动减少有关。因此，性高潮后PRL的激增可能通过一种全身性但可能集中作用的反馈过程，即"PRL介导的神经内分泌生殖反射"在抑制性行为方面发挥作用。性高潮会增加血压、心率、血浆儿茶酚胺和催乳素。禁欲后，血清睾酮可能会升高，而其他测量的性激素没有变化。即使只有一次射精，伏隔核的功能也会发生改变。这可能会对性动机和神经奖赏产生影响。

六、总结

人类性反应的神经生理学研究一直在稳步推进，然而这是一门极为庞大且复杂的学科。目前来看，人们对中枢神经系统在控制性功能方面的认知，远远不及对局部生理、生化以及基因组过程的理解程度。相应地，对于性功能在中枢神经系统方面的疾病及其治疗的理解仍处于初级阶段。不过，尽管我们要敏锐地察觉到这些当下的局限性，但不可否认的是，改善性反应诸多方面的关键恰恰就在中枢神经系统之中。如今，人们已经认识到血管和内皮疾病与勃起功能障碍存在相似之处，以及这些相似之处对治疗的影响。而这些相似点历经了大概十年时间才进入勃起功能障碍（Erectile Dysfunction，ED）的主流认知当中。所以，一旦有了可用的诊断和治疗工具，就有可能了解中枢神经系统参与的基本要素，并将其管理纳入主流范畴。

（吴瑞鹏）

参考文献

［1］DAIL W G, BARBA V, LEYBA L, et al. Neural and endothelial nitric oxide synthase activity in rat penile erectile tissue［J］. Cell Tissue Res, 1995, 282: 109-116.

［2］CELLEK S, MONCADA S. Modulation of noradrenergic responses by nitric oxide from inducible nitric oxide synthase［J］. Nitric Oxide, 1997, 1: 204-210.

［3］MONCADA S, HIGGS E A, FURCHGOTT R F, et al. International Union of Pharmacology Nomenclature in Nitric Oxide Research［J］. Pharmacol Rev, 1997, 49: 137-142.

［4］IGNARRO L J, BUSH P A, BUGA G M, et al. Nitric oxide and cyclic GMP formation upon electrical field stimulation cause relaxation of corpus cavernosum smooth muscle ［J］. Biochem Biophys Res Commun, 1990, 170: 843-850.

［5］LEONE A M, WIKLUND N P, HOKFELT T, et al. Release of nitric oxide by nerve stimulation in the human urogenital tract［J］. Neuroreport, 1994, 5: 733-736.

［6］HOLMQUIST F, STIEF C G, JONAS U, et al. Effects of the nitric oxide synthase inhibitor NG-nitro-L-arginine on the erectile response to cavernous nerve stimulation in the rabbit［J］. Acta Physiol Scand, 1991, 143: 299-304.

［7］FINBERG J P, LEVY S, VARDI Y. Inhibition of nerve stimulation-induced vasodilatation in corpora cavernosa of the pithed rat by blockade of nitric oxide synthase［J］. Br J Pharmacol, 1993, 108: 1038-1042.

［8］TRIGO-ROCHA F, ARONSON W J, HOHENFELLNER M, et al. Nitric oxide and cGMP: mediators of pelvic nerve-stimulated erection in dogs［J］. Am J Physiol, 1993, 264: 419-422.

［9］HOLMQUIST F, HEDLUND H, ANDERSSON K E. L-NGnitro arginine inhibits non-adrenergic, non-cholinergic relaxation of human isolated corpus cavernosum［J］. Acta Physiol Scand, 1991, 141: 441-442.

［10］PICKARD RS, POWELL P H, ZAR M A. The effect of inhibitors of nitric oxide biosynthesis and cyclic GMP formation on nerve evoked relaxation of human cavernosal smooth muscle［J］. Br J Pharmacol, 1991, 104: 755-759.

［11］KIM N, AZADZOI K M, GOLDSTEIN I, et al. A nitric oxide-like factor mediates nonadrenergic-noncholinergic neurogenic relaxation of penile corpus cavernosum smooth muscle ［J］. J Clin Invest, 1991, 88: 112-118.

第二章　女性的性生理

第一节　女性性器官解剖结构

女性的性功能是一个高度可变、多方面的过程，涉及几个组成部分：解剖学、生理学、心理、情绪化、人际关系。鉴于女性性行为的复杂性，目前对"正常性反应"的定义几乎没有共识。尽管女性性功能的各个方面，如阴道润滑和性高潮收缩，似乎在性功能正常的女性中很普遍，但主观或情感方面是高度个人化的。这些方面受到学习和文化因素的影响，因为过去的经历在塑造对女性性反应的期望方面发挥着重要作用。

一、女性的性反应周期

1974年，Kaplan提出了一个三阶段模型，性反应周期被重新概念化，由三个基本阶段组成：欲望、唤醒、性高潮。这个三阶段模型在《精神疾病诊断与统计手册》（第4版）（Diagnostic and Statistical Manual of Mental Disorders, Fourth Edition, DSM-Ⅳ）中被用作女性性功能障碍分类的基础。

二、女性的性器官解剖结构

女性的性器官可分为外生殖器和内生殖器。外生殖器，统称为外阴，它们的前部由耻骨联合束缚，侧面由坐骨结节束缚，后部由肛门括约肌束缚。外生殖器由以下部分组成：阴唇、阴唇间隙、阴蒂、前庭球；内生殖器由以下部分组成：阴道、子宫、卵巢、盆底肌肉。

（一）阴唇和阴唇间隙

阴唇的生理功能主要是为尿道口和阴道口提供保护，两者都通向阴道前庭。阴唇由两对对称折叠的皮肤组成；被称为大阴唇的外褶皱在唇前联合处前方相互融合，而被称为小阴唇的内褶皱与阴道黏膜连续，并融合在一起形成阴蒂包皮和系带。大阴唇由皮下脂肪组成，被有毛皮肤覆盖，而小阴唇由无毛皮肤覆盖，由无脂海绵组织组成，海绵组织上点缀着皮脂腺和汗腺，以及许多血管和感觉神经末梢。阴唇结构由阴部神经的会阴支和阴唇后支支配。动脉血供来源于阴部动脉的会阴下支和阴唇后支，以及股动脉的浅支。小阴唇内侧的区域，前部由阴蒂界定，后部由系带界定，称为阴唇间隙。尿道口、阴道口和大前庭腺（也称为前庭大腺），都通向这个空间。大前庭腺位于前庭球部下方的会阴浅囊中，在性唤醒期间向阴道前庭分泌少量黏液。

（二）阴蒂

阴蒂是一个类似阴茎的勃起器官，它们起源于相同的胚胎结构，即生殖结节。它呈圆柱形，位于唇前连合后方，由三部分组成：最外层的头部、中间主体或身体、最里面的小腿。阴蒂头在不带电时通常被阴唇结构隐藏，但当它从小阴唇中出现时，可能会被看到。阴蒂体在皮肤下延伸，形成双侧小腿，称为海绵体，与阴茎相似，由勃起组织组成，由隔膜隔开。成对的阴蒂小腿与男性阴茎体同源，由以下部分组成：腔隙性窦、血管平滑肌小梁、胶原结缔组织。与阴茎中的双层结构不同，阴蒂中的白膜是单层的。因此，阴蒂中没有静脉滞留的机制，因此，性刺激会导致阴蒂充血，而不是勃起。

在性刺激过程中，阴蒂的血液量会成倍增加，导致长度和直径增加，髂腹下动脉是供应阴蒂的主要动脉。髂内动脉在发出最后一个前支，即阴部内动脉后，穿过阴部管。髂内动脉终止于阴蒂总动脉，该动脉发出阴蒂背动脉和阴蒂海绵体动脉。正是这些动脉负责在性刺激和性唤醒时使身体充血。位于阴蒂的神经末梢由自主神经支配和躯体神经支配组成。阴蒂的自主神经支配由骨盆丛和下腹丛形成。这些神经丛携带交感神经纤维和副交感神经纤维，它们在子宫颈阴道上部分两侧的阔韧带基部连接在一起，形成子宫阴道丛，并将直接纤维输送到阴蒂和阴道。阴蒂的躯体感觉神经支配起源于皮肤，并通过阴蒂背神经和阴部神经传播到骶脊髓。阴蒂内有密集的帕西尼小体、迈斯纳小体和默克尔触觉盘，它们分别负责向大脑传递有关疼痛和压力、轻触和质地的信息。

（三）前庭球

女性生殖器的其他勃起组织是前庭球，是直径约为3 cm的成对结构，位于小阴唇皮肤下方，直接沿着阴道口两侧。它们与阴茎的海绵体同源。然而，与阴茎不同，前庭球与阴蒂、尿道和阴道前庭是分开的。鳞茎位于阴道壁的表面，不构成小阴唇的核心。与老年绝经后妇女相比，年轻绝经前妇女的前庭球尺寸存在相当大的年龄相关性差异。

（四）阴道

阴道是一个中线圆柱形器官，长7～9 cm。它从子宫颈延伸到阴道前庭，其壁由四层组成。内黏膜层：阴道内黏膜是一种分层的鳞状非角质化黏液型上皮，在月经周期中经历激素相关的周期性变化，其中浅表细胞发生轻微的角质化。固有层：固有层将黏膜层和肌层隔开。肌层：阴道肌层由外纵和内平滑肌细胞纤维以及广泛的血管树组成。外膜支撑网层：周围最外层的纤维层富含胶原蛋白，为阴道提供结构支撑。正是这一最外层在分娩和性交过程中负责阴道的扩张。

在性唤醒期间，上皮下血管的血流增加，导致生殖器血管充血，随后阴道壁充血。上皮下血管床内压力的增加导致血浆通过阴道上皮被动渗出，润滑阴道。初期，当阴道润滑性血浆流到阴道表面时，会形成汗液状液滴。这些最终聚结形成覆盖阴道壁的润滑膜。性唤醒期间的进一步湿润来自位于阴唇间隙的大前庭腺的分泌物。阴道内的神经末梢由自主神经支配和躯体神经支配组成。子宫阴道神经起源于下腹丛和骶丛，含有副交感神经纤维和交感神经纤维，为阴道近端三分之二以及阴蒂的身体提供自主神经支配。子宫阴道神经纤维在到达阴道之前在子宫骶骨和主韧带内移动，在性功能中起着重要作用，因此是女性骨盆手术造成损伤和性功能障碍的部位。阴道的躯体感觉神经支配主要由阴部神经提供。供应阴道的动脉因位置而异。子宫动脉的阴道分支供应阴道的上部，下腹动脉供应阴道中部，阴道中部和阴蒂动脉的分支供应阴道远端。

（五）子宫与卵巢

子宫是一个位于直肠和膀胱之间的中线活动器官，通过宫颈口与阴道近端相连。在性唤醒期间，子宫和宫颈腺分泌黏液以帮助润滑阴道管。子宫切除加卵巢切除术导致的手术性更年期会显著影响性功能，而保留卵巢的子宫切除术也可能导致术后性功能障碍。切除子宫会破坏盆腔自主神经丛和颈丛，以及子宫骶骨韧带和主韧带以及相关的自主神经纤维，这会扰乱阴道和阴蒂的神经支配，导致性功能改变。

（六）盆底肌肉

盆底是一组跨越骨盆内开口的组织，其功能是支持腹部和盆腔器官、括约尿便通道的开合、配合分娩和性交。骨盆支撑主要由肛提肌、泌尿生殖横膈膜和会阴膜提供，会阴膜由坐骨海绵体肌、球海绵体肌和会阴浅横肌组成。会阴膜的自愿收缩通过增强女性和男性伴侣的性高潮在性反应中发挥作用。盆底肌肉也可能导致性功能障碍。有时，非自愿盆底痉挛与阴茎插入有关。盆底松弛和张力减退会导致阴道麻醉、性交厌食和性交或性高潮时尿失禁。患有盆底疾病的女性通常会同时出现泌尿系统和性方面的不适。

（刘春辉）

第二节　性类固醇与女性性生理

性类固醇具有与性功能相关的组织作用和激活效果，其发挥作用的途径包括非基因组途径以及直接和间接基因组途径。雄激素对生殖功能的发展以及第二性征的出现和维持起着至关重要的作用，可直接发挥作用或通过转化为雌激素来实现。雌激素在维持许多组织的生理功能方面也发挥着关键作用，这些组织包括中枢神经系统、生殖器官以及与一般健康相关的器官。性类固醇能够调节皮质协调和控制中心，解释什么感觉是性的，并向神经系统的其他部分下达适当的命令。此外，性类固醇通过影响特定神经递质和神经调节剂的释放，进而影响生殖器官和下丘脑边缘结构的敏感性，引发有意识的感知和愉悦的反应。因此，性类固醇通过女性的神经内分泌和营养作用，对性欲望、性唤醒和性高潮产生影响。

一、雌激素与女性性功能

充足的雌激素在保持阴道容受性以及预防性交痛方面的重要性早已被证实。当雌二醇（Estradiol，E2）浓度低于50 pg/mL时，女性会报告阴道干燥、性交痛频率和强度增加、穿透和深插入疼痛以及灼热感。而E2水平较高的女性则没有与性欲、性反应或性满意度相关的抱怨。实际上，E2浓度低于35 pg/mL与性交频率降低有关，E2水平的下降也与性功能下降存在关联。阴道干燥已被确认为更年期激素变化最重要的后期后果之一，不过性交时的疼痛似乎反映的是性唤醒问题，而非仅仅是阴道萎缩的后果。与禁欲女性相比，绝经后的性交活跃女性生殖器萎缩程度较轻。绝经前的性满意度与老年女性的性交活动显著相关。E2对心理健康的积极影响或许有助于在整个衰老过程中维持积极的性生活。

二、女性的雄激素

女性体内的主要雄激素有脱氢表雄酮硫酸盐（Dehydroepiandrosterone Sulfate，DHEAS）、脱氢表雄酮（Dehydroepiandrosterone，DHEA）、雄烯二酮（Androstenedione，A）、睾酮（Testosterone，T）和二氢睾酮（Dihydrotestosterone，DHT）。不过，DHEAS、DHEA和A被视作促雄激素，因为它们需要转化为睾酮才能发挥作用。雄激素的生物合成在促黄体生成素（Luteinizing Hormone，LH）和促肾上腺皮质激素的刺激下分别于卵巢和肾上腺发生，同时还有腺内旁分泌和自分泌调节机制参与其中。有两种关键酶参与雄激素生物合成，即P450 SCC和P450 c17，它们分别是脱氢表雄酮和孕烯醇酮以及孕酮生产雄烯二酮所必需的。大量雄激素来源于靶组织中循环的DHEAS，DHEAS是肾上腺网状带特有的分泌类固醇。最强的雄激素睾酮由肾上腺束状带（占25%）和卵巢基质（占25%）分泌，其余50%则来自循环雄烯二酮的外周转化。血浆睾酮水平在0.6～25 nmol/L范围内，与月经周期的阶段有关，排卵期最高，卵泡早期最低，黄体期较高。此外，睾酮还呈现出昼夜节律变化，清晨达到峰值。睾酮在靶组织中可转化为DHT，DHT是雄激素受体的主要配体，同时也能芳构化为雌二醇。

血浆睾酮水平会随年龄增长缓慢下降，老年女性在月经中期游离睾酮和雄烯二酮的产量较低，更年期过渡期间睾酮水平无显著变化。在生理性更年期，卵泡活动停止，其特征是卵巢产生雄烯二酮（比睾酮更多）量显著下降。血浆睾酮浓度逐渐下降是其主要前体以及DHEA和DHEAS的外周转化减少的结果，而DHEA水平和DHEAS水平会随年龄增长而下降。实际上，60多岁女性的血浆睾酮水平和雄烯二酮水平大约是40岁女性的一半。就手术绝经而言，绝经前和绝经后的双侧卵巢切除术会导致循环睾酮水平突然下降50%。性激素结合球蛋白（Sex Hormone-Binding Globulin，SHBG）是一种结合蛋白质的循环睾酮，在口服避孕期间以及绝经时口服而非经皮用雌激素时，它在影响游离雄激素指数方面起着重要作用。SHBG水平的增加可能确实是女性性功能障碍（Female Sexual Dysfunction，FSD）的原因之一，因为它降低了作为生物活性成分的未结合类固醇组分。

三、雄激素与女性性功能

对育龄妇女进行的研究结果表明，在排卵期，人际关系的建立以及性快感的交流有所增加，这与血浆雄激素峰值相对应，不过血浆雄激素水平与性反应之间并无明确的相关性。排卵时性活动的强烈动机可能是由雌二醇的峰值所引发。一些作者报告称，血清睾酮水平与绝经前和绝经后对视觉色情刺激的生殖器反应以及主观身体感觉有关。此外，抗雄激素给药与女性性欲低下相关。进一步的证据显示，循环中的游离睾酮与年轻女性的性欲和自性行为（手淫）有关，而在大多数抱怨性欲降低的绝经前和绝经后女性中，发现了游离睾酮和脱氢表雄酮硫酸盐的减少。虽然口服避孕药似乎会干扰性欲的自发表达，但避孕药对心理健康的影响可能在性动机中发挥作用。口服避孕药使用者的性功能和性类固醇变化之间的关系仍有待确定，因为服用雄激素水平较低的避孕药的女性是那些宣称性满意度较高的女性。避孕药使用者的平均睾酮水平与性欲、性行为或自性行为之间没有相关性，只有非使用者报告称，月经周期内游离睾酮水平的变化与月经周期内性欲的下降有关。相比之下，在无避孕药周期间，当发现避孕药使用者的睾酮水平更高时，许多女性报告性动机增加。在绝经后性欲低下的女性中，靶组织中的5-α还原酶活性显著受损，而高水平的循环睾酮和雄烯二酮与较低的阴道萎缩指数之间存在显著相关性。

四、雄激素缺乏综合征

雄激素是女性雌激素合成的前体，血清雄激素水平预计会高于血浆雌激素水平，这一事实暗示绝经前和绝经后妇女可能存在雄激素不足的情况。在特定条件下，绝经前和绝经后妇女的雄激素不足可作为一种有效的临床诊断。雄激素不足的临床症状包括健康状况下降、嗜睡、性欲和性兴趣丧失、无法解释的疲劳以及动力减弱等。其他迹象还有阴毛减少、骨量和肌肉量减少、生活质量差，以及更频繁的血管舒缩症状、失眠、抑郁和头痛。雄激素不足可发生在多种情况下，如正常衰老（生理性更年期未进行雌激素治疗，绝经前妇女报告性欲低下且循环游离 T 水平处于较低检测限）、卵巢功能不全（单侧卵巢切除术、子宫切除术、自发性卵巢早衰、化疗后、放疗后、下丘脑闭经）、肾上腺功能不足（肾上腺衰竭或手术）、联合情况（垂体功能减退、自身免疫性肾上腺和卵巢衰竭）、医源性因素（外源性口服雌激素治疗、抗雄激素治疗、口服避孕药、促性腺激素释放激素激动剂治疗或慢性外源性皮质类固醇给药）。生物活性雄激素为睾酮，它与 SHBG 紧密结合，与白蛋白和转铁蛋白松散结合。未与 SHBG 结合的睾酮部分被认为是生物可利用的。因此，需要临床测定总睾酮、游离睾酮以及 SHBG 的血浆水平。治疗包括雌激素治疗以恢复足够的血浆雌二醇水平，从而保护阴道环境，在排除其他器质性问题后，可进行雄激素治疗使雄激素水平正常化。尽管检测方法缺乏敏感性且对照临床研究有限，但越来越多的证据表明，有雄激素不足体征和症状的女性对雄激素治疗反应良好，且没有明显的副作用。

五、性激素药物的作用

阴道干燥引起的性交疼痛似乎对雌激素治疗反应最为明显，它能通过恢复阴道细胞、pH 值以及血流来缓解症状。孕激素则可能抵消这些变化，并且依据其生化特性会导致干燥和性交疼痛的复发。尽管雌激素治疗和雌激素/孕激素治疗或许是治疗阴道萎缩、增加阴道润滑的有效方法，但它们并未被证实能够持续提升性欲或增加性活动，许多患有性功能障碍的女性依然没有反应。有一个重要的女性亚群体，她们的性困难起初对雌激素治疗有反应，但随后又回到最初的问题状态，特别是当问题是性欲丧失时。20世纪70年代进行的研究报告称，雌激素治疗显著改善了阴道干燥症状，然而女性在自慰、性高潮、性交频率或性交满意度方面却没有任何变化。接受口服结合雌激素治疗的手术和自然绝经妇女的其他研究报告也未能证明对性欲有积极影响。瑞典绝经后妇女的雌激素治疗对性欲、性活动、性满意度、性功能和性高潮能力则有显著益处。有研究发现，雌激素和雌激素/孕激素治疗对性欲、享受、性高潮频率和阴道润滑有积极作用，但短期内性交频率并无差异。最近一项针对绝经后妇女的经皮雌激素治疗研究结果表明，性活动频率、性幻想、阴道润滑以及对性交过程中疼痛感的满意度有所提高，但对性唤醒和性高潮频率没有任何影响。总体而言，这些数据强调了雌激素和雌激素/孕激素疗法在治疗女性性功能障碍方面并非唯一有效的方法，而添加雄激素已被证明是有帮助的。不过，有必要从分子类型、给药途径、作用机制以及代谢等方面研究各种常规激素治疗方案之间的差异，主要是在血浆性类固醇和性激素结合球蛋白水平上。

六、雌激素、雄激素相互作用机制

关于性类固醇在更年期的积极作用，最有趣的发现来自雌激素和外源性睾酮的口服及透皮组合研究。过去，从月经周期的第12天开始，每周2次服用25 mg的丙酸睾酮，此后每月服用10 mg的维持剂量，能有效缓解那些未完全从雌激素治疗中受益女性的更年期症状。在缓解潮热的同时，雌激素、雄激素治疗改善了健康状况和性欲，带来"更平稳的过渡"。在一系列接受雌激素、雄激素治疗的手术绝经妇女中，与单独使用雌激素治疗相比，性唤醒、性欲望和性幻想都有所增加，在注射后的前2周，对性交频率和性高潮的积极影响尤为明显。在一系列对口服雌激素治疗无反应的试点病例中，通过植入物进行雄激素治疗后，性欲、性享受、达到性高潮的能力以及性行为的开始都得到显著改善。同样，接受雌激素治疗但抱怨性欲丧失和性生活乐趣降低的女性，在接受雌激素、雄激素植入治疗后，性高潮能力和性行为的开始发生显著变化。将对雌激素治疗方案不满意的绝经后妇女随机分配接受酯化雌激素或酯化雌激素与甲基睾酮治疗，8周后，其性感觉和性欲望明显改善，激光多普勒测速仪测量的阴道血流也明显增加。尽管循环雌二醇水平低于之前雌激素治疗期间测量的水平，但雌激素、雄激素治疗改善了性功能，由此得出结论，雄激素在性功能中起着关键作用，而雌激素对性欲和性快感没有显著影响。在卵巢切除的女性中，添加十一酸睾酮比单独使用雌激素更能改善性功能的特定方面，如性享受、对性活动频率的满意度以及对性的兴趣。与安慰剂相比，用2剂经皮睾酮（150 μg/d和300 μg/d）治疗手术绝经妇女的性功能障碍获得了可重复的结果。据报道，当女性服用更高剂量睾酮时，性功能显著改善，性活动频率和性高潮得分进一步增加。然而，在这项研究中，服用安慰剂的女性性功能反应非常强烈，且有24%的研究参与者由于雄激素相关的不良反应退出了研究。因此，在更年期的临床管理中使用雄激素需要谨慎，因为此类药物对女性整体健康的长期影响尚不清楚。雄激素治疗的类型和途径似乎至关重要，因为有证据表明，口服甲基睾酮而非经皮睾酮会降低性激素结合球蛋白的产生，并在与不同类型的雌激素治疗结合时对生物可利用的血浆性类固醇水平产生不同的影响。不过，毫无疑问，雌激素、雄激素疗法在治疗更年期女性性功能障碍方面是有效的，应在临床实践中用于改善更年期的性症状。

七、其他激素与女性性功能

替勃龙是一种合成类固醇，具有组织特异性的雌激素、孕激素和雄激素特性，用于治疗更年期症状、抑郁情绪以及性功能障碍。除了其代谢物在阴道和与健康相关的大脑区域发挥直接作用外，替勃龙还会降低性激素结合球蛋白水平，从而增加游离雌二醇、睾酮以及脱氢表雄酮硫酸盐的水平。在针对安慰剂或雌二醇/炔诺酮醋酸酯的随机研究中，替勃龙能够缓解阴道干燥和性交痛，在更大程度上改善绝经后妇女的性欲、性唤醒和增加性满意度。此外，替勃龙对性行为显示出积极影响，这与雌激素制剂观察到的效果是可重复的。这些数据，再加上最近观察到替勃龙在基线和性刺激后显著增加阴道脉搏振幅，与安慰剂相比，进一步支持了这样一种观点，即这种具有组织特异性的化合物是更年期性欲下降、阴道干燥的良好治疗选择，因为它具有雌激素和雄激素特性。同时，服用雷洛昔芬（一种选择性雌激素受体调节剂）用于预防更年期骨质疏松症，不会改变17β-雌二醇环对泌尿生殖系统萎缩症状的影响，也不会抵消绝经后妇女使用低剂量结合雌激素乳膏或非激素保湿剂所观察到的阴道萎缩的改善。脱氢表雄酮作为雌二醇和睾酮的前体，已被提出用于治疗绝经前后女性性欲下降，并取得了令人鼓舞的结果。对老年女性进行的研究结果表明，脱氢表雄酮对心理健康和性行为的动机方面有积极影响，并且可以轻度缓解更年期症状。

八、总结

性类固醇对女性的性功能起着至关重要的作用，然而，鉴于女性性健康的多维性，其在性功能障碍治疗中是否直接发挥作用尚存争议。雌激素和雄激素均有助于维持女性的性欲、性唤醒以及性高潮。更年期，尤其是手术后发生的更年期，是研究性类固醇缺失对女性性功能影响的良好临床范例。目前，已有多种雌激素治疗方案和雄激素治疗方案被提出用于治疗女性性功能障碍，且两者结合似乎是恢复性功能最为有效的方法。替勃龙和脱氢表雄酮等其他激素药物也被认为具有良好疗效，但我们必须更好地了解内源性激素和外源性激素对女性性功能的作用。

（刘春辉）

第三节　女性的性唤醒

女性的性唤醒与女性性解剖结构的各种变化有关。通过髂下腹动脉床的盆腔血流增加，同时阴道壁和阴蒂海绵体平滑肌松弛，是性唤醒期间观察到的小阴唇、阴道和阴蒂充血的原因。在小阴唇，血流量的增加，特别是流向直接位于阴唇皮肤下方的前庭球，导致阴唇直径增加2～3倍，同时内表面外翻和暴露。在阴道内，血液渗透到肌层的广泛血管系统中，导致阴道壁充血，同时最外层纤维层膨胀，从而为阴道提供持续的结构支撑。通过阴蒂海绵体动脉，阴蒂在性唤醒期间也会经历血流增强。由此产生的海绵体内压力的增加导致阴蒂头的挤压和膨胀，这与男性阴茎中看到的僵硬不同，阴蒂在白膜和勃起组织之间缺乏一层白蛋白下层。男性的白蛋白肌下层含有丰富的静脉丛，在性唤醒时，会对抗白膜扩张，导致静脉流出减少，并导致阴茎僵硬。阴蒂中没有静脉丛和白蛋白肌下层，只能获得肿胀。

一、性唤醒基础

在性静止期间，人类的阴道是一个潜在空间，其横截面呈H形，纵截面为细长的S形。此时，阴道的前壁和后壁塌陷并相互接触，但不会粘连，因为有一层薄薄的流体覆盖在上面，使得它们很容易分离。正常的人类阴道中从未发现腺体成分，该液体主要是阴道血浆渗出液，其中混合着脱落的宫颈细胞和阴道细胞以及宫颈分泌物。阴道液是循环血液通过阴道上皮下的血管渗出的，血液中的血浆滤液从毛细血管泄漏到间质组织空间，随后在阴道中穿过上皮。在未受性刺激的状态下，阴道液的钾离子含量较高，钠离子含量较低，与血浆相比，在月经周期的各个阶段都是如此。渗透穿过上皮的基底渗出液会被细胞重新吸收钠离子的能力所改变。在非性刺激期间，由于液体缓慢通过上皮细胞，会有足够的接触时间，使得阴道上皮细胞能够重新吸收钠离子，并且通过离子驱动力的机制成为阴道液重新吸收的主要决定因素。这会导致阴道湿润，但润滑不足，无法实现无痛插入。而在性唤醒期间，由于骶前神经（$S_2 \sim S_4$）的神经支配，阴道上皮的血液供应会迅速增加。血流量的增加会导致通过阴道上皮细胞的超滤液增加，从而使细胞有限的钠离子再吸收转移能力饱和。因此，液体会在阴道表面积聚，成为透明、光滑的润滑剂，滋润阴道，使得阴茎能够无痛插入。除了血流量增加外，静脉引流也很可能减少，这会导致血管充血和生殖器充血、阴蒂勃起以及生殖器敏感性增加。

与男性相比，女性相对不太清楚自己是否充分润滑，并且倾向于根据主观感觉状态来定义性唤醒。缺乏身体性反应通常会导致不适和疼痛的抱怨，很少表现为感觉不完全或没有润滑和/或肿胀。此外，诊断女性性唤醒障碍存在问题，原因在于对"正常性唤醒阶段"的确切构成缺乏特异性。女性在性唤醒的难易程度和潜伏期方面差异很大，而且什么样的性刺激足以引发性唤醒也各不相同。在临床实践中，我们面临着女性性功能障碍的大量共病情况。区分这些疾病的困难可能与大多数疾病缺乏足够的物理标志物、理论不足以及缺乏关于"功能"和"功能失调"的规范数据有关。缺乏性唤醒可能是许多不同性主诉的潜在机制，通常与由于上下文和关系变量导致的性刺激不足有关，而非身体原因。

二、性唤醒的检测方法

通过一些生殖器外的测量指标，如心率、呼吸、血压、汗液分泌和体温等，可以衡量性唤醒。在性唤醒过程中，小阴唇会充血，直径可增加2~3倍。由于这种充盈，阴唇外翻，暴露出非鳞状上皮。通过热敏电阻探头测量的唇温和阴道温度反映了核心温度，但对性唤醒的变化相对不敏感。阴蒂的勃起组织由阴蒂轴、两个海绵体和阴蒂头组成，在性唤醒时会表现出血管充血，与阴茎的情况大致相同。直到最近，彩色多普勒超声测量阴蒂血流等方法才被用于可视化这些阴蒂变化。超声也可用于测量阴道血流量。磁共振成像（Magnetic Resonance Imaging，MRI）是另一种有前景的监测性反应的方法，能够可视化在认知性唤醒过程中被激活的大脑部分。阴道光电容积描记器是一种类似月经棉条大小的设备，易于插入和消毒，包含白炽灯或红外、可见红光发光二极管（作为光源）以及光传感器。光源照射阴道壁上皮下的血管丛，光传感器拾取从照射区域反向散射的光。通常从光传感器可以获得两个信号。当信号耦合到直流放大器时，能观察到阴道血容量的缓慢变化，这被认为反映了阴道组织中的血液积聚。通过交流耦合，可以获得阴道脉搏振幅的测量值，它反映了每次心搏时阴道充血的相位变化。阴道组织的血液含量越大，信号的幅度就越大。阴道脉搏振幅已被证明具有优异的发散和收敛效度，是一种更敏感、更可靠的测量方法。

通过正确的统计设计，比如一次受试者内设计或药理学研究中的安慰剂对照交叉设计，可以很容易地解释从阴道光电容积描记术获得的数据。实用性并非一个微不足道的问题。目前测量阴道内性反应的研究有限，且仅限于单独的性活动及其人为的背景。因此，使用大多数女性愿意接受的措施和程序似乎至关重要，要尊重女性的隐私，并允许她在实验室中产生性唤醒。为了平衡有效性和适用性，目前阴道光电容积描记术似乎是首选方法。

三、女性性唤醒障碍的影响因素

最近，女性性功能障碍的病理生理学研究人员提出，在部分女性中，性唤醒问题与血管和阴蒂勃起功能障碍有关。那么，现有的阴道血管充血措施在区分有性问题女性和无性问题女性方面效果如何呢？迄今为止，只有少数研究评估了有性问题女性和无性问题女性之间阴道反应的差异，且所有这些研究都使用了阴道光电容积描记术。然而，性问题的性质在不同研究之间甚至同一研究内部都有所不同，所使用的性刺激也不同，测量和分析阴道反应的方式也存在差异。大量研究已经探讨了心理生理测量和主观性唤醒感觉之间的相关性问题。在少数研究中，阴道脉搏幅度（Vaginal Pulse Amplitude，VPA）或阴道血容量（Vaginal Blood Volume，VBV）与性唤醒的主观感受呈正相关，但大多数研究未能发现生殖器和主观性唤醒之间的关系。这一发现也在MRI研究中得到证实。VPA会自动发生，阴道血管充血在刺激开始后的几秒钟内就会增加，而大多数女性都没有意识到这种情况的发生，即使刺激被负面评价或很少甚至根本没有引起性唤醒的感觉。女性在评估主观感受状态时，根本不考虑生殖器的变化。她们对性唤醒的主观体验与其说是由生殖器的反馈决定的，不如说是由性刺激的强度和评价决定的。因此，生殖器测量应始终与性唤醒的主观测量同时使用。

性刺激在心理生理学研究中有重要作用。在没有性刺激的情况下测量阴道血管充血可能会导致错误的结论。性刺激不足在性唤醒障碍中可能比与更年期相关的血管生成功能障碍更重要。患有女性性功能障碍（Female Sexual Dysfunction，FSAD）的绝经前妇女和绝经后妇女的性问题与她们被生殖器唤醒的可能性无关。然而，在视觉性刺激期间，患有FSAD的女性报告称性唤醒和生殖器感觉较弱，积极影响较小，负面感受较多。因此，导致缺乏足够性刺激的背景和关系变量很可能是她们性唤醒问题的根本原因。绝经前、后妇女在性唤醒过程中阴道壁、阴道黏膜、阴蒂、股静脉信号强度、相对区域血容量和阴蒂体积的变化没有差异。在评估女性的性唤醒时，需要同时测量性唤醒的认知和身体方面。主观性唤醒估计对于回答女性是否能够在不同刺激条件下体验到性唤醒感觉的问题是必要的。在评估性唤醒的物理方面时，要回答的主要问题是，通过视听、认知（幻想）和/或振动触觉刺激进行充分刺激，是否可能产生足够的润滑肿胀反应。如果这种反应是可能的，即使其他研究表明存在可能损害身体反应的变量，对个体女性性唤醒问题的有机贡献在临床上也是无关紧要的。虽然心理、生理测试不是常规评估，但它在诊断阶段和评估医疗和/或药物干预的效果方面都是有用的。

四、总结

尽管男性和女性在解剖学、胚胎学和生理学上有显著的相似之处，但清楚地了解这些差异非常重要。女性性行为的多面性进一步增加了区分正常性反应和女性性功能障碍的复杂性。性唤醒期间阴道润滑的增加主要通过两种物质实现：源自上皮下血管床的渗出物和子宫腺的分泌物。阴道充血使血浆渗出过程得以发生，其中血管内压力的增加有助于渗出物的形成，血浆流过上皮细胞，最终形成覆盖阴道壁的润滑膜。性唤醒期间额外的阴道湿润来自大前庭腺的分泌物。此外，这些分泌物也可能通过释放有气味的液体来吸引男性。

（刘春辉）

第四节　女性性神经生理

人类性高潮最准确的定义或许是那些整合了生物心理学观点的定义，因为其能够描述生殖器和系统变化及修改的复杂性，同时涵盖性快感顶点的情感和心理成分。性高潮平台能引发性高潮时的性快感，它也是女性获得更多性高潮能力的可能生物学基础，是生殖器性唤醒的结果。在性高潮平台的感觉触发点有阴蒂和阴道、阴蒂和尿道周围组织、宫颈、子宫、肛门黏膜，还有肛提肌和阴道周围肌肉的本体感觉刺激。解剖学上至少描述了两种主要情况，即阴蒂高潮与阴道高潮。对于绝大多数女性，刺激阴蒂以达到性高潮十分重要，阴蒂刺激是大多数女性获得性高潮的基础。通过阴蒂刺激获得的性高潮往往更局部、更强烈、更尖锐，在身体上也更令人满意。

一、女性性高潮的神经生理

女性性高潮时会发生一系列生理变化，包括自主神经功能平衡和肌肉收缩的变化，同时几种激素的循环水平也会升高。具体来说，有阴道、子宫和肛门括约肌的节律性收缩，以及阴道和阴蒂血流的变化。此外，性高潮时心率、血压和呼吸都会增加。催乳素、加压素、催产素、肾上腺素和血管肠多肽的循环水平会随着性高潮而升高，其中催乳素尤其会随着性高潮而增加，并在性高潮后保持约 1 h。男性和女性在性高潮期间会发生类似的生理变化。在男性中，性高潮通常与射精有关。在一些女性中，有报道称性高潮期间尿道周围腺有分泌物，但目前尚不清楚女性是否会持续产生分泌物，或者这是否总是与性高潮有关。性高潮时出现的呼吸和血压变化是各种运动中常见的反应，所以独立于特定生殖器变化监测心血管变化并不是性高潮的良好标志。而循环激素（如催乳素）水平的变化，可能是性高潮的可靠指标。但是因测定方法和个体差异，这些值并不能进行实时测量。

二、女性性高潮的脊髓反射生理

性高潮是由脊髓介导的反射，脊髓损伤后仍可能存在性高潮反射。通过根据皮肤节的感觉保存对女性进行分类，生殖器对视觉、听觉性刺激的反应差异是基于胸12-腰3皮肤节的感官损伤程度。相比之下，与胸11或以上损伤的女性相比，下运动神经元和骶2-骶5皮节损伤的女性通过直接生殖器刺激达到性高潮的可能性较小。这些数据表明，性高潮反应需要在骶脊髓中传递的完整反射。

（一）中枢神经通路

女性要获得性快感，其生殖器结构需从基础的、未兴奋状态转变为活跃的、敏感状态。产生性唤醒以及性快感的主要生殖器部位有小阴唇、阴道外口、阴蒂轴、鳞茎；尿道周围组织；尿道；哈尔班筋膜；G点和前穹隆性感带。此外，乳房、乳头和大腿内侧也是女性性敏感部位。这些多生殖器和非生殖器外周解剖结构的性唤醒反应主要由脊髓反射负责。传入反射臂主要通过阴部神经，输出臂则由协调的躯体和自主活动组成。涉及骶髓段骶2、骶4的球海绵体反射是阴部神经刺激导致盆底肌肉收缩的一种脊髓反射。阴道和阴蒂海绵体自主神经刺激是导致阴蒂、阴唇和阴道充血的另一种脊髓性反射。在充分的感觉刺激后，性高潮期间中枢神经递质的释放会使盆底重复 1 s 的运动收缩，随后在 2～4 s 内重复子宫和阴道平滑肌收缩。

许多脊髓部位通过抑制和兴奋手段控制这些脊髓反射回路的下降。腰骶脊髓接收来自盆神经、下腹神经和阴部神经的感觉输入，这些神经将信息传递给背角，也就是腰骶脊髓的内侧、中央和外侧灰质。这种感觉信息通过脊髓丘脑和脊髓网状通路传递到脊髓上部位。其中，脊髓丘脑通路的快速有髓纤维终止于丘脑的后外侧核，然后被传递到内侧丘脑；脊髓网状纤维速度较慢，终止于脑干网状结构。

（二）传入神经调节

女性性功能的传入神经调节由中枢神经系统的高级中枢进行。在脑干中，几个核团如副巨细胞核、中缝苍白核和蓝斑核投射到腰骶脊髓中的盆腔传出神经元和中间神经元，调节腰骶脊髓反射。中脑的四导管周围灰质与性行为相关的脑干和下丘脑部位紧密相连，起着中继中心的作用。在下丘脑内，内侧视前区、脑室旁核和腹内侧核被认为在女性性功能中起着重要作用。血清素、多巴胺、肾上腺素、组胺和γ-氨基丁酸是调节女性性功能的神经递质和神经肽。氧细胞素与性激素协同作用，促进性高潮期间的肌肉收缩。在性唤醒和性高潮期间，下丘脑室旁核的氧细胞素会被分泌到血流中。对于多次性高潮的女性，氧细胞素的增加量与性高潮强度的主观评分呈正相关。30%～40%的女性在没有同时进行阴蒂刺激或仅通过性交的情况下无法达到性高潮，5%～8%的女性在任何类型的刺激下都无法达到高潮。

三、总结

女性性高潮包括由性高潮平台收缩以及性交或非性交性活动引起的外阴性高潮、由深度性交推揉产生的宫颈推揉引起的子宫性高潮及混合性高潮。性高潮通常被描述为全身更为弥漫，有悸动感，在心理上更令人满足，且更为强烈、持久。性高潮反应不能完全与性唤醒反应分开，因为性活动期间发生的生理和心理变化是重叠且连续的。性高潮伴随着许多生理变化，而在性唤醒过程中发生的某些变化是达到性高潮所必需的。这些触发点和区域的解剖及功能生物修饰都会显著影响女性的性高潮。

（吴瑞鹏）

参考文献

［1］MANI S K，ALLEN J M，CLARK J H，et al. Convergent pathways for steroid hormone and neurotransmitter-induced rat sexual behavior［J］. Science，1994，265：1246-1249.

［2］BASSON R. Female sexual response：The role of drugs in the management of sexual dysfunction［J］. Obstetrics and Gynecology，2001，98：350-353.

［3］FERSTER C B，SKINNER B F. Schedules of reinforcement［M］. New York：Appleton-Century-Crofts，1957.

［4］EVERITT B J，FRAY P，KOSTARCZYK E，et al. Studies of instrumental behavior with sexual reinforcement in male rats（Rattus norvegicus）：Ⅰ. Control by brief visual stimuli paired with a receptive female［J］. J Comparative Psychology，1987，101：395-406.

［5］OLDENBURGER W P，EVERITT B J，DE JONGE F H. Conditioned place preference induced by sexual interaction in female rats［J］. Hormones & Behavior，1992，26：214-228.

［6］Knobil E，Neil J D. The physiology of reproduction. vol. 2［M］. New York：Raven Press，1994：3-105.

［7］MCCARTHY B. What you（still）don't know about male sexuality［M］. New York：Thomas Y. Crowell Co，1977.

［8］TRAISH A，MORELAND R B，HUANG Y H，et al. Development of human and rabbit vaginal smooth muscle cell cultures：effects of vasoactive agents on intracellular levels of cyclic nucleotides［J］. Mol Cell Biol Res Commun，1999，2：131-137.

［9］PALLE C，BREDKJAER H E，OTTESEN B，et al. Vasoactive intestinal polypeptide and human vaginal blood flow：comparison between transvaginal and intravenous administration［J］. Clin Exp Pharmacol Physiol，1990，17：61-68.

第三章　性功能障碍的定义与流行病学

第一节　性功能障碍的定义

目前，在性功能障碍领域，有两套最为广泛使用的定义，分别是世界卫生组织在1992年的《国际疾病分类》（第10版）（The International Statistical Classification of Diseases and Related Health Problems, 10th Revision，ICD-10）中给出的定义，以及国际精神病学协会在1994年的《精神疾病诊断与统计手册》（第4版）（The Diagnostic and Statistical Manual of Mental Disorders, Fourth Edition，DSM-Ⅳ）中给出的定义。在性医学领域，ICD-10主要用于对躯体疾病进行定义，而DSM-Ⅳ则主要用于心理或精神环境的评估。这两套定义基本上都是以生殖器反应和干扰性交的症状等主要生理基础为依据；性功能被定义为个人能够按照自己的意愿参与性关系的各种方式。很多性反应或兴趣受损的情况，本身并不是性功能障碍，而是对性关系问题的一种适应性反应。对于女性，性功能障碍最好被理解为由于个人因素导致的性反应的全面抑制，这种理解也适用于男性的性功能障碍。所以，从分类和鉴别诊断的角度进行定义是很有必要的。

一、性兴趣/性欲望功能障碍

性兴趣或性欲望减弱甚至缺失、缺乏性方面的想法和幻想、试图进行性唤醒的动机极少甚至不存在，如果这种缺乏性兴趣的情况超出了人生不同阶段以及关系持续时长所对应的正常减少范围，则可认为是一种疾病状态。生殖器性唤醒功能障碍表现为不存在生殖器性唤醒或者生殖器性唤醒受损。在女性方面，自我报告中可能出现的情况有：在任何类型的性刺激下，外阴肿胀程度低或阴道润滑不足。主观性唤醒功能障碍指的是在任何类型的性刺激下，性兴奋和性快感缺失或者明显减少，此时阴道润滑或其他身体反应的迹象可能仍然存在。生殖器性唤醒和主观性唤醒功能障碍相结合的情况，则是在任何类型的性刺激下，性兴奋和性快感都没有或者明显减少，同时还伴有生殖器性唤醒缺失或者对性器官不适感到不悦。

二、持续性性唤醒功能障碍

在某些情况下，会出现一种特殊的现象：生殖器会自发地、具有侵入性地产生性唤醒，但此时人们却并没有性欲。一般来说，人们对这种主观上的性唤醒通常会感到不愉快，但也并非绝对。对于女性，性高潮功能障碍有多种表现，比如缺乏性高潮、性高潮时的感觉强度明显降低，或者在任何性刺激下性高潮都明显延迟。性交痛则是指在阴茎进入阴道的过程中或者已经完全进入阴道后，持续或反复出现阴道疼痛。性厌恶表现为对预期进行或者试图进行任何性活动时，产生极度的焦虑和厌恶情绪。对于男性，性兴趣或性欲望功能障碍在一定程度上常常被忽视，但在临床实践中却并不少见。勃起功能障碍，也就是常说的阳痿（Erectile Dysfunction，ED），是指阴茎持续或反复无法达到勃起状态，或者在勃起后难以维持足以完成性行为的阴茎硬度。通常情况下，诊断这种病症要求症状持续至少3个月。不过，一些由创伤或手术诱导的ED，例如根治性前列腺切除术后，诊断可能不需要症状存在3个月这么长时间。虽然客观检查结果可以用来支持ED的诊断，但这些检查措施不能替代患者在功能障碍分类或确定诊断方面的自测表评分报告。

三、勃起功能障碍

男性如果持续或反复无法达到或维持足以进行性活动的阴茎勃起，可被诊断为勃起功能障碍。诊断的最短持续时间为3个月。不过，某些创伤或手术诱导的ED，比如根治性前列腺切除术后，诊断可能会在3个月前给出。检测仪器的测试结果可用于支持ED的诊断，同时，自我症状评分量表的评价结果也非常重要。

四、其他性功能障碍

延迟射精，是指在性活动中达到高潮的过度延迟；性高潮功能障碍是指无法达到性高潮，性高潮感觉强度显著降低或在有意识的性活动中明显延迟性高潮。

（刘春辉）

第二节　性功能障碍的流行病学

一、男性性功能障碍发生率

很少有流行病学调查涉及性功能障碍的发病率。从一些研究中得出的结论是，性功能障碍发病率与年龄密切相关。1999—2000年期间，ED的发病率为（8～10例）/（1000人·年），即每年每1000人中有约8～10例40～79岁的男性有ED表现。年发病率随着年龄的增长而增加。受教育程度较低、糖尿病、接受过心脏病治疗、接受过高血压治疗、抑郁症和良性前列腺增生的男性患ED的年龄调整风险较高。

（一）性兴趣与性欲望障碍

流行病学报告显示，18～59岁的男性报告的患病率明显较高，约为25%。在此年龄段，性兴趣与性欲望没有明显的年龄影响。一般来说，患病率远低于性功能障碍。然而，在更高的年龄段（>65岁），性兴趣与性欲望障碍的患病率会急剧增加。从青少年后期到60岁左右，性兴趣水平相对稳定，但随着年龄的进一步增长，性兴趣与性欲望障碍的患病率会明显增加。

（二）勃起功能障碍

几乎所有按年龄分组的研究都表明，随着年龄增长，勃起功能障碍的患病率会上升。65岁以后，ED的患病率急剧上升，在这个年龄之后发病率高于20%，而70岁及70岁以上人群，发病率更是翻倍。根据全球性态度和性行为调查公布的研究结果，在世界7个地区，有22%～44%的受访者表示只是偶尔出现持续数月的ED问题。各地区勃起功能障碍的患病率存在很大差异，这可能与信息收集方式、人口抽样方式、调查工具以及最为重要的ED定义方式差异很大有关。几乎所有的报告都显示，70～80岁的男性ED患病率很高，处于50%～75%之间。

（三）射精功能障碍

射精与性高潮不同，性高潮是纯粹的大脑皮层事件。如果说目前对射精的理解尚且有限，那么关于性高潮的认知就更为模糊了。直到最近，人们才开始接受射精障碍可能具有神经生物学起源，而非仅仅是心理问题。射精功能障碍的总患病率在9%～31%之间，而报告延迟射精患病率的研究人员则更少。事实上，许多在阴道性交期间难以维持勃起的男性也可能会报告射精延迟，所以已报告的相对较低的患病率可能被夸大了。这些关于患病率的研究应用了各种常常未经验证的早泄评估定义和方法。然而，应当强调的是，通过秒表法在普通男性人群中获得的射精潜伏期规范数据，对于真正确定早泄的患病率是必不可少的。显然，对早泄进行准确定义十分必要，这不仅是为了临床诊断和治疗，也是为了能够比较不同研究的数据以及进行流行病学研究。

（四）性交痛

对男性性交期间生殖器疼痛的患病率研究甚少。约有5%的成年男性（18～70岁左右）曾有过至少1次的性交痛经历。由于患病率较低，因此，年龄因素并不支持与性交痛存在关系。

二、女性性功能障碍发生率

在1990—1994年期间，约45%的欧洲女性（18～75岁）5年中至少报告过1次性欲降低。这一发病率与年龄密切相关，在25岁以下的人中，不到20%的女性报告过性欲降低，但在55～75岁的人群中有70%～80%的女性报告过性欲降低。

（一）性兴趣与性欲望障碍

性欲望/性兴趣的定义是模糊的。流行病学调查发现，35～39岁女性明显低水平性兴趣的患病率为17%～33%，18～29岁青年的性兴趣障碍水平明显低于年龄较大人的性兴趣障碍水平。

（二）性高潮障碍

流行病学报告提示，性高潮障碍的患病率差异很大。在18～75岁女性当中，明显性高潮障碍的患病率约为25%。与18～49岁的女性相比，50～59岁的女性更有可能报告性高潮障碍。

三、男性性健康风险因素

整体健康状况不佳可能与男性性欲低下和ED有关。此外，健康状况不佳可能是早泄的预测因素，健康状况不佳的男性，有可能出现性功能障碍。

（一）吸烟

吸烟是许多健康问题（涵盖心血管疾病、糖尿病和中风等）的已知危险因素。此外，吸烟在微血管水平对动脉内皮产生有害影响。勃起功能受到吸烟的不利影响。Meta分析显示，40%的勃起功能障碍男性是吸烟者，而不吸烟者的比例为28%。由此可见，吸烟是勃起功能障碍的重要危险因素。有研究发现，吸烟者的ED发生率是从不吸烟者ED发生率的1.4倍；戒烟者的ED发生率是从不吸烟者ED发生率的1.2倍。并且，戒烟者ED的风险会随戒烟年限的增长而逐渐降低。就目前情况而言，吸烟应被视为ED的一个危险因素。另一方面，将吸烟与其他男性性功能障碍或任何女性性功能障碍联系起来的描述性或分析性文献很少。

（二）内分泌

原发性或继发性性腺功能减退症通常与勃起功能障碍有关，但并非总是如此，这可能是因为海绵体组织功能所需的雄激素阈值较低，在缺乏睾丸雄激素的情况下，肾上腺雄激素也可以维持一定水平。垂体瘤与性欲低下和勃起功能障碍有关，这种情况常伴有游离睾酮和总睾酮水平低。雄激素对性欲和性功能有积极影响作用。在接受雄激素治疗的男性中，经Rigiscan阴茎硬度检测仪检测，其阴茎勃起硬度及持续时间都较优。不过，夜间勃起相关事件的频率和周长变化的持续时间没有变化，这显示对雄激素的反应增强了海绵体功能。阴茎勃起期间，全身和海绵体血浆睾酮水平升高，而阴茎在松弛和消肿状态下，海绵体血浆睾酮水平明显低于全身血浆睾酮水平，这表明睾酮对海绵体功能具有优化作用。在快速眼动睡眠、视觉性刺激、幻想或性情境诱导的阴茎勃起过程中，不同情况下产生的阴茎勃起对激素的依赖性似乎有所不同。严重的低水平雄激素是抑制睡眠相关阴茎勃起所必需的，中度低水平雄激素会影响伴侣的性状况，而视觉性刺激引起的阴茎勃起则没有表现出太多的雄激素依赖性。

（三）糖尿病

1型糖尿病的男性患者发生勃起功能障碍及性高潮功能障碍的风险和患病率均高于非糖尿病人群。患有性功能障碍的糖尿病男性往往年龄较大且糖尿病持续时间较长。据报道，至少50%的糖尿病患者会出现勃起功能障碍。与非糖尿病患者相比，糖尿病患者的ED发病年龄更早，每10年勃起功能障碍的发病率也更高，糖尿病男性患ED的年龄调整相对风险为1.32。对于患有2型糖尿病的男性，患ED的风险越来越大，患者的年龄范围也更广，特别是已被诊断为ED的男性。以下几类男性的ED发生率较高：患有胰岛素依赖型糖尿病的男性；糖尿病存在超过10年的男性；根据糖化血红蛋白水平控制良好（7.5%～9%）或较差（7%）的男性；使用饮食控制以外药物治疗的男性；有糖尿病相关动脉、肾脏或视网膜疾病和神经病变病史的男性；吸烟者。ED的发病率会随着年龄的增长、糖尿病的持续时间以及代谢控制的恶化而增加。并且，2型糖尿病患者的ED发病率高于1型糖尿病患者的ED发病率。此外，下肢动脉闭塞性疾病、缺血性心脏病、肾病、自主神经病变、感觉和运动神经病变以及糖尿病足和视网膜疾病的相对风险也会增加。

（四）心血管疾病与高血压

内皮功能障碍在许多勃起功能障碍病例中存在，而其他一些血管疾病状态与之有共同的病因途径，比如脑血管意外、心肌梗死、心脏病、高血压、高脂血症、高密度脂蛋白（High-density lipoprotein，HDL）血清水平低、动脉硬化和外周血管疾病，所以预计勃起功能障碍与这些其他疾病有关。在心肌梗死后，性欲低下的比例从14%增加到35%，性高潮问题从4%增加到25%。实际上，21%的人在心肌梗死后出现性高潮障碍状。在一项研究中，治疗过的心脏病、高血压和低血清HDL水平与勃起功能障碍显著相关。当HDL值超过90 mg/L时，与完全性ED的可能性无关；相反，当HDL水平降至30 mg/L时，完全性ED的概率为16%。在接受治疗的高血压患者中，15%的男性出现完全ED，这一发病率与大规模社会调查报告中高血压的持续时间和严重程度有关，并且高血压增加了ED的年龄调整发病率。

（五）泌尿系统疾病

慢性肾衰竭是勃起功能障碍的危险因素。一般尿路症状可以预测ED，但不能预测男性性功能的其他研究指标，如性欲及射精功能等。下尿路症状（Lower Urinary Tract Symptoms，LUTS）可能会与射精功能障碍同时存在，射精功能障碍被定义为没有射精或射精量显著减少。与没有此类症状相比，中度LUTS与射精功能障碍并存可能性的比值比为3.8∶1，重度LUTS与射精功能障碍并存可能性的比值比为7.8∶1。

（六）其他慢性疾病

多发性神经病变通常涉及自主功能障碍，是性功能障碍的另一个来源，尤其是勃起功能障碍和射精功能障碍。糖尿病患者中多发性神经病变和ED的符合率为38%，非糖尿病患者的两者符合率为10%。帕金森病是可能导致男性性功能障碍的其他神经系统疾病之一。在这些患者中，性欲下降和ED很常见，但原因尚不清楚。有研究指出，用多巴胺能物质治疗可能提高他们的性欲。慢性神经系统疾病可能会影响性功能。例如，在无癫痫发作期，癫痫可能与性欲降低、ED有关。在一篇关于与多发性硬化症患者相关的泌尿生殖系统疾病的综述文章中，ED的发病率为40%~80%，通常发生在进展性疾病发作后的5~10年。并且，随着疾病的进展，射精功能障碍可能占约50%。卒中后性欲低下的患病率增加了3倍。不过，卒中后性欲降低的发生率很低。这些患者的严重性功能障碍在多大程度上主要是应对不良的结果，还是主要是躯体化的，尚不清楚。勃起功能障碍发生在90%的多系统萎缩患者中，是37%病例的首发症状。据报道，其他有ED风险的疾病和慢性疾病包括慢性阻塞性肺病、硬皮病和佩罗尼病。

（七）手术与外伤

脊髓损伤患者发生阴茎勃起和射精功能障碍的风险明显增加。下脊髓损伤患者可能出现中枢诱导的阴茎勃起活动，上脊髓损伤患者则可能出现反射性阴茎勃起。这些功能障碍除了导致生育问题外，也是四肢瘫痪或截瘫男性未来生活质量最明显的问题之一。在某种程度上，无论是男性还是女性，脊髓完全损伤至外周生殖器神经支配水平的患者，都可以通过刺激非生殖器部位来体验性高潮，且大多数男性似乎只有轻微的性欲功能障碍。与骑自行车相关的会阴压力作为ED的关联缺乏循证支持。手术或创伤影响阴茎勃起的任何神经控制水平，或干扰海绵体组织的动脉供应，无疑是勃起功能障碍的危险因素。根据临床经验，前列腺切除术和麻醉是常见的ED诱因。年轻男性和手术前阴茎勃起活动强烈的男性在前列腺手术中双侧神经得以保留后，勃起功能的保存率更高。骨盆放射治疗也会对阴茎勃起和射精功能相关的神经造成损伤，而良性前列腺增生治疗后性功能保持稳定。

（八）精神/心理疾病

众所周知，心理障碍可能与男性性功能障碍同时存在，关于这个问题有有效的流行病学数据。情绪问题或压力是低欲望水平、勃起功能障碍和早泄的重要预测因素。ED与抑郁症的关联已得到充分证实。使用医院焦虑和抑郁量表检测发现，焦虑而非抑郁能显著预测早泄。压抑和愤怒的表达表明中度ED和完全性ED的可能性更高。抑郁症与ED密切相关，许多抗抑郁药可能导致性功能障碍，对于目前用于延迟早泄的选择性羟色胺再吸收抑制剂来说尤其如此。

（九）药品影响

处方药引起的勃起功能障碍有时很难证明，而且可能经常被忽略。ED与血管舒张药、抗高血压药、心脏药和降糖药之间存在统计学上的显著相关性，例如非噻嗪类利尿剂和苯硫氮䓬类药物与ED的关联具有统计学意义。据报道，与ED相关的主要处方药是组胺-2受体拮抗剂、激素、抗胆碱能药物、精神药物和某些细胞毒性药物。动物实验模型中，血管紧张素转换酶抑制剂依那普利对肾素-血管紧张素系统的抑制可能至少部分使阴茎血管结构正常化。理论上，钙通道阻滞剂和α肾上腺素能阻滞剂以及血管紧张素转换酶抑制剂可能是与其他抗高血压药物联合使用时逆转ED的最佳选择。曲唑酮是一种不太可能与ED相关的抗抑郁药，事实上，它却与ED有相关性。一般来说，建议将具有强α₁受体亲和力的抗精神病药物视为与ED相关的其他处方精神药物的替代品。

四、总结

从定义的临床适用性来看，性功能障碍患者一定程度的痛苦或困扰对于解释收集到的数据有极大帮助，并且在以后可能将这些数据应用于临床研究。通过纳入性功能障碍程度，该定义可适用于比较研究。性功能障碍的患病率在男性和女性中很大程度上会随着年龄的增长而增加。然而，很少有研究真正去探讨性功能障碍患者的困扰以及夫妻双方性功能障碍的并发情况。与男性和女性性功能障碍相关的常见危险因素有：个人的一般健康状况不佳、糖尿病、心血管疾病、其他泌尿生殖系统疾病、精神疾病/心理障碍、其他慢性疾病等。对于勃起功能障碍，吸烟和激素也是明确的风险因素。

（刘春辉）

参考文献

［1］BAZZANO L A，HE J，MUNTNER P，et al. Relationship between cigarette smoking and novel risk factors for cardiovascular disease in the United States［J］. Ann Intern Med，2003，138（11）：891-897.

［2］BECKER A J，UCKERT S，STIEF C G，et al. Phases of human penile erection［J］.

Urol, 2000, 56:125-129.

[3]JOHANNES C B, AVIS N E. Gender differences in sexual activity among mid-aged adults in Massachusetts[J]. Maturitas, 1997, 26:175-184.

[4]WABREK A J, BURCHELL R C. Male sexual dysfunction associated with coronary artery disease[J]. Archives of Sexual Behavior, 1990, 9:69-75.

[5]RABOCH J, RABOCH J. Infrequent orgasms in women[J]. J Sex Marital Ther, 1992, 18:114-120.

[6]TENGS TO, OSGOOD ND. The link between smoking and impotence: two decades of evidence[J]. Prevent Med, 2001, 32:447-452.

[7]ELIASSON B. Cigarette smoking and diabetes [J]. Cardiovasc Dis, 2003, 45(5): 405-413.

[8]KAUFMAN J M, HATZICHRISTOU D G, MULHALL J P, et al. Impotence and chronic renal failure: a study of the hemodynamic pathophysiology[J]. J Urol, 1994, 151: 612-618.

[9]FRANKEL S J, DONOVAN J L, PETERS T I, et al. Sexual dysfunction in men with lower urinary tract symptoms[J]. J Clin Epidemiol, 1998, 51:677-685.

[10]KURTH T, KASE C S, BERGER K, et al. Smoking and the risk of hemorrhagic stroke in men[J]. Stroke, 2003, 34(5):1151-1155.

[11]MACFARLANE G J, BOTTO H, SAGNIER P P, et al. The relationship between sexual life and urinary condition in the French community [J]. J Clin Epidemiol, 1996, 49: 1171-1176.

第四章 性功能障碍的心理学

第一节 性心理治疗的定义

一、性心理治疗的循证医学

循证医学与性心理治疗之间存在极其显著的科学联系。心理治疗通常比其他治疗更具关系性、象征性和动态性。医生和患者的关系风格和个性对治疗结果以及治疗过程本身都有重大影响。其他无法轻易量化或标准化并有助于产生积极结果的因素包括：增强希望和期望的安慰剂因素、客户动机和偶然事件等额外治疗因素、患者和医生之间的关系舒适度，以及治疗模式和结构符合患者期望的程度。实验室研究很重要，但不容易转化为明确规定的临床干预措施来改善性生活。虽然我们知道转移注意力会干扰性唤醒，但当患者经历表现焦虑或负面想法时，则应注重于关注患者对特定情景的心理变化。在实际实践中，性治疗通常是药物、物理和心理学的综合干预，心理学上主要利用行为、关系、精神分析和认知心理学等方法进行干预。循证医学不能完全解释心理治疗的机制与有效性，但它仍然可能有助于描述特定临床干预措施的疗效。

二、性心理治疗的定义

性心理治疗是一种专门的心理治疗形式，它采用了一系列已知对治疗男性和女性性功能障碍有效的技术干预措施。治疗可以根据最初的问题以及双方的动机，以个人或者夫妇的形式进行。性心理评估与传统心理评估不同，它会检查患者或夫妇的性史、当前的性行为、关系质量及其历史、情绪健康状况，还有目前影响其生活的背景因素。通常，全面的性心理和发育史也是必要的，以便确定可能导致当前性或情感问题的过去经历。此外，评估所有可能导致当前困难发展或维持的相关医学因素和生物学因素也非常重要。性治疗技术涵盖行为疗法和认知干预，还有心理动力学、系统关系以及教育干预（例如阅读材料、录像、插图、解剖模型等）。有效的综合治疗可能需要与泌尿科医生、妇科医生、内分泌学家、神经学家或物理治疗师等其他专家合作。经过培训并获得性治疗师资格的人可能是医生、心理学家、社会工作者、护士或者婚姻和家庭治疗师。

三、性功能障碍的诱发因素

性功能障碍往往受到多种易感因素、诱发因素和维持因素的影响。易感因素是那些会让一个人容易患上性功能障碍的因素，包括先天体质以及过往的生活经历。易感因素有很多种，仅仅这些因素通常并不足以引发性功能障碍。诱发因素指的是那些能促使一个人从正常反应转变为功能失调反应的更为直接的因素。分居或离婚、遭遇羞辱性经历、进行截肢手术等都属于诱发因素。最后是维持因素，比如关系冲突、表现焦虑、缺乏隐私或者药物等，这些因素可能会使问题持续并加重，而不论最初的诱发因素是什么。维持因素还包括一些可能干扰或中断性活动的背景因素，例如环境限制或者对伴侣的愤怒、怨恨。这每一个领域都对个人和伴侣维持积极且满意的性生活的能力有影响。

诱发因素是能够引发性问题的那些因素。然而，对任何人而言，都无法预测在何种情况下哪些因素会损害性欲或性表现。尽管如此，个人在特定情形下的脆弱性仍可能引发性功能障碍。比如，一个男人在遭受配偶羞辱后可能会失去勃起能力，而另一个男人却可能不受影响；同样，当发现伴侣不忠时，一个女人可能会失去性欲，而另一个女人却可能变得性欲更加旺盛。虽然最初的突发事件可能会带来问题和痛苦，但从长远来看，它不一定会导致可诊断的性功能障碍。可是，重复的有问题的性经历会损害自信心，最终导致性功能障碍，即使是相对有弹性的人也不例外。通常情况下，诱发因素之间或者诱发因素与维持因素之间并没有明确的区分。焦虑作为一种易感因素，会增加个体对性功能障碍的易感性。同时，它也可以作为维持因素，导致性回避或性唤醒抑制。

（一）体质因素

体质因素是人生来就具有的生物和心理方面的特征，对性兴趣的水平以及反应倾向有着影响。体质因素可能由基于基因组的解剖特征、激素水平、血管情况以及神经特征所产生。目前，体质因素如何致使性欲望、性唤醒、性高潮以及性快感发生变化尚不清楚，但研究显示，这些因素中的每一个都能够促进或者阻碍后续的性表现与性满意度。

（二）易感因素

心理发展是一个持续的过程，从出生前便开始，一直贯穿人的一生。在这个过程中，个人在许多方面要么不断发展，要么停滞不前，其中就包括许多性能力和人际交往能力，比如爱的能力。组织健康性行为的发展过程目前虽还不清楚，但这一过程本身似乎并非单纯与性有关。个人对父母的依恋程度以及监护人识别和满足孩子需求的能力，会与个人性格特征相互作用，从而促进性方面的舒适感和身份认同。事实上，我们对性发育的理解更多的是概念性和描述性的，在很大程度上还缺乏复杂的、基于证据的研究。

（三）性别发展引导

每个孩子都会形成一种性别认同，也就是对自己是男孩或是女孩的自我认知，同时会对玩耍、着装以及同伴陪伴等方面逐渐产生偏好，而成年人会认为这些偏好对于该性别的孩子来说是典型的或者非典型的。在儿童时期，性别一致性是青少年异性恋的早期发展标志。相比女孩，儿童性别不一致性对男孩青少年和成年同性恋的预测更为准确。在10岁左右，性幻想开始频繁出现。这些幻想反映了孩子性别认同、性兴趣以及性偏好的形成，例如个人想对另一个人做什么以及别人想对自己做什么。性非典型的青少年有可能成为同性恋者，在极端情况下可能会被诊断为患有性别认同障碍或性欲异常。尽管人们对儿童性别认同、取向和性脚本的具体发展因素有诸多猜测，但目前的研究还无法准确阐明这些发展过程。

（四）青春期

长期以来，人们都认为青春期是性感觉发作的关键触发因素。然而，最近的研究表明，在10岁左右，肾上腺的成熟以及肾上腺激素的分泌，似乎与性吸引力、思想和情感的发展有关，而这些发展又受到性文化期望的影响。当男孩和女孩的身体在青春期发生变化时，他们会接收到关于男性和女性如何表达、体验以及管理性欲的多种文化信息。比如，男性"天生"具有性攻击性、女性"天生"被动的观念可能得到强化，这使得男孩和女孩都遵循规定的社会脚本，即男性是性发起者，女性是性守门人。在决定年轻女性的性行为方面，社会压力似乎比年轻男性的影响更大。事实上，女性被认为比男性更具"性可塑性"，所以更容易受到性别和性文化禁令及期望的影响。这或许可以解释为什么女性成年后的性问题发生率往往高于男性成年后的性问题发生率。

（五）身体形象与性功能

身体形象对男性和女性的性自信而言似乎是一个重要因素。它可能成为性困难发展的诱发因素、促发因素甚至维持因素，这是因为它既会影响早期经历，比如被嘲笑，也会影响后期与伴侣的性经历。男性通常担心阴茎的大小，而女性则倾向于担忧体型和体重。许多女性在性方面会感到不自在，当她们觉得自己超重或者身体不被他人喜欢时，就会避免性行为。通常情况下，这些感觉并非基于客观事实，而是源于文化所强加的僵化标准，也就是年轻、苗条和美丽的重要性。目前很少有实证研究去检验过度关注身体形象对性功能障碍的干扰或促成程度到底有多大，但临床观察表明，在性交换过程中，这些关注会让人分心。有研究发现，在性态度和知识以及整体心理调节保持不变时，负面的身体形象与较低的性体验水平有关。不过这只是一项观察性研究，采用的是一般身体形象和性体验的测量方法，并非一项对照良好的研究。不同文化对女性美丽和欲望的标准差异很大。对身体的舒适感和自我接受程度，无论在多大程度上反映了文化刻板印象，都被认为是整体健康和性功能的一个突出因素。

四、影响性心理的脆弱性分析

可以这么说，一个人对继发性性功能障碍的脆弱程度是由风险因素与保护因素的比例以及个人的抗压能力所决定的。一般来讲，与单一的负面或创伤性事件相比，如果风险因素更多、持续时间更长且胁迫性更大，那么这个人就更容易受到性功能障碍的影响。抗压能力是一种心理属性，它描述了个人应对重大逆境或压力的能力，这种能力不仅有效，还能增强他们应对和掌控未来逆境的能力。当压力因素大于个人的保护因素时，即使是抗压能力强的人也可能不堪重负，从而出现性问题。免疫学和神经科学的最新进展正在阐明情绪与疾病、大脑与免疫系统以及身心之间的联系。"通过复杂的新遗传和数学建模技术，我们可以确定我们与生俱来的压力反应的部分，以及有多少是受环境控制的。这些理论不仅能帮助我们理解压力反应个体差异的原因，还将为开发新的行为策略指明方向，从而改变不同个体压力反应的设定点。"负面的发展经历，比如有问题的依恋、父母的疏忽或挑剔、限制性的教养方式、身体暴力、创伤性的早期性经历等，都与成人生活中性功能障碍和困难的发生率更高有关。虽然有些人在面对压力时显得不那么脆弱，更具抗压能力，但也有一些人更容易受到影响。我们需要对提高个人健康性行为发展的因素进行更多的研究。

五、焦虑心理

焦虑作为性功能障碍的关键病因已在几项临床研究中得到了证实。一些研究发现，与性相关的焦虑水平较高，但在社交或一般焦虑方面没有差异。

（一）焦虑与女性性功能障碍

焦虑水平与女性性功能障碍之间的关系目前还没有得到广泛深入的研究。现有的大多数研究主要聚焦在被诊断为性功能障碍的女性的焦虑情况上，不过也有研究是对比焦虑症女性与非焦虑女性的性功能障碍发生率。在大多数社会心理领域研究中，焦虑症女性在身份认同、自我接受以及满足感方面往往存在问题。焦虑是性回避的关键因素，对一些人而言，焦虑甚至严重到了恐慌的程度。有大量"性恐惧症"患者被同时诊断为患有性障碍和惊恐障碍。实际上，研究发现患有恐慌症女性的性欲要低于健康女性的性欲。患有性功能障碍的女性特质焦虑更明显，抑郁程度也更高。性功能障碍受试者的抑郁情绪相对较低，但焦虑程度处于适中水平。

（二）焦虑与男性性功能障碍

患有勃起功能障碍的男性所报告的性焦虑程度明显要高，但是在一般焦虑或者社交焦虑方面却没有差异。此外，ED患者的主观效能感和个人能力都比较低。大多数男性都有较高程度的状态焦虑和特质焦虑，不过只有特质焦虑与勃起障碍的严重程度在统计学上是相关的。焦虑作为一种人格因素，既可以成为ED的病因基础，也可能是这种功能障碍的诱发因素。从这些结果能够得出这样的结论：大多数性功能障碍的患者会表现出更高的焦虑水平，这表明焦虑在性功能障碍的主观体验和维持中起着核心作用。虽然有一些研究强调了焦虑作为一种特质或者稳定人格因素的重要性，但也有其他研究表明，焦虑水平的升高仅仅局限在性领域。ED与焦虑之间存在相关证据，然而这并不意味着它们之间存在因果关系。

（三）焦虑心理对性功能干扰的机制

一些复杂的实验室研究影响了性学医师所报告的焦虑的核心作用。这些研究旨在揭示性功能正常的男性以及在一定程度上存在性功能障碍的女性，还有性功能障碍者在性唤醒过程中的认知情感过程顺序。在这些研究中，焦虑要么由情感障碍引起，要么因性需求产生，有时还会与特殊心理情景相结合。性唤醒通过心理生理学和主观测量的方式进行评估，需要关注性功能正常受试者与性功能障碍受试者之间的差异。实验室数据表明，性功能正常受试者的性唤醒过程和性功能障碍受试者的性唤醒过程不同。与临床研究中焦虑具有抑制作用的发现相反，实验室证据显示，焦虑要么促进要么不影响性功能正常的受试者的性唤醒。对于性功能障碍的受试者，证据则喜忧参半。性学医师认为，表现需求、对性不足的恐惧或观察都是特定于情境且与任务无关的认知活动，这些活动会使性功能障碍的个体分散对性环境中与任务相关刺激处理的注意力。总之，性焦虑的认知信息处理模型断言，性唤醒取决于对性刺激的"任务相关"处理。

在性功能障碍的受试者中，性刺激会引发表现需求，进而导致注意力从情境的性内容转移，抑制性唤醒。实验室研究表明，主观和生理性反应受不同机制影响，焦虑会影响生殖器反应，但不会影响主观反应，注意力焦点似乎对认知过程有影响。对女性来说，焦虑与性表现之间的关系可以这样概括：交感神经系统的激活有助于性功能正常的女性和性欲低下的女性的生殖器性唤醒。关于焦虑在性功能障碍女性中的作用，证据喜忧参半，有人认为焦虑对性的消极影响大于促进作用。实验室关于焦虑、分心、一般交感神经激活和性反应之间关系的研究令人信服地表明，焦虑并不会普遍破坏性功能。此外，研究结果显示，焦虑与性反应的关系复杂，"焦虑"一词过于宽泛，无法全面描述可能扰乱性唤醒和性功能的各种因素。现有证据表明，焦虑的程度、性质及其历史是重要的决定因素。虽然中等水平且相对"安全"的环境可能促进性唤醒，但更高水平、更少的个人控制感或更长的焦虑史很可能损害性功能。

六、抑郁症

抑郁症和性功能之间的关系是临床医生和研究人员都相当感兴趣的，因为情感问题和性功能障碍都非常普遍，被认为表现出明显的共同发病率，甚至可能有共同的病因。人们普遍认为，抑郁情绪和性功能障碍之间的关系是双向的，并且由于抗抑郁药的性副作用而进一步复杂化。

（一）抑郁症与性欲减退

抑郁症常见的合并症之一是性欲减退和/或性唤醒障碍。研究表明，重度抑郁症患者中，61%的人性欲较低，而在非抑郁症对照组中，这一比例仅为27%。对199名男性和126名女性进行 SCL-90R 测试后发现，患有勃起功能障碍的男性在该测试的抑郁量表评分显著升高；同样，患有贫血症和性交痛的女性抑郁量表评分也明显升高，反映出心境恶劣和自我贬低等心理变化。有抑郁症病史的患者，性欲降低的发生率几乎是对照组的2倍。

在88%的男性和100%的女性中，最初的抑郁发作几乎总是在性欲受到抑制之前或同时发生。过去的抑郁症病史可能导致性欲低下，或者这两种疾病是由相同的潜在疾病引起。抑郁组报告对个人性行为的渴望比对照组多，但在与伴侣发生性关系的欲望方面，两组没有差异。抑郁组在性唤醒、性高潮和性交痛方面问题频率更高，性满意度和性愉悦感更低。抑郁症女性群体对手淫有更大欲望，这可能反映了她们对可靠快乐形式的渴望。至于男学生群体是否会有类似结果，还有待确定。

（二）抑郁症与勃起功能障碍

关于抑郁症在性功能障碍中的作用研究表明，抑郁和愤怒与勃起功能障碍紧密相关。几乎所有具有重度抑郁症状的男性都存在一定程度的ED。与没有出现抑郁症状的人相比，出现抑郁症状的人患上中度ED至完全性ED的可能性要高1.82倍。究竟是ED及其带来的心理社会困扰促使弱势个体患上抑郁症，还是抑郁症引发了ED，目前尚不清楚。

（三）情感障碍与性功能障碍

实证研究证据证实了抑郁症在性功能障碍发生中起着突出作用。不过，因果关系的具体方向很难确定。数据不仅显示抑郁症和性功能障碍之间存在紧密关联，还表明情绪障碍在导致和维持性功能障碍方面具有重要意义。与性功能正常的对照组相比，患有性功能障碍的男性和女性表现出更高水平的急性抑郁症状以及更高的情感障碍终生患病率。

根据现有数据，提出以下建议：焦虑和抑郁评估应作为对出现性问题和性功能障碍的个体进行初步评估的一部分。要尝试确定焦虑或抑郁是性问题的结果还是原因。如果存在急性抑郁症，应与性问题一起进行治疗。一些研究表明，性问题症状的缓解与抑郁症状的缓解有关。还应评估抗抑郁药和抗焦虑药作为性功能障碍促成因素的作用，如果涉及，可能需要调整药物。

七、其他精神病理学与性功能障碍

（一）强迫症与性功能障碍

研究显示，约有50%的强迫症患者存在性功能障碍，73%的强迫症患者对自己的性生活不满意。强迫症通常是患者或其原生家庭对严重冲突的一种反应。不过，目前并没有发现强迫症患者与惊恐或抑郁障碍患者在性史上有什么差异。众多研究表明，强迫症可能是导致性功能障碍的一个特定危险因素。此外，有32%的人的性冲动与他们自身的价值观相冲突。

（二）表演型人格障碍与性功能障碍

目前，关于表演型人格障碍患者的性态度、性行为和性关系的研究明显不足。现有的一些研究发现，患有表演型人格障碍的女性在性方面自信明显较低，对性持有更强烈的厌恶态度，自尊心也较低，并且婚姻不满程度更高。同时，她们有着更大的性关注，性欲却更低，更容易感到性无聊，出现性高潮功能障碍的可能性也更大，还更有可能陷入婚外情。尽管这些患者过度关注自身的外表吸引力和性吸引力，但是她们的性行为差异很大，往往在性反应迟钝和性亢进之间变化。

（三）边缘型人格障碍与性功能障碍

与对照组相比，患有边缘型人格障碍的女性展现出更高的性自尊和性自信，但发生婚外情的可能性也更大。寻求刺激感通常与自恋型人格障碍相关，它与性欲和可诱发性的增加有关，却与婚姻或性满意度并无关联。看起来，人格障碍往往与亲密关系、性欲以及伴侣关系方面的困难存在联系。然而，由于实证研究证据过少，所以无法得出任何特定人格障碍与任何性功能障碍之间存在因果关系的结论。

八、性功能障碍的其他诱发因素

除了上述疾病之外，还有一系列的诱发因素可能会使原本令人满意的性功能"打破平衡"，陷入性功能障碍。这些因素有很多，比如生活阶段的压力因素，像分娩、不孕、离婚或感情失败、失业、婚外情、遭受羞辱或有创伤性经历、伴侣性能力不足或表现笨拙等，其中最重要的当属关系不和。

九、总结

总体来说，性功能障碍通常与严重的心理障碍没有太大关联。然而，现有信息表明，性功能障碍患者中心理困扰的程度较高，与精神障碍症状有很大重合之处。性功能障碍患者最常见的问题包括情绪和焦虑障碍、自尊以及自我调节缺陷等。一些研究显示，在这些方面，女性比男性更容易受到影响。不过，基于目前现有的数据所得出的结论在方法论上受到严重限制。从未经证实的全球精神病理学测量，到包括访谈在内的更精细、更有效的仪器，在建立诊断标准时使用了各种各样的不同仪器。

（吴瑞鹏）

第二节　性功能障碍与社会心理学

在临床上，人们常常观察到性问题有时是功能失调或不满意关系的原因，有时则是结果。这些观察通常来自临床数据，而非社区样本的对照研究。一般来说，很难确定到底是哪个问题先出现，是不亲密、缺乏爱意的关系，还是性欲问题以及那些会导致伴侣回避和反感的表现。研究结果往往相互矛盾且难以解释，因为夫妻在开始治疗时对关系的满意度或不满意度各不相同。早期有一项研究发现，性满意度和关系满意度是两个独立的领域。在非临床样本中，即使存在性功能障碍，性满意度也可能保持不变，不过大多数研究结果都表明性问题和关系问题之间存在相关性。关于人际关系问题对性功能影响的研究主要是病例报告，而非随机对照试验，这就限制了得出结论的范围。

一、变化的两性关系与性欲减退

性欲减退症是所有性功能障碍中极为令人困惑、极为普遍且病因最为复杂的疾病之一。通常发现，这种病症在女性中比在男性中更为常见，并且常常与性唤醒和勃起问题相混淆，所以很难确定初步诊断。人际因素差常常被认为是性欲低下的决定因素之一。性功能障碍，特别是性欲减退障碍（Hypoactive Sexual Desire Disorder，HSDD），在一段关系中起着"距离调节器"的作用。如果一对夫妇担心过度亲密会导致融合且缺乏个体差异，那么一方或双方可能会通过性冷漠来制造距离。即使那些不将关系问题视为性欲核心的方法，也认识到当前关系在维持疾病个体决定因素方面的作用。人们普遍认为，没有HSDD的伴侣的合作对于成功治疗欲望障碍至关重要。事实上，73%的受访医生支持这样的观点：对于大多数性欲受到抑制的病例，夫妻双方进行性治疗或心理治疗是最好的治疗方式。

此外，有经验证据表明，与单独治疗HSDD患者相比，对夫妇一起进行性治疗更为有效。对于患有HSDD的夫妇，婚姻和性治疗相结合的方法比单独进行性治疗更有疗效。患有HSDD的妇女在经过短暂的婚姻治疗后，在性欲望和性功能的其他方面会表现出适度的改善。有研究支持这样的观察结果：性欲低的人及其伴侣的关系满意度和调整水平较低。与没有 HSDD 的夫妇相比，患有 HSDD 的夫妇二元调节水平较低。与对照组相比，一方被诊断为 HSDD 的夫妇在婚姻幸福感量表上的调整得分较低。对绝经前妇女、绝经前后妇女和绝经后妇女的大规模健康和性行为调查发现，性欲水平降低的妇女存在更多的性关系不满、性活动频率更低、性高潮更少且痛苦更多。与对照组相比，患有 HSDD 的人报告的亲密程度较低，对生活中亲密质量的满意度也较低。对丈夫和妻子来说，那些觉得自己和伴侣的性欲望存在差异的人报告的关系满意度较低。

在稳定的长期关系中，性频率会随着时间逐渐下降，不过性满意度却可能依然保持在较高水平。即使是年轻人，性频率也会随时间推移而降低。对于处于"稳定伴侣关系"的 19～32 岁学生来说，性兴趣发生了变化。研究发现，性活动和性满意度都随时间下降，而且这种性欲望下降只在女性身上出现。在此期间，男性对温柔的渴望有所降低，女性对温柔的渴望却有所增加。大多数探索性功能和关系功能与性满意度之间相互作用的研究都存在方法论方面的问题。许多研究由小的、不具代表性的样本组成，缺少无对照组，对特定的性功能障碍评估不足，也未能充分评估这对夫妇的关系。更关键的是，很难确定到底是性方面的抱怨在多大程度上导致了较低的关系满意度，还是关系中的冲突引发了较差的性功能和性满意度。最后，所报道的关系失调与性功能障碍之间的关联在"临床人群"的研究中容易被混淆，而在基于人群的研究中则情况稍好。

二、性功能障碍与人际关系变化

对女性而言，如果夫妻关系不佳，她们可能会通过避免性互动以及限制亲密关系的体验范围来表达自己对关系的不满意。然而，在男性当中，关系问题似乎与性功能障碍没有明显的关系，但是与争吵的程度却有显著关系。患有性欲减退障碍的男性，在关系功能水平上比没有 HSDD 的男性面临更多困难，表现为争吵增多以及性满意度降低。患有 HSDD 的女性患者，其夫妻关系满意度要低于患有 HSDD 的男性患者。

（一）人际关系的内在动力

夫妇之间如果存在高度敌意、缺乏表现力且关系中感情水平低，就可能导致性功能障碍。倘若只关注性功能障碍的治疗而忽视潜在的关系动态，很可能会失败。有人认为，如果不治疗有问题的关系，性功能的增强可能只是暂时的，或者为了维持体内平衡，一方或双方会出现其他心理症状。不过目前还没有实证研究来支持或反驳这一观点。在对性功能障碍治疗的全面综述中，强调了沟通和冲突解决策略以及解决关系中的系统性问题的重要性。虽然研究结果存在相互矛盾之处，但绝大多数证据表明，专门解决关系问题的治疗比只关注解决性功能障碍的治疗更有可能成功。关注人际关系比其他两种治疗方式更有效。尽管联合治疗在治疗后即刻和六个月随访时比人际关系治疗更有效，但到一年随访时，这两组的性功能障碍水平已无差异。这一发现表明，从长远来看，性功能障碍治疗的最重要方面是发展人际交往技能和解决关系问题。

现有的研究支持这样的观察结果，即关系的质量对性治疗的结果起着重要作用。关系调整是勃起功能障碍男性成功治疗的最强预测因素。在性功能障碍的女性中也有类似发现。但与上述发现相反的是，对于性欲低下的女性，夫妻双方的性生活质量与成功的治疗结果无关。治疗成功的最重要预测因素是男性伴侣在治疗开始时获得成功结果的动机。对于没有伴侣的性功能失调个体，或者伴侣同意参与治疗的个体，治疗后能获得良好结果；而对于那些伴侣没有参与治疗的个人，治疗后的结果则要差得多。尽管口服药物可能有助于男性阴茎勃起，但除非关系问题也得到解决，否则使用这种干预措施不太可能带来令人满意的性关系。这些问题包括因性功能障碍而产生的不安全感、愤怒和失望。在长期禁欲后恢复积极的性生活需要的不仅仅是药物。

（二）建议与影响

虽然证据并非是决定性的，所引用的研究也不是随机对照试验，但研究结果显示性功能和关系功能之间存在显著的关联。无法确定其中的因果关系，不过研究结果表明，当关系问题得到解决时，长期的治疗结果会更好。不管是关系问题先于性功能障碍出现，还是相反的情况，似乎最有效的干预方式是同时治疗关系问题和性功能障碍。如果不这样做，未解决的问题可能会持续影响作为治疗重点的其他方面，最终破坏整个治疗过程。显然，需要进行更有力的对照研究，以便更确切地确定这一论点的有效性。

三、性功能障碍的维持因素

虽然已经发现的诱发因素很重要，对其进行评估也有意义，但它们可能并非性问题呈现慢性性质的原因。真正导致令人失望的偶发性性失败转变为慢性性功能障碍的是那些维持因素。维持因素的例子有表现焦虑、内疚、性信息或刺激不足、精神障碍、关系不和、性化学反应丧失、对亲密关系的恐惧、自我形象或自尊受损、前戏受限以及沟通不畅等。通常来说，维持性功能障碍的因素并不是最初引发或加速最初性失败的因素。然而，当个体接受治疗时，维持因素可能对治疗结果的破坏性最大。早期理论认为表现焦虑是维持性困难的关键致病因素。表现焦虑是基于以前的失败而对未来性失败产生的恐惧，这几乎是所有男性和女性性功能障碍的常见维持因素。许多理论家认为表现焦虑是干扰性唤醒的主要原因，因为它会让人分散对感官的注意力，破坏自信心，最终导致性回避。篇幅所限，无法对所有可能导致急性问题转变为慢性问题的维持因素进行详细讨论。只需知道，维持因素包括那些增强或阻碍性自发性、舒适性和满意度的当前情境因素。最后，很明显，一方的问题可能会引发另一方的问题，反之亦然。所以，评估性伴侣在性欲望、性唤醒和性满意度方面如何相互影响是至关重要的。

四、性治疗结果与性心理学

性治疗结果的研究难度很大。研究人员面临着双重挑战，既要设计出符合最高循证医学水平的研究，又要体现对性生活复杂性的尊重。如果仅仅狭隘地关注生殖器功能、性功能障碍以及性成功表现，是无法涵盖那些构成患者和伴侣性满意度、性功能障碍以及特定疾病生活质量的更广泛变量的。具体来说，生活质量变量涵盖关系、自我效能、自信、情感以及性满意度和愉悦感等方面。所以，仅仅从女性达到性高潮的容易程度、男性延迟射精的能力、阴茎勃起的强度、阴蒂和阴道的血流情况或者伴侣亲密接触的频率等方面来考量的结果标准过于严格。性结果研究必须评估个人和伴侣生活中生物、情感、心理以及关系等组成部分之间的复杂相互作用。海绵体内注射血管活性物质在诱导阴茎勃起方面是一种有效的治疗方法，但高达60%的失败率显示出治疗满意度不足。那么，应该使用哪些临床终点来评估治疗结果呢？是继续使用治疗、达到或维持坚硬的阴茎、性或关系满意度，还是伴侣的性或生活质量变量呢？即使采用以功能为导向的标准，对于如何定义良好的治疗结果也存在分歧。需要强调的是，把各种性行为或性行为的频率计数作为主要结果指标也是有问题的，因为这样会忽略性满意度以及身体和情感亲密度的积极变化。

五、总结

大多数研究都缺少心理测量学方面健全的测量工具，这使得人们对报告结果的有效性产生了疑问。许多研究使用的是自我报告工具或者患者日记，缺少临床医生的验证以及临床判断。少数报告长期随访情况的研究存在严重的样本流失问题。所以，这些研究得出的结论可能只是代表了总人口中一个有偏差的子集。

（吴瑞鹏）

第三节 性功能障碍的心理治疗

有研究报道称，在类似住宅的环境中与夫妇合作，每天进行单独治疗和联合治疗。其基本的治疗要素包括强调感觉焦点练习以及消除表现焦虑。从非性接触开始，接着在脱敏范式中逐渐转向更侧重于生殖器的爱抚。学者们通过强调感官交流的非需求性，试图消除表演压力。不过，这种治疗方法成本高昂、需要大量治疗师参与且不切实际，难以复制。所以，人们对其治疗形式进行了修改，以确定是否能用更保守的传统门诊治疗模式获得类似的结果。临床医生研究了单一治疗师与联合治疗团队、每周治疗课程与每日治疗课程以及团体形式与个人/情侣课程的影响。结果显示，当每周进行治疗且由一名治疗师负责时，夫妻双方的表现也很不错。有两项研究调查了将治疗师的性别与症状携带者的性别相匹配是否能改善结果，未发现差异。研究人员还考察了个人治疗形式与团体治疗形式的疗效。团体形式有一些好处，比如在治疗师时间方面成本较低，能让患者知道他们在痛苦中并不孤单，提供同伴支持，还能让患者从他人的经验中学习。此外，群体内的竞争能促使患者改变行为，并且让他们对私人性生活的讨论不那么敏感。然而，由于组织和安排困难，以及同时找到足够多的患有相同疾病的患者进行治疗存在难度，所以性治疗中团体的使用受到了限制。最近的性治疗方法包括：认知行为干预，重点是挑战或纠正不适应的认知；行为技术，如脱敏和自信练习；家庭起源和心理动力学探索，即探索过去的发展经验对当前行为的作用；系统和夫妻治疗。

女性的性方面抱怨有很多，从缺乏性欲或兴趣减弱，到在生殖器和非生殖器性活动期间感到疼痛。除了正式的性诊断之外，许多女性所报告的性不满并不涉及实际的身体损伤，而是关于缺乏快乐、享受、满足和激情的抱怨。虽然这些抱怨相当普遍且重要，也明显增强或阻碍了性热情，但在大多数研究中，它们往往不被认定为合法的结果指标。然而，随着治疗取得成功，这些重要的性参数以及干预的正式目标常常会发生变化。此外，对许多女性来说，这些行为可能是治疗最突出的终点。对大多数女性而言，没有快感的性行为或者只有生殖器唤醒是一种令人不满意的妥协。

一、女性性功能障碍的治疗结果

已有研究对女性性功能障碍的类别进行了分析，包括性欲减退、性唤醒障碍、性高潮障碍和性疼痛，并揭示了这些障碍的治疗结果。这些研究关注了各种女性性功能障碍的患病率、病因以及治疗的成功率。

（一）性欲减退

尽管性欲减退是女性最常见的性抱怨，但关于性欲减退心理治疗的疗效数据确实缺乏。已发表的心理治疗描述不少，但严格的结果研究很少。性欲定义和衡量都有难度。许多女性从未自发地有性欲望，但通过刺激或与伴侣亲密的愿望性能被轻易唤醒。处于成熟关系中的女性往往从性中立开始性行为，随着性唤醒程度增加才体验到性欲望。通常性欲望由内部动机或外部强化引发，而非身体紧张，不过新关系中的女性性欲望可能更自发产生。考虑不同生命阶段激素水平变化，不同年龄段女性正常性欲望构成的研究结果不一致。因此，与女性生命周期中性兴趣的正常变化相反，对性欲减退的界定研究结果也不一致。虽然情境性欲望丧失和后天性欲望丧失在很多生命阶段常见。一项研究中，专门针对性欲望障碍的认知行为干预与对照组相比，只有 26% 的低性欲望女性在治疗结束时仍有此问题。与对照组相比，认知行为疗法显著改善了性生活和婚姻质量、性满意度、性唤醒感知、性自尊，减少了抑郁和焦虑。

目前，大多数为增强女性性欲而开展的有资助的研究都聚焦在药物治疗方面，比如通过凝胶、乳膏、贴片、药丸或者注射等形式来补充雄激素。到目前为止，很少有双盲、安慰剂对照的研究去调查激素干预对女性性欲和性唤醒的长期治疗效果，不过有几项这样的研究正在进行中。遗憾的是，没有研究把激素补充与性治疗或者夫妻治疗进行对比，也没有研究联合治疗会产生怎样的影响。这是一个值得针对绝经前、后不同人群进行严格控制研究的领域。

（二）性唤醒障碍

因为血管活性药物在治疗男性勃起障碍方面取得了成功，所以人们对女性性唤醒障碍产生了极大的兴趣。研究重点放在那些有生理或生殖器唤醒方面抱怨的女性身上，不过人们也越来越认识到，最大的抱怨类别集中在缺乏主观唤醒而非身体唤醒上。最近，一组女性性行为专家提出了一种用于诊断女性性疾病的新术语。性唤醒障碍被分为三个子类型：生殖器唤醒障碍、主观性唤醒障碍以及生殖器和主观性唤醒综合障碍。该小组还指出，存在一种迄今为止未被确诊的性唤醒方面的抱怨，即持续的生殖器唤醒。其表现特征为在没有意识性欲望的情况下，生殖器出现持续的血管充血和悸动的感觉。

（三）性高潮障碍

根据《精神疾病诊断与统计手册》（第4版），女性性高潮障碍被定义为"在正常兴奋阶段后出现性高潮延迟或缺失"，但正常兴奋阶段的构成并不确定。无论采用何种刺激方法，只有40%～80%的女性能够达到性高潮。在性交过程中没有高潮并不一定构成真正的性功能障碍。女性性欲减退、性唤醒障碍和性高潮障碍之间存在重叠，这使得鉴别诊断更加复杂。目前没有单一因素被证明与女性的性高潮反应和性功能障碍有密切关系。一般来说，有性高潮障碍的女性往往会有更多的性内疚感，在性方面通常不那么自信，并且对性活动和手淫持更消极的态度。研究发现，性高潮障碍的女性对性唤醒和性高潮的生理迹象了解甚少。患有性高潮障碍的女性往往担心在性高潮时失去控制。和其他性功能障碍一样，女性性高潮障碍可分为终身性和获得性两种亚型。不同的治疗方法对这两种亚型都有效。定向自慰训练对终身性性高潮障碍和全身性性高潮障碍最为有效。这种治疗包括自我刺激，在这个过程中，女性更加了解需要哪种刺激来增加自己的性唤醒和愉悦感，然后将其应用到与伴侣的性行为中。在一项涉及近600名女性的研究中，接受6～14次有针对性的自慰治疗后，单独的有针对性自慰比系统的脱敏治疗效果更好，而有针对性、有感觉的自慰比单独的有感觉的自慰更有效。患有获得性性高潮障碍和情境性女性性高潮障碍的女性往往对她们的整体关系更痛苦、更不满意。

除了上述许多因素外，获得性性高潮功能障碍可能是药物尤其是抗抑郁药副作用的结果。大多数针对获得性女性性高潮障碍的治疗方案包括性教育、性技能培训、夫妻治疗、自慰和无须触摸练习的组合，以及解决身体形象问题和负面性态度的干预措施。性交性性高潮障碍的治疗通常涉及指导性认知行为干预和与女性单独及与伴侣一起进行感觉焦点练习。许多研究强调了夫妻治疗和性治疗对解决这些问题的重要性。需要指出的是，报告的性交性性高潮障碍治疗相对失败可能是由于误诊。过去对性高潮障碍定义的一个主要困难是，被诊断为性高潮障碍的女性可能更准确地被诊断为性唤醒障碍，即缺乏足够的身体性唤醒或主观性唤醒，这显然会阻碍性高潮的实现。事实上，早期研究中对许多女性更准确的诊断可能是性唤醒障碍，而不是性高潮障碍。

（四）性交痛与阴道痉挛

性疼痛障碍比较常见，尽管很多女性会经历这种情况却常常不寻求帮助，有些女性甚至忍受不舒服的性行为长达数月甚至数年。根据最近的大规模性健康调查，大约15%的女性受到性交痛的影响。性交痛被定义为在尝试或完全阴茎进入以及阴茎阴道性交时出现持续性或复发性疼痛。在《精神疾病诊断与统计手册》（第4版）中，性交痛被列为性功能障碍，但长期以来，学者们主张性交痛应归类为疼痛障碍而非性功能障碍，因为疼痛是该综合征最为突出的方面。

从病因角度看，许多心理因素与性交痛有关，但很难确定哪些是慢性疼痛障碍的原因，哪些又是其影响。已研究的心理伴随因素包括儿童性创伤、恐惧症、敌意，特别是焦虑和抑郁。甚至抑郁评分也与更严重的疼痛症状相关。关系不和也经常被提及。此外，还有大量器质性疾病可以引起或维持性疼痛，比如感染、处女膜瘢痕、性病、盆腔炎等物理因素，尤其是神经和盆底收缩通常是导致问题的原因。治疗计划除了认知教育、放松训练、自我插入练习和感官训练外，还包括由经验丰富的按摩治疗师进行盆底按摩。性交时反复疼痛通常会导致生殖器肌肉张力增加，这会干扰渗透并减少生殖器血流量，在原有疼痛基础上增加肌肉疼痛，从而进一步加剧现有的疼痛。性交痛的治疗理想情况下需要多学科方法，学科成员包括医生、骨盆按摩治疗师和心理治疗师。治疗重点在于学习减少或应对疼痛的技术，以及处理灾难性想法、对疼痛的预期和避免所有性交换。生物反馈、阴道和/或骨盆按摩、使用三环类抗抑郁药、性交前使用利多卡因、感官锻炼、避免芳香或刺激性产品、低草酸饮食和放松技术都已被尝试过，并取得了不同程度的成果。

对于一般性外阴痛，特别是外阴前庭炎的治疗，以及与双方进行认知重建和性治疗，都被发现是有帮助的。前庭切除术比两种心理干预效果更好，尽管它没有显著改变性交频率或其他社会心理变量。阴道痉挛被诊断为尽管女性有意愿让阴茎、手指和/或任何物体进入阴道，但却持续或反复出现难以做到的情况，同时存在各种回避行为以及对疼痛的预期和恐惧。通常通过放松练习和体内渐进式自行插入越来越大的扩张器来治疗。一般来说，关于女性解剖学以及凯格尔和耻骨尾运动的教育是治疗的一部分，同时对阴道插入的起源和对女性的意义进行更多的心理动力学探索。大多数研究一致认为，行为脱敏最终对有动力的女性是成功的。

（五）混合性女性性功能障碍的心理治疗

在一项被称为性功能障碍行为治疗有效性的"现场试验"中，干预措施涵盖了为期7周的性教育、沟通技巧培训以及身体触摸练习。临床医生将治疗结果分为成功或不成功两类——如果在治疗结束时，原发性的主诉问题得到缓解，且没有出现新的问题，同时这对夫妇在治疗的最后3周内有过一次性交，那么治疗结果就被认定为成功。考虑到成功的定义比较宽泛，以及问题定义和结果中存在的方法论缺陷，不过令人鼓舞的是，作者报告称，65%的中途退出治疗的夫妇总体上取得了成功。此外，结果在诊断方面并没有显著差异。令人惊讶的是，成功结果的最佳预测因素是在治疗最后1周完成的感觉焦点练习的数量，而非功能障碍的性质。

（六）与性治疗积极结果相关的因素

基于临床观察和经验，再加上一些实证研究，有一些因素似乎与心理治疗干预能取得更积极的结果相关。相反，有4个变量会与治疗退出有关：一是社会经济地位较低；二是男性伴侣治疗动机较低或者缺乏；三是伴侣关系存在冲突；四是在第三次治疗时进展缓慢。利用感觉焦点练习、定向自慰和认知行为干预等心理干预方法在治疗原发性性高潮障碍方面非常成功，但在治疗性交性性高潮障碍方面效果稍差一些。对于性欲望、性唤醒和性疼痛的治疗结果则变化更大，因为这些问题常常同时出现，而且各种背景因素都会干扰治疗结果。所以，处理不可避免地伴随这些问题的背景和关系问题至关重要，特别是针对实现长期改善而言。已经确定了许多与积极治疗结果相关的因素，包括双方有成功的动机、关系满意度高以及对家庭作业的遵守情况等。

二、男性性功能障碍的治疗结果

目前的研究常常侧重于药理学干预，但是这绝对不能忽视心理和人际关系的重要性。实际上，未来很有希望专注于联合和/或综合治疗。

（一）性欲减退的心理治疗

目前并没有关于对性欲减退男性进行心理治疗的单独报告。虽然有一些患有性欲减退的男性被纳入了针对患有混合性性功能障碍的男性和女性的研究当中，但是这些男性数量较少，并不适合进行细致的结果分析。

（二）勃起功能障碍的心理治疗

对于患有原发性勃起功能障碍或继发性勃起功能障碍的男性，通常在参与性治疗后，无论是初期还是长期，都会取得显著进步，不过患有继发性勃起功能障碍的男性往往比原发性勃起功能患者表现更好。其中，原发性勃起功能障碍的初始治疗失败率为41%，继发性勃起功能障碍的初始治疗失败率为26%。在对勃起功能障碍的治疗研究中发现，治疗的组成部分通常涵盖行为、认知、系统以及人际沟通干预等方面。从所有研究的平均情况来看，大约三分之二的勃起功能障碍男性在随访6个月至6年后，会对自身的改善感到满意。除了生物反馈、盆底肌训练和催眠之外，所有形式的干预在产生持续变化方面都具有同等效果。然而，关于无性伴侣的男性个体治疗的对照报告却很少。

勃起功能障碍的性治疗包含多种干预措施，如系统脱敏、感觉焦点、人际关系治疗、行为任务、性教育、沟通和性技能培训以及自慰练习等。目前尚无法对这些单一干预措施对整体成功的具体贡献进行统计分析。经过治疗，男性的性信心、性活动频率以及性活动带来的快乐也会有所改善。通常有75%的夫妇会报告性问题复发或持续存在困难，但其中34%的人对此几乎没有担忧。患者表示，他们与伴侣讨论了困难，练习了治疗期间学到的技术，接受了性困难可能会复发的事实，并且还阅读了关于性的书籍。在以往的性治疗中，通常没有纳入预防复发的概念。那时，患者与医师会共同决定何时终止治疗，然后朝着这个目标努力，在规定的日期结束治疗。当然，若问题再次出现，患者可以重新联系治疗师进行额外治疗。为了防止复发，建议医师定期安排"加强或维持"治疗，并制定治疗结束后的随访计划。

三、性功能障碍的综合治疗

"综合"一词通常用来表示心理干预和医疗干预的同时进行或逐步组合。在医疗干预中，往往只是针对特定的性功能障碍，而没有解决更广泛的生物、心理、社会问题。虽然药物治疗在某些方面，特别是针对勃起功能障碍通常是有效的，但是大约有50%的人无法持续进行治疗。这在一定程度上是因为临床医生没有解决相关的心理和人际关系问题。相关生物、心理、社会因素的例子有很多，比如：一是患者自身的变量，如表现焦虑和抑郁；二是伴侣变量，如伴侣的健康状况以及伴侣不感兴趣；三是人际非性变量，如整体关系的质量；四是人际性变量，例如禁欲间隔和性脚本；还有背景变量，如当前的生活压力、财务状况以及是否有孩子等。令人遗憾的是，很少有设计良好的随机对照试验关注性功能障碍的综合治疗方法。目前现有的少数研究主要侧重于勃起功能障碍的治疗，而关于女性性功能障碍联合疗法的报道则很少。

虽然医疗干预在实现和维持阴茎勃起方面非常成功，但是它们无法激励性不情愿的患者去尝试治疗，也不能帮助患者克服过去阻碍成功的生物、心理、社会障碍。如果患者缺乏足够的愿望、动力和现实的期望，那么治疗结果往往不尽如人意，停药率也会很高。只有将医疗干预与咨询相结合，才能够克服治疗障碍，提高治疗效果。令人惊讶的是，目前还没有关于快速射精、性欲抑制或者任何女性性功能障碍联合治疗的报道。这些领域迫切需要进行随机对照试验，以解决生物治疗和心理治疗的整合问题。有一些草药或中性药物化合物对某些患者有效，但是这些药物都没有经过大规模、严格、随机、双盲、安慰剂对照试验，也没有使用经过验证和可靠的结果指标。在未来几年里，很可能会有有效的药理学化合物得到既定监管机构的批准。在这些药物可用之前，我们有必要考虑如何将这种药物治疗与各种形式的心理干预相结合。

一些研究提出，可以采用医学与心理相结合的方式来治疗勃起功能障碍。例如，将心理干预与静脉注射或真空肿胀疗法相结合。联合治疗是有益处的，但是当勃起功能障碍主要由心理因素引发时，只有在没有伴侣问题或者早泄的情况下勃起功能障碍的症状才会有所改善。有很多实例证明，当行为或认知疗法与勃起功能障碍的药物治疗相结合时，能够取得良好进展。夫妻双方通常需要进行准备和咨询，以便在因勃起功能障碍而长期回避性生活后，恢复双方都满意的性生活。早期将夫妻治疗和物理治疗结合起来，可能会比单独的心理治疗对勃起功能障碍患者产生更大的有益反应。

心理、社会复杂性指的是个体或夫妻的情境特征，其中包括夫妻禁欲时间的长短、人际关系的质量、每个伴侣恢复做爱的动机以及是否存在严重的精神病理学因素等。临床医生会将夫妻分为以下几类：一是没有或几乎没有阻碍使用医疗干预的障碍；二是有轻度至中度障碍；三是存在严重的心理或人际关系困难，会使任何医疗干预相对无效。被归类为在利用治疗建议方面没有障碍或没有明显障碍的个人或夫妻，通常关系良好。尽管男性患有勃起功能障碍，但他们依然充满爱意，并且保持着非性交性行为。一方或双方对治疗有着现实的期望，他们珍视自己能够重返令人满意的性生活。在这种理想情况下，如果勃起功能障碍的严重程度为轻度至中度，药物治疗很可能会改善性功能障碍症状。这样的夫妻只需要一张医生处方和实用的建议，就可以最大限度地提高治疗效果。然而，最常见的临床情况是第二种，即个体或夫妻被判断为有"轻度至中度心理障碍"。这些患者已经长期禁欲，感情的表达也减少了。至少有一个人轻度抑郁，不确定如何重新开始做爱。简短而有针对性的指导通常有助于改善这对夫妻的性生活。指导是指为患者提供指导、建议和技术，以克服他们的阻力或抑制。比如，在开始性行为之前，增加情感亲密度或计划一个浪漫的夜晚的建议可以"打破僵局"。解决一方或双方的抑郁问题、关注表现焦虑，或者询问任何可能降低性体验质量的身体障碍，如阴道干燥等，都可能会有所帮助。识别那些有严重心理或人际困难（或两者兼而有之）的个人或夫妻相对容易。对于这些患者，单独用药可能无效。常见的患者障碍包括管理不善或未解决的愤怒、权力和控制问题、遗弃问题、依恋破裂、药物滥用、严重抑郁、蔑视和失望。这些心理问题，再加上长期禁欲，必须在药物治疗之前或药物治疗期间加以解决，这样夫妻才能从医疗干预中受益，并从性行为中获得情感满足。当夫妻表达不切实际的期望时，就会发出危险信号，比如他们说或暗示"随着阴茎勃起的恢复，做爱肯定会更频繁"，或者"我会在生活中感觉更可爱/更成功"，或者"这将治愈我的婚姻问题"。

这种过于乐观的期望可能会受到阻碍，因为它们没有反映出对性生活和情感生活复杂性的理解。尽管这些建议对忙碌的医生来说可能看起来很耗时，但是花时间评估这对夫妻的心理、社会"健康"和治疗期望，将提高患者的满意度，并长期改善男性的阴茎勃起功能和夫妻的整体满意度。

四、总结

性行为，无论是正常的还是功能失调的，其复杂性是由文化、个人发展、个人心理、人际关系以及生物学等多种力量相互作用所造成的。没有一种性行为，无论是个体的还是伴侣之间的，不是在某种程度上受到这五种影响因素的塑造。性功能障碍的医学和心理治疗的进步需要透过这个复杂的生物、心理、社会网络来审视。生物-心理-社会模型为怀疑任何单一干预措施的有效性提供了充分理由。像PDE-5抑制剂、超生理剂量的激素、儿童受害的处理、婚姻治疗、抑郁症的药物治疗等，单独使用不太可能足以治疗大多数患有性功能障碍的患者或夫妇。这一点在性行为通常发生在两个人之间时尤为正确，两个人会将各自独特的历史、抑制因素和动机带入治疗中。治疗的目标是恢复持久且令人满意的性功能，临床工作要求治疗师在提供治疗的同时，努力了解导致问题的所有因素。这就要求医师在概念上识别并区分易感因素、诱发因素、情境因素和维持症状的因素。并非所有医生和心理健康专业人员都具备同样的能力来处理特定性功能障碍的生物、文化、人际和个人心理因素，但我们敦促所有专业人员不要对这些问题的原因和治疗进行简单化思考。

（吴瑞鹏）

第四节　性医学的伦理问题

人类性行为的许多方面正在发生变化，主要原因在于我们开发出了各种复杂技术。这些发展以不同方式影响着我们的性行为，进而也影响了传统性别角色。例如，抗生素、避孕药以及口服药物治疗勃起功能障碍等都是具有影响力的生物医学发展成果，同时其他技术变革也带来了巨大影响。如今的医生不仅要应对熟悉的本地问题，在熟悉的习俗和做法下开展工作，还必须意识到并尊重来自世界各地不同文化背景人类的观点，即便他们生活在同一个社区。就本质而言，我们在教育和社会文化方面的工作主要是描述性的。伦理学虽然可以进行系统处理，但它是一门主观学科，会持续受到不同的社会文化影响。在我们的工作中，我们努力接纳并赞美来自世界各地人类的精彩多样性。我们发现，从伦理角度看，团结我们的远比分裂我们的多。我们期望找到一些共同点，让所有从事性医学新学科的卫生专业人员能够分享。尊重、理解和宽容必须成为我们所有工作的基础。

一、社会行为规范

"普遍道德"涵盖了所有道德严谨之人所秉持的一套规范。稍加思索便会发现，要对所有人在任何时候都具有约束力的普遍规范达成一致是极其困难的。道德通常具有社会特定性，反映着来自制度及文化源头的规范。规范也可能在等级体系中发挥作用，其结构在不同社区可能各不相同，某些规范会优先于其他规范。我们最大的期望是理解并包容彼此的观点，尽量避免侮辱或妖魔化对方。《生物医学伦理学原理》一书中描述了一个道德原则框架，在思考性医学中的伦理问题时非常有用。该书认为道德包含一套被广泛接受的原则，这些原则是生物医学伦理学研究的核心。

尊重自主权是指接受患者对其生活和行为做出知情选择的权利，包括对医疗保健和性活动的选择，且不受他人干扰。所以，对自主性的尊重依赖患者。同意意味着患者有能力给予同意，并以知情的方式了解和理解同意的内容，包括行动的性质和目的、其益处和风险、行动或不行动的可用替代方案以及每种方案的可能后果，从而与卫生专业人员一起或根据其建议参与特定的行动过程。在考虑自主和同意问题时，卫生专业人员应仔细斟酌患者是否受到其伴侣、家庭或社会群体的不当影响。患者同意在一定程度上放弃自主权作为社区成员资格的要求在道德上是可以接受的，但同意必须由一个未受任何形式胁迫的有能力之人自由给出。患者有时会出于自身身体或情感利益之外的原因寻求性问题的治疗。他们可能表示这种治疗是为了伴侣的利益，或者是为了维持他们的关系。患者可能认为治疗会带来卫生专业人员无法预见的好处。同样，只要同意是由一个未受任何形式胁迫的合格个人自由给予的，这在道德上就是可以接受的。在性医学领域，卫生专业人员有义务尊重他们所治疗的任何个人的自主权，无论该个人的社会文化传统、种族、性别如何。他们可能不认同所面对的伦理世界观，但他们有义务尊重个人的自主权、自治权和选择权。如果患者和卫生专业人员的道德世界观之间存在无法克服的冲突，卫生专业人员应该恭敬地解释这一情况，并建议患者从其他渠道获取医疗建议。患者和卫生专业人员都不应被迫违背自己的道德准则，同时也不应将自己的道德准则强加给他人而损害他人利益。

不伤害原则即不通过直接行动或疏忽使患者面临伤害或不当风险。显然，这包括不造成伤害、疼痛或冒犯，同时也禁止疏忽行为。为确定是否存在疏忽，我们需要明确在特定情况下卫生专业人员应达到的医疗服务标准。这可能涉及在执行程序时努力展现适当的技能，并避免尝试卫生专业人员未得到充分培训的程序。一般来说，卫生专业人员不会故意推荐或提供对患者造成伤害的治疗。然而，几乎所有的治疗都存在一定风险，将风险的性质和程度告知患者是尊重自主原则的一部分。外科手术通常会带来发病和死亡的风险。心理治疗可能会对人际关系产生不可预见或不想要的影响，导致某种形式的损失。药物治疗常常有副作用，从相对轻的症状如消化不良和潮红，到较为严重的勃起异常和阴茎纤维化，甚至可能导致癌症、血栓栓塞性疾病和猝死。如果对风险和收益进行了考量，且卫生专业人员和患者都有机会参与达成这种平衡，那么风险在道德上可能是可以接受的。卫生专业人员推荐或提供已被证明无效的治疗在道德上是不可接受的。在大多数情况下，阴茎增大手术就属于这一类。有人认为，除了有明确医学指征外，男性包皮环切术也可能属于此类。不过，这是一个高度复杂的问题，不能简单处理。

二、性医学的道德问题

性心理干预过程中不仅要采取行动造福患者，还要在可能的情况下消除或预防伤害，同时包括捍卫患者的权利。这一原则应公正地适用于所有患者，无论其社会文化传统、种族、性别如何。在大多数情况下，不作恶是必须遵守的原则。慈善通常是被推荐的，但很少是强制性的。善举的力度会因卫生专业人员对患者的医疗服务义务以及该行为给他们带来的负担或风险程度而有所不同。这一类别包括几种预防或防护措施。家长主义是一种对善举的不当运用，即卫生专业人员在不尊重患者自主权的情况下采取他们自认为是善举的行为。一个明显的例子是卫生专业人员在未经患者同意的情况下采取治疗行动。一个不那么严重但仍属于家长式行为的例子是，卫生专业人员只向患者提供他们认为适合患者的治疗选择，即使存在其他合理的选择。真正的善举应该被鼓励，同时要避免家长式作风。公正原则是指以公平、公正和适当的方式提供医疗保健。从本质上讲，平等的人应受到平等对待。无论男女的社会文化传统、种族如何，他们都应该有平等的机会获得高质量的医疗保健。关于医疗保健公平性的争议越来越普遍，特别是在资源通常有限或稀缺的情况下。世界各地存在明显差异。在一些国家，几乎没有足够的资源来养活人民并提供保护以防止可预防传染病的危害，性医学不太可能成为其医疗保健系统的优先事项。在其他国家，性医学服务是可用的，但可能会根据分配正义的原则以某种方式进行配给。然而，目前并没有普遍的分配正义体系。功利主义、自由意志主义、社群主义和平等主义理论都有其支持者，也都有各自的优缺点。"人人生而自由，在尊严和权利上一律平等。尊重人的尊严适用于各种医学伦理规范。""医生的使命是不分年龄、种族、宗教、国籍、社会状况、政治意识形态或任何其他原因，保护人的身心健康，在尊重人的生命和尊严方面减轻人的痛苦。"尊严原则与自由原则有关，不应被医生视为法律约束或"有证据的事实"，而应被视为一种值得认可的价值。这不是一个可衡量的原则。

尊重人的尊严与我们的个人自由权同样重要。它不是一个可以衡量或量化的相对原则，而是一个绝对值，是每个人与生俱来的权利。它不以顺从或其他社会因素为条件，而是我们所有人平等拥有的一种固有价值。每个卫生专业人员的日常工作、生活都充满了道德困境。从事性医学工作的人也不例外，他们还面临着处理各种社会、文化的要求和限制问题的额外挑战，特别是在多元文化社会中。伦理问题几乎没有正确的答案，但所有卫生专业人员都有责任以道德严谨的方式考虑每个问题。他们可以使用上述五个原则，即尊重自主、非恶意、仁慈、尊严和正义，来描述问题的伦理层面，并在患者、社会和他们自己的世界观中考虑这个问题。在有疑问或困难的情况下，他们最好与受人尊敬的同事分享困境，同时保护患者的隐私权和保密权，并在相关情况下记录推理过程。在某些情况下，他们可能还需要寻求法律指导。例如，一名阴茎短小的男子要求外科医生进行阴茎增大手术，因为他对勃起阴茎的长度不满意。尊重自主权的原则似乎要求外科医生允许患者选择特定的行动方案，前提是他们能够被证明有能力、知情并且没有在胁迫下行事。目前还没有外科手术被证明能有效增加勃起阴茎的长度。道德严谨的外科医生必须优先考虑非恶意原则，而不是尊重患者的自主权。进行扩增不能被认为是有益的。

三、性医学的社会权利

在大多数社会中，多样性和言论自由都备受重视，但这种重视是在一定限度范围内的。不同社区的限制各不相同，目前要就性行为、性情趣和性别认同的可接受程度达成共识是不可能的。由于性功能问题不太可能危及生命，卫生专业人员可以选择拒绝以违背其道德准则的方式行事。除非不披露可能会对他人造成严重伤害，否则他们有义务对患者向他们透露的任何信息保密。在过去的20年里，性权利的概念出现在文献中。对许多医生来说，它与医疗行动的联系并不明确，这是一个非常可以理解的困难，因为这个概念来自与医学不太相关的学科。性权利是人权，它们不是在特定政治环境中创造的新权利，而是旨在将人权语言与性行为联系起来的声明。

性别是指将人类定义为女性或男性的生物学特征。这些生物特征并不相互排斥，因为有些人同时拥有这两种特征，但这些特征往往将人类区分为男性和女性。在许多语言中，性一词通常用来表示"性活动"，但出于性行为和性健康讨论的技术目的，上述定义更可取。性是人类一生的一个核心方面，包括性、性别认同和角色、快乐、亲密和生殖。性是在思想、幻想、欲望、信仰、态度、价值观、行为、实践、角色和关系中体验和表达的。虽然性行为可以包括所有这些方面，但并非所有方面都能被体验或表达。性行为受到生物、心理、社会、经济、政治、文化、伦理、法律、历史以及精神因素的相互影响。

性健康是与性有关的身体、情感、心理和社会福祉的状态，这不仅仅是没有疾病、功能障碍或虚弱。性健康要求对性行为和性关系采取积极和尊重的态度，并有可能在没有胁迫、歧视和暴力的情况下获得愉快和安全的性体验。为了实现和维持性健康，必须尊重、保护和实现所有人的性权利。性权利包括国家法律、国际人权文件和其他共识文件中已经承认的人权。这些权利包括所有人在不受胁迫、歧视和暴力的情况下有权：在性方面可达到的最高标准的健康，包括获得性和生殖保健服务；寻求、接受和传递与性有关的信息；性教育；尊重身体完整性；决定是否性活跃；双方自愿的性关系；自愿婚姻；决定是否以及何时要孩子；追求满意、安全和愉快的性生活。

四、性医学的教育问题

勃起功能障碍的几项流行病学研究明确地呈现了以下事实。其一，ED的患病率随年龄增长以及各种慢性病的出现而增加，这也解释了它在普通人群中的重要地位。其二，ED是一种与个人整体健康状况相关的症状，它对男性及其伴侣的总体幸福感和生活质量都有影响。其三，尽管ED的患病率不断升高且患者需求日益增大，但医生对ED的诊断和治疗仍显不足。造成这种矛盾与多方面因素有关。受影响者对ED和性行为缺乏了解，男性、其伴侣以及卫生专业人员之间在性问题上沟通困难，整个社会对性行为的重要性认识不足，同时医疗及其他卫生专业人员也缺乏关于性行为及其问题的适当培训。普通民众普遍缺乏相关信息。尽管世界卫生组织早在1974年就对性健康进行了定义，并且认识到对普通人群进行性教育的必要性，但现实情况是，学校性教育发展缓慢，主要是出于社会文化方面的原因。这种性教育通常侧重于生殖健康、预防性传播疾病和怀孕等方面，却很少涉及"性欲和性快感"等禁忌问题。如果性教育引发焦虑，那是因为它让人们直面"事实"，即他们性行为的现实状况，而不是将其隐藏在强烈的社会仪式和禁忌当中。性行为在很多时候仍是被隐藏的话题，在伴侣之间、父母与孩子之间、患者与医生之间往往都不被提及。

有两个全球性事件很好地说明了不承认性行为只是正常人类经验的另一个方面所带来的后果。一是自20世纪80年代以来，由于人们不愿意公开谈论一般性行为。二是1998年，有效的ED口服疗法的出现，揭示了卫生专业人员、卫生政策制定者以及制药行业存在重大的学习需求。除了一小部分专家外，这些人员在很大程度上对ED及其与糖尿病和心血管疾病等一系列其他健康问题的关系一无所知。这最初导致人们只关注生殖器功能，而忽略了性功能障碍对健康、家庭以及整个社会的更广泛影响。性教育的不足不仅使成年人对性行为及其问题存在误解，也让年轻人对性行为产生错误认识。

勃起功能障碍正日益成为一个主要的公共卫生问题。从医疗方面来看，ED可能是许多慢性健康问题的首发症状，其发病有可能成为男性寻求医疗建议的主要动机，也为一级预防和二级预防提供了契机。从社会角度而言，在老龄化社会中，人们期望在老年时仍能享有良好的健康和生活质量。与前几代人相比，他们更难以接受残疾和健康不佳的状况。从经济层面讲，ED的高患病率以及不断增长的趋势不可避免地增加了医疗保健成本。性问题的日益医疗化以及对生殖器功能的关注推动了这一趋势。人们对性行为及其问题的信息需求以及对这些问题的医疗服务需求不断增加。然而，许多医生以及大多数医疗保健系统都缺乏处理性问题的能力，卫生专业人员也没有得到充分的培训以满足患者的需求。实际上，在1998年之前，关于性健康的本科教育和研究生教育主要聚焦于性传播疾病的预防、避孕、生殖以及性犯罪等方面。1998年西地那非的问世，显示出许多卫生专业人员在性问题方面的知识存在很大缺口，并且很快表明了性教育的必要性。一是增强已经参与ED治疗的专家，如泌尿科医生、男科医生和性学家的知识与技能；二是向以前不了解ED的全科医生和专科医生普及知识并激发他们的兴趣，其中很多人对ED与其他健康问题的关系或者其对生活质量的影响知之甚少；三是对媒体和患者进行教育和告知。制药行业在促进基础科学、临床和流行病学研究以及教育倡议的发展方面发挥了重要、负责且有益的作用。不过，也有人认为这些问题不应仅由制药行业来承担，教育和研究应由独立的学术机构和卫生专业人员进行适当领导。这些关注促使许多专业协会、国家和国际机构制定了ED诊疗的循证指南。人们认为，尽可能广泛地提供此类信息至关重要，以便更好地为首次在如此敏感的临床领域提供诊疗的人提供参考。

五、总结

当前，不仅要对卫生专业人员进行告知和教育，对公众进行告知和教育也同样迫切。目前，中小学和大学缺乏足够的性教育，这使得人们常常对性及其相关问题产生误解。性教育必须满足青少年的需求，让他们能够理解并享受自己的性行为，尊重他人的性行为，同时践行负责任的性行为。如今有大量的信息可供使用，并且我们对性问题的原因、治疗方法以及复杂性的理解也在快速进步，这就要求我们开发出既适合又尊重文化特性的基于证据的信息和教育活动。鉴于所有这些原因，信息的形成和传播不再是一小部分人的特权，而是每个人的责任。我们必须紧急促进卫生和通信领域所有主要参与者的合作。我们应该努力构建一个由专家和多面手组成的网络，其中包括科学学会、基础科学家，或许还有制药实验室。

（吴瑞鹏）

参考文献

［1］HEIMAN J R, LOPICCOLO J. Clinical Outcome of Sex Therapy［J］. Archives of General Psychiatry, 1983, 40:443-449.

［2］HAWTON K. Treatment of sexual dysfunctions by sex therapy and other approaches［J］. British Journal of Psychiatry, 1995, 167:307-314.

［3］LOPICCOLO J, HEIMAN J, HOGAN D, et al. Effectiveness of single therapists versus co-therapy teams in sex therapy［J］. Journal of Consulting and Clinical Psychology, 1985, 53:287-294.

［4］LAUMANN E O, GAGNON J H, MICHAEL R T, et al. The Social Organization of Sexuality［M］. University of Chicago Press, Chicago, 1994.

［5］HAWTON K, CATALAN J, FAGG J. Low sexual desire: Sex therapy results and prognostic factors［J］. Behaviour Research and Therapy, 1991, 29:217-224.

［6］HIRST J F, WATSON J P. Therapy for sexual and relationship problems: The effects on outcome of attending as an individual or as a couple［J］. Journal Sexual and Marital Therapy, 1997, 12:321-337.

［7］LEIBLUM S R. After sildenafil: Bridging the gap between pharmacological treatment and satisfying sexual relationships［J］. Journal of Clinical Psychiatry, 2002, 63(S5):17-22.

［8］ALTHOF S. When an erection alone is not enough: biopsychosocial obstacles to lovemaking［J］. International Journal of Impotence Research, 2002, Supl 1:S99-104.

［9］ALTHOF S. Quality of life and erectile dysfunction［J］. Urology, 2003, 59:803-810.

［10］SEGRAVES R T, ALTHOF S. Psychotherapy and pharmacotherapy of sexual dysfunction［C］//Nathan P E, Gorman J M. A guide to treatments that work. New York: Oxford University Press, 1998:447-471.

［11］KILMANN P R, MILAN R J, BOLAN J P, et al. Group treatment of secondary erectile dysfunction［J］. Journal of Sex and Marital Therapy, 1987b, 13:168-182.

［12］HAAVIO-MANNILA E, KONTULA O. Correlates of increased sexual satisfaction

[J]. Archives of Sexual Behavior, 1997, 26:399-419.

[13]ANDERSEN B L, CYRANOWSKI J M. Women's sexuality: Behaviors, responses, and individual differences [J]. Journal of Consulting and Clinical Psychology, 1995, 63: 891-906.

[14]WINCZE J P, CAREY M P. Sexual dysfunction: A guide for assessment and treatment [M]. 2nd ed. New York:Guilford Press, 2001.

第五章　男性性功能障碍概论

第一节　男性性功能障碍的临床评估

性问题普遍存在且令人困扰，然而在临床实践中却常常被忽视。即便那些认可解决患者性问题重要性的临床医生，也普遍缺乏对性问题识别和评估最佳方法的了解。我们提供基本指导方针，描述在初级保健或一般医疗实践中评估性问题的广泛方法，并为勃起功能障碍这一男性最常见问题的专业评估提供指南。管理男性性疾病有三个基本原则或方法，具体如下：一是采用以患者为中心的评估和治疗框架；二是在诊断和治疗计划中应用循证医学原则；三是在评估和治疗男性和女性性问题时采用统一的管理方法。综合来看，这三项原则为性功能障碍的临床评估和治疗提供了一种平衡且综合的方法。

一、以患者为中心的模式

传统上，医学中的主导模式一直是"以疾病为中心"。这种模式认为疾病完全由可测量生物变量的偏离规范来解释。"以疾病为中心"的模式注重医疗咨询，建立的医患关系本质上是父权制的，患者在其中扮演被动角色，而医生则提供医疗专业知识。它以客观和可量化的方式衡量结果，却往往忽视了一个重要的事实：人们去看病不是为了被诊断和治疗，而是为了康复，为了恢复健康的感觉，为了在这个世界上充满活力地活着。这在性医学中尤为适用。与之相反，以患者为中心的医疗服务是一种有意识地采纳患者观点的方法，尊重患者的想法、感受、期望和价值观。最近的一个定义将其描述为一种医疗保健方法，在从业者、患者及其家属之间建立伙伴关系，确保医疗决策尊重患者的意愿、需求和偏好，并征求患者对做出关键决策和参与自身医疗服务所需的教育和支持的意见。根据世界卫生组织对健康的定义，以患者为中心的医学采用整体方法，不仅考虑疾病的生物学维度，还考虑其心理和社会影响。"目标导向方法"这个术语同样侧重于在做出诊断或治疗决策时考虑患者的目标和动机。目标导向方法被开发为勃起功能障碍昂贵和侵入性诊断测试的替代方案，它强调患者教育和对话的作用，将病史和心理社会史视为有效诊断的基石。

（一）性功能障碍的标准定义

只有当性功能的各个综合组成部分的满意度降低或缺失时，性功能障碍才存在。一个人可能有特定的性功能障碍，如勃起功能障碍或性欲减退，但不能仅仅将其视为个人的身体问题。性功能障碍本质上是自我报告的疾病，所以诊断的主要目标不是证明问题的存在，而是揭示问题的潜在病因和后果，并考虑适当的治疗方案。世界卫生组织目前对性健康的定义是"与性有关的身体、情感、精神和社会健康状态，这不仅仅是没有疾病、功能障碍或虚弱"。根据这个定义，可能没有生物学发现，但患者可能因为人际关系、心理或社会问题而觉得自己有性问题。结果评估不仅应关注症状的缓解，还应关注患者的整体满意度。在性医学中，以患者为中心的方法进行结果评估的数据还很少。然而，已发表的关于以患者为中心的其他医疗状况管理的数据表明，这种方法与提高医疗服务效率、提高患者和医生满意度、提高依从性以及减少医疗事故投诉有关。

（二）建立医患关系

评估有性问题的患者，第一步应是建立有效的医患关系。只有当医生鼓励患者或受影响的夫妇谈论他们的性经历时，才能充分确定患者的性问题、他们对性问题的感受和期望，尤其是对病情的担忧、对患者及其伴侣生活质量的影响以及对治疗结果的期望。以患者为中心方法的另一个重要关注点是了解患者的全貌，包括其文化背景、生活环境以及家庭和性伴侣的情况。正如麦考密克等所说："了解患有疾病的患者与了解患者所患的疾病同样重要。"这种以患者为中心的框架对于理解性问题的背景至关重要，有时还能解答"为什么是现在出现这个问题"。理想情况下，这些要素都应在富有同理心、真诚、尊重、关怀、相互信任且能接纳差异的医患关系中体现。以患者为中心的医学是"两人医学"，与传统的以医生为中心的"一人医学"形成鲜明对比。以患者为中心的方法为循证医学原则提供了重要补充。

（三）性功能障碍的循证评估

如今，临床决策越来越多地受到随机对照试验、队列和病例对照研究、Meta分析以及系统评价结果的指引。按照循证医学的原则，临床医生在进行诊断以及为每位患者制订治疗计划时，应综合考虑来自多个渠道的证据。虽然并非在所有情况下都适用，但随机对照试验和系统评价的结果能够以多种方式为临床决策提供参考。在选择可用的诊断和治疗方案时，临床医生和患者都应当依据临床证据的权重来评估潜在的风险与益处。正如麦戈文所说："循证医学已经成为我们照顾患者的一种既定方式。它已发展成一个多维度的概念，并且在不断演进，以更好地满足患者以及照顾他们的卫生专业人员的需求。"循证评估意味着患者和医生在做决策时应以对照研究的结果为导向。循证医学应当应用于患者和医生的决策过程中。具体来说，每位患者都有权充分了解自己的健康状况以及现有的循证诊断和治疗方案，以便积极参与决策。由于性功能障碍的可用治疗和诊断方法在不断增加，患者有机会在各种选项中进行选择，确定最适合自己的特殊需求。患者对信息的偏好以及参与决策过程的需求各不相同，所以这种方法应当灵活且个性化。在每种情况下，都应充分考虑诊断评估的证据基础。如果没有受控临床数据或研究证据支持某种测试或程序的使用，就不应推荐。特别是对于昂贵或侵入性的程序，在没有支持证据以及其对特定病例适用性的情况下，更不应推荐。在选择具体的治疗或诊断方案之前，医生和患者应考虑现有的科学证据。因此，应在循证文献的背景下，对目前可用的性功能障碍诊断方法进行考量，以支持其使用。如上所述，循证医学和以患者为中心的医学被视为高度互补，同样适用于性功能障碍的临床管理。

（四）两性共管策略

对男性和女性性功能障碍问题的评估包含患者与医生的对话、病史采集、重点体检以及特定的实验室检查。如果患者或者主治医生认为有必要，随时可以考虑转诊给专家。在初步评估完成后，应当向所有患者详细说明评估结果，解释其问题的性质以及可能的原因。倘若初步发现并不排除对性问题进行直接治疗，那就应该告知患者可用的治疗方案，以及每种方案可能具有的优缺点或者风险。鼓励患者积极参与决策过程。可用的治疗方案应依据对文献的循证综述来描述，并且通过共同的决策过程来指导个性化管理计划的制订。如果初步结果显示需要进一步评估，那就应考虑转诊给专家或者进行专业测试。同时，要留意是否存在严重的合并症或者潜在病因。

二、评估与诊断

（一）制订基本管理策略

在对性问题进行初步评估时，一定要涵盖详细的性史、病史和心理社会史。这是因为一开始问题的类型和持续时间通常不明确，而且个人在出现一种性功能障碍时，很可能还存在其他性方面或人际关系方面的问题，所以详细的性史是必须获取的。虽然简短的检查表或问卷对性问题的识别和初步评估有一定作用，但它们不能取代详细的性史。评估者要始终关注性功能障碍在个人内部以及个人之间的各个方面，同时仔细留意初步评估的风格和内容。总体来说，临床医生在整个评估过程中应努力保持自在、舒适且能灵活应变的态度。如果初级保健临床医生在初步评估时发现性问题或接到相关主诉，但在进一步探讨这个主题时感到不自在，那就应该把这些患者转诊给专家，或者转诊给有能力处理或对管理性问题感兴趣的同事。临床医生可以对性问题进行评估，可能出现的问题包括缺乏相关知识或者个人对讨论性问题感到不适。根据临床医生的自我评估结果来进行下一步行动。这个过程的最后一个阶段是与患者对话，以确定合适的目标以及双方都能接受的管理计划。

（二）识别性问题

性问题的识别应当被视作医疗服务中常规且必要的一个方面。这一原则适用于所有新患者的就诊情况，尤其是对于一些存在风险的人群，比如50岁以上的男性和女性、患有慢性疾病的患者、经历过大手术或者住院之后的人、生活处于婚姻关系变化期间的人，以及这些患者的回访或随访期间。性咨询的深度和范围应当根据临床环境、患者的特点以及就诊的类型进行个性化调整。在某些情况下，一个问题可能就足够了，而在另一些情况下，则需要更详细的性史。性调查通常是通过与患者面对面的访谈来进行的，不过纸笔问卷或者基于计算机的方法也可能有一定价值。每种方法都有其独特的优点和局限性。进行性调查的方式和风格是最为重要的，应当充分体现对每个人独特的种族、文化和个人背景的高度敏感性与尊重。症状量表能够为识别和评估男性与女性的性问题提供宝贵的资源。这些简单的工具具有明显的好处，能够有效地识别性问题，并对当前以及过去的性功能进行初步评估。所有出现性问题的患者都应当提供详细的性史。在获取有性问题的男性或女性的病史时，要始终特别留意个人、社会或者文化方面的敏感性。患者可能愿意也可能不愿意直接被询问他们的性功能以及与性问题相关的问题。理想情况应当是患者与富有同情心的医生进行面对面的互动。要注意访谈的环境设置，尤其是隐私和保密的需求，临床医生应尽一切努力确保患者的信任、舒适和开放。性史、病史的采集应当旨在确定性问题的严重程度、发作时间和持续时间，以及是否存在伴随的医疗或心理社会因素。有必要确定患者的抱怨是主要的性问题，还是涉及性反应周期的其他方面。其他性问题可能作为伴随性疾病存在，也可能作为原发性主诉的次要问题存在。病史和性史是评估过程中最重要、最能揭示问题的方面。全面的性史对于确认患者的诊断以及评估患者的整体性功能至关重要。

（三）性医学心理评价

对于所有性功能障碍病例，都应获取详细的病史和心理社会史。

1.病史采集的目标

性功能障碍可能是潜在疾病的症状，比如动脉粥样硬化或糖尿病，在男性和女性中也常见与抑郁症有关的问题。区分器质性病因和心因性病因：性功能障碍的病因可能从患者病史中明显看出，也可能不明显。通过体检和特定的实验室检测进行进一步调查，可能有助于确认或否定特定病因或合并症。性功能障碍的潜在病因包括多种器官因素、医疗因素以及多种心理因素或人际关系因素。在很多情况下，器质性因素和心理性因素可能同时存在，尤其是在长期或慢性性功能障碍的个人或夫妇中。在这种情况下，临床医生应评估器质性因素和心理性因素的独立作用以及相互影响，并在评估的最后阶段与患者一起进行审查。患者病史的关键方面可用于确定特定器质性因素和心理性因素的潜在作用。虽然不能完全确定，但详细的病史和性心理史可能会提供支持或反对特定器质性因素或心理性因素作用的线索。要强调的是，在很多病例中，心理性病因和器质性病因是并存的。

2.心理社会史

在每一例性功能障碍病例中，详细的心理社会评估都非常重要。考虑到男性和女性性问题的人际背景，医生应仔细评估患者过去和现在的伴侣关系。性功能障碍可能影响患者的自尊、应对能力以及社会关系和职业表现。这些方面在每种情况下都应进行评估。医生不能假设每个病人都是一夫一妻制、异性恋关系。所以，建议以一个宽泛的问题开始询问病史，然后再提出后续问题。问题发展的早期阶段往往对评估和治疗至关重要。比如，性关系是否在特定时期有变化？如果有，患者在那段时间的生活中发生了什么事件？此外，还应询问患者生活的其他相关方面，包括人际关系、职业状况、经济保障、家庭生活和社会支持。

3.体格检查

在所有情况下，体格检查都是性功能障碍评估的重要组成部分。虽然在大多数情况下，体格检查不能确定性功能障碍的具体病因，但应对每个有性问题的患者进行体格检查。体格检查应包括对与性功能障碍相关的医疗风险因素或合并症进行一般筛查，如评估身体习惯、心血管、神经和生殖系统，特别关注生殖器和第二性征。体格检查可以证实病史的各个方面，有时还能发现意想不到的身体问题。除了确定特定病因或合并症外，体格检查还可以让患者了解自己的性解剖或生理学方面，让他们对身体外观和功能放心。但要认识到，对很多患者来说，体格检查也可能带来耻辱感、尴尬或不适。在进行体格检查时，应尽力保护患者的隐私、保密和个人舒适。医生应向患者说明体格检查的主要结果，并解答患者对自己身体外观的问题或疑虑。在某些情况下，医生最好在护士或监护人在场的情况下进行体格检查。

4.实验室检查

对有性问题的患者进行的实验室检查内容通常包括空腹血糖、胆固醇、血脂和激素水平。和体格检查一样，实验室检查主要是为了识别或确认特定病因，或评估潜在的医学合并症或伴随疾病。根据病史和临床医生的判断，医生可自行决定进行额外的实验室检查。

（四）评估结果回顾与对话

在开始治疗之前，应尽可能与患者及其伴侣一起对初步评估的结果进行审查。这次审查可以作为一个机会，向患者传授性器官的解剖和生理学知识，让患者对病理生理学有适当的理解。在这个阶段，要处理像吸烟、酗酒等可以改变的风险因素。处方药或非处方药（包括精神药物、心血管药物等可能导致性功能障碍的医源性原因）的潜在作用也应加以解决。患有特定内分泌疾病的患者，在开始治疗性功能障碍之前应接受激素替代治疗，在这些情况下通常需要转诊给专家。此外，伴侣的性问题（如缺乏润滑、性欲减退或性交疼痛等）也应尽可能加以解决。如果此时心理问题比较明显，应考虑转诊给合适的性治疗师或精神科专业人士。患者和其伴侣应充分了解可用的治疗方案范围，并了解每种方案相关的风险和益处。

（五）咨询与转诊

随着治疗勃起功能障碍的有效口服药物出现，目前初级保健医生管理着大多数男性性功能障碍病例。在很大程度上，这对女性也适用，不过不同地区或国家寻求心理健康医生或妇科医生帮助的女性人数有所不同。只有极少数患者绝对有必要转诊进行专门咨询或检测。然而，由于多种原因，患者或医生可能希望进行进一步的诊断评估。此外，在初始治疗失败后，也可能需要进行专门的诊断评估。在转诊患者进行专门检测或咨询时，应充分告知患者转诊的原因以及可能对治疗产生的影响。这些测试可以用来区分基于器官的病例和纯粹的心因性病例，或者为患有动脉疾病或静脉闭塞功能障碍的患者定制特定的血管手术。不过，对大多数患者来说，专门的诊断评估对治疗方案的选择几乎没有影响。诊断分类特别适用于那些怀疑患有可逆性ED的患者。

（六）共享治疗计划

在完成初步诊断评估后，应当向患者详细说明可用的治疗方案，只要有相应指标，医疗措施和非医疗措施都应涵盖在内。虽然大多数患有勃起功能障碍的男性可能更倾向于某些方案，但要让所有患者都知道其他治疗方案的存在，比如真空勃起装置、尿道内栓剂或体内注射，还有心理治疗的方案。同样，也要告知患者其他男性或女性性功能障碍的治疗方案。这符合以患者为中心的医学基本原则，也就是共同决策。有些患者可能更倾向于"观察等待"，或者在选择特定治疗方案之前进一步考虑。一些患者可能希望在确定特定的管理方法之前咨询他们的伴侣或其他医疗保健提供者。这些选择都应该得到尊重和鼓励，如果合适的话。重要的是，临床医生在选择特定治疗方案时，不要扮演专制或父权的角色。相反，临床医生应该尽可能全面地利用循证文献和指南，向患者介绍每种治疗的风险和益处，并且为共同决策提供一个支持和富有同情心的环境。

三、总结

性功能障碍管理的关键在于解决其心理、社会问题以及特定的关系和文化层面的问题。若伴侣不愿给予支持或者怀有不切实际的期望，可能会对治疗反应产生负面作用。任何一种治疗方案都与一定程度的成功预期相关联，所以在寻求替代治疗方案之前，必须让患者及其伴侣知晓如何通过特定类型的治疗来优化治疗成功率。无论选择何种治疗方案，随访都极为重要，对确保最佳治疗效果起着关键作用。随访的重要方面包括监测不良事件、评估特定治疗的满意度或结果、确定其伴侣是否也患有性功能障碍以及评估整体健康和心理社会功能。同时，也应考量改变剂量或治疗方法是否具有价值。在随访过程中，转诊泌尿科医生、妇科医生、内分泌学家、心理社会治疗师或其他合适的专家进行专科医疗服务是一个重要的考虑因素，尤其对于根治性前列腺切除术后出现勃起功能障碍等难治人群。对于对一线治疗无反应的患者，应考虑二线治疗方案和三线治疗方案，因为这些治疗方案在对照研究中大多显示出合理的反应率和满意度。然而，如果患者期望立即进行治疗，那么性功能障碍的诊断和治疗不应被拖延。目前，大多数形式的性功能障碍都有各种一线治疗方案可供选择，治疗应尽可能高效且全面。后续行动是确保充分管理常见性问题的最后一个基本要素。

（吴瑞鹏）

第二节　阴茎血管评估

专项评估旨在确定勃起功能障碍的病因。在医学领域，通常制订治疗计划需有特定诊断结果；多数男性性功能障碍病例无须大量繁复测试即可诊断。然而，若缺乏诊断性检测，治疗成效与患者满意度便只能听天由命。公认的专项血管评估适应证包括：初始治疗未奏效、患有佩罗尼氏病、原发性ED、有盆腔/会阴部创伤史、需血管或神经外科手术介入的疾病、复杂内分泌病症、复杂精神障碍、复杂关系问题以及存在医疗法律相关疑虑等。此外，阴茎检测对临床科学意义重大，特别是对慢性疾病患者群体而言。

一、研究进展

近期的研究成果支撑了血管病理生理学在大多数勃起功能障碍病例里所发挥的关键作用。故而，专门的血管检测聚焦于精准识别与量化动脉性与静脉闭塞性勃起功能状况。在实际的临床情境中，血管性ED通常被进一步细分为：动脉性ED、静脉闭塞性ED和混合性血管功能不全这几类。动脉性ED的主要致病根源在于动脉粥样硬化引发的血管疾病，以及因外伤导致的动脉闭塞。阴茎的血液灌注状况与诸多常见的合并症存在着直接的关联，这些合并症涵盖了糖尿病、高血压、冠状动脉粥样硬化性心脏病、外周血管疾病、高脂血症等。静脉闭塞的本质是一种借助阴茎血液流出情况来调控阴茎内部压力变化的流体力学现象。静脉闭塞的实际效能在很大程度上取决于海绵体平滑肌的张力状态。从临床实践的角度来看，对静脉闭塞进行成像分析与精确量化的难度要高于对阴茎动脉血流灌注的记录工作。海绵体平滑肌张力的调节机制极为复杂。截至目前，静脉闭塞性 ED 的特定临床风险因素尚未被完全确定。其中涉及的影响因素包括：神经药理学介导的肾上腺素能张力、平滑肌与细胞外基质之间的构成比例、收缩过程所涉及的分子介质以及细胞间信息传递的质量水准等。

二、关键因素评价

血管评估的核心目标是精准诊断两个特定的关键方面：动脉功能障碍以及静脉闭塞性功能障碍。当前，针对数种检测方法的应用实践已经积累了至少十年的丰富经验，这些检测手段包含：海绵体内注射药物试验、阴茎海绵体血流动力学超声检查、动态阴茎海绵体造影以及选择性阴茎血管造影等。近红外光谱技术属于一种安全、可靠的生物医学光学技术，能够对阴茎勃起时的血管生理学特征进行精确的定量测量。海绵体内注射药物试验操作起来相对简便易行。这是在门诊诊断过程中最为常用的一种检测方法。在绝大多数情形下，开展该项试验时并不需要借助复杂的监测设备。通过与其他血流动力学检测手段进行对比分析可知，正常的静脉注射药物试验结果与正常的静脉闭塞状态紧密相连。值得注意的是，在多达20%的动脉血流灌注处于临界状态的患者群体中，药物试验结果可能呈现出正常的表象。假阳性结果的出现往往是患者情绪焦虑或药物刺激程度不足所引发的。

三、药物评价体系

目前已经有多种类型的血管活性药物被应用于药物试验环节，其中最为常用的当属初始注射剂量设定在 $10\sim20\,\mu g$ 之间的前列腺素 E1。单纯依靠药物试验作为诊断依据来排除血管性 ED 存在较大的误导性风险，对于那些因 ED 问题前来就诊并接受检查的患者，应当为其提供彩色双功能多普勒超声药物试验服务。当临床诊断需要进行血管评估时，阴茎血流研究无疑是评估血管性 ED 最为有效且侵入性最小的方法。借助这种检测方法，往往能够充分明确病情并精准判定其严重程度。在考虑采用更具侵入性的检测手段之前，理应优先选用双功能多普勒药物试验。阴茎海绵体血流动力学超声检查作为评估血管性 ED 的一种先进技术手段，其具有侵入性小的显著优势，不仅能够有效区分高流量型阴茎异常勃起状况与低流量型阴茎异常勃起状况，还能够精准识别佩罗尼氏斑块。近期的研究结果表明，口服枸橼酸西地那非并联合运用虚拟眼镜进行视觉性刺激的创新组合方式，已经被证实是一种行之有效的非侵入性药物诱导方法，特别适用于阴茎海绵体血流动力学超声评估工作的开展。

四、检测仪器评价方法

用于推断阴茎流入道完整性的各项参数分别为：海绵体动脉直径、收缩期峰值动脉速度（Peak Systolic Velocity，PSV）、舒张末期动脉速度（End-diastolic Arterial Velocity，EDV）、收缩期上升时间、海绵体动脉加速时间以及血管阻力指数（Resistance Index，RI）。在实施海绵体内注射（Intracavernous Injection，ICI）并给予性刺激之后，若PSV<25 cm/s，那么在筛选阴茎动脉造影异常的患者时，其敏感性可达100%，特异性为95%。PSV<25 cm/s表明存在严重的海绵体动脉供血不足状况。反之，PSV>35 cm/s则与正常的动脉造影结果相对应，意味着海绵体动脉流入处于正常状态。年龄与PSV之间存在负相关关联。在诊断动脉粥样硬化性ED时，收缩期上升时间相较于PSV具有更强的诊断效能。阴茎海绵体血流动力学超声检查在评估静脉性勃起功能障碍方面具有较高的准确性。该项检查应当在海绵体测压以及海绵体造影之前施行。仅当阴茎多普勒超声检查结果提示存在静脉性ED且有手术考虑时，才适宜开展海绵体测压和海绵体造影，并且相较于阴茎多普勒超声检查，往往需要重新调整给药剂量。即借助海绵体肌电图所评估得出的海绵体电活动幅度的降低百分比，能够作为衡量海绵体平滑肌松弛程度的一项指标。此外，对于少数具有盆腔/会阴部外伤病史且有可能成为手术血管重建候选对象的年轻ED患者，阴茎造影则是具有明确指征的检查手段。

五、影像学评价

阴茎磁共振成像作为一种全新的诊断技术手段，于阴茎病理学领域展现出了极为可观的应用契机。它能够更为精准、细致地呈现出解剖学细节以及阴茎内部的微循环情形。其中，信号强度与海绵体腔隙内部的血流速度存在着紧密的依存关系。磁共振成像检查存在成本高昂且耗时较长的特点；不过，其可用于对动脉性勃起功能障碍进行检测与分期，能够有效甄别阴茎折断状况，还可对阴茎假体进行评估，并且在识别佩罗尼氏病的斑块方面也颇具价值。功能性磁共振成像能够被用于评估性反应周期不同阶段所涉及的脑部中枢区域；在此过程中，同步进行视听性刺激（Audio-visual Stimulation，AVSS）是必不可少的环节。放射性同位素阴茎造影则是通过在实施药物试验或者视听性刺激之后，对放射性同位素从阴茎部位的清除速率予以评估测定。

（刘春辉）

第三节 勃起功能障碍神经与心理评估

一、NPT评价

夜间阴茎勃起（Nocturnal Penile Tumescence，NPT），即睡眠相关性阴茎勃起，是睡眠过程中与快速眼动相伴而生的周期性阴茎勃起循环。脊髓调节在夜间阴茎勃起活动中起着极为关键的作用，在维持NPT方面，孤立的胸髓相较于孤立的颈髓效能稍逊一筹。

NPT检测的一大显著优势就在于它能够在较大程度上摆脱心理因素的干扰。从传统意义上讲，NPT对于区分心理性勃起功能障碍病例与器质性勃起功能障碍病例颇具价值。NPT的质量状况似乎与海绵体平滑肌的含量有着紧密的关联性。当有完整勃起现象被记录在案时，这便意味着神经血管轴在功能层面保持完好，那么勃起功能障碍大概率是心理性因素所致。然而，NPT评估也存在一些不足之处，其结果受年龄因素影响较为明显，并且检测成本颇高，这主要是因为理想的NPT检测需要在配备专业设备的睡眠中心，借助 Rigiscan®（阴茎夜间勃起硬度测量仪）来开展。值得一提的是，Rigiscan® 所测量得出的周径变化情况与 Erectiometer® 所测定的阴茎硬度数据之间存在着良好的相关性。在当下，阴茎夜间勃起硬度测量评估的应用频率颇小；不过，据相关报道，在盆腔手术病例的处理过程中，它能够发挥一定的作用，例如可用于量化口服药物、经皮二氢睾酮所产生的阴茎勃起促进功效，以及环境因素所引发的阴茎勃起抑制效应。倘若在未服用血管活性药物的情形下，个体对视听性刺激能够产生完整的阴茎勃起反应，那么该勃起功能障碍极有可能是由心理性因素所引发的。与NPT有所不同的是，对AVSS的反应极易受到心理因素以及抑制因素的左右。即便在内分泌出现异常的状况下，AVSS仍可能呈现出正常的反应结果。此外，对AVSS的反应与年龄之间呈现出负相关的关系，这一特性在很大程度上限制了它在老年男性群体中的应用价值与意义。截至目前，AVSS最为重要的应用领域是临床药理学研究，主要用于探究各类药物所具备的阴茎勃起促进或者抑制作用。

二、神经电生理评价

神经学检测通常仅在特定的研究规划方案或涉及医疗法律层面的调查情境中才会被予以推荐使用，此类情境涵盖了创伤病例或者手术并发症相关病例等情况。现有的相关证据表明，这些检测手段在常规临床诊断工作中的敏感性与可靠性存在明显不足。阴茎勃起现象是由两种截然不同的神经生理机制所触发，并依靠躯体神经通路以及自主神经通路予以介导。心理性阴茎勃起起始于脊髓上中枢，是在接收到听觉、视觉、嗅觉以及想象性等各类刺激时所产生的反应。而反射性阴茎勃起则是由生殖器部位所遭受的触觉刺激所诱发，其传导过程是借助包含传入躯体神经纤维与传出副交感神经纤维的脊髓反射弧来实现的。在理想状态，神经电生理评估能够以客观且定量的方式对整个神经网络的各个组成部分进行全面评估；然而，遗憾的是当前并没有任何一种单一的检测能够达到这一目标。

在过去的20年时间里，一系列的检测方法得以开发问世，各种检测方法均聚焦评估神经网络的某一特定构成要素。与所有勃起功能障碍的诊断流程一样，详细的病史采集以及全面的体格检查为这些检测工作奠定了坚实的基础。这些检测主要内容是躯体传出（运动）通路、传入（感觉）通路、反射以及自主神经反应。躯体神经的评估主要是通过对神经传导速度以及诱发电位的检测来完成。这类检测的可重复性与有效性已经得到了较为广泛的认可。相比之下，自主神经功能检测的可靠性则略显逊色，这主要是因为它们在检测过程中需要同时对涉及受体、细小纤维以及靶器官的一系列事件或反应进行测量评估。诸如药物作用、咖啡因摄入、温度变化、血容量过低或过高、情绪状态波动以及受体或靶器官功能障碍等诸多混杂因素均有可能对各个独立的检测组成部分产生影响。此外，中枢与外周交感神经以及副交感神经系统之间存在着极为复杂的相互作用关系，例如在盆腔神经丛部位，这种复杂性使得自主神经检测工作的开展面临诸多困难。而且，在传出自主神经功能检测过程中，需要对血管运动和汗腺运动纤维以及靶器官进行综合评估，而这些结构可能并不会同等程度地受到神经病变的影响。毒性代谢事件往往会引发长度依赖性神经病变，其原因在于长纤维相较于短纤维更容易遭受代谢损伤。

三、评价体系的科学性与应用价值

当前的自主神经检测在标准化程度方面仍存在较大的提升空间，其可重复性、有效性以及可比性均有所欠缺。因此，自主神经检测工作具有相当的难度，必须依据特定的细小纤维或靶器官的检测需求进行精心定制，同时要对各类混杂因素进行有效的排除或者标准化处理。倘若能够满足上述条件，那么正常的检测结果便能够排除神经病变。球海绵体肌电图是一种广为人知且被广泛应用的检测手段，其主要用途在于识别骶部运动神经根以及阴部传出神经是否存在损伤情况。该检测主要针对有髓大纤维进行采样分析。它与因下背部病变、神经根损伤所引发的勃起功能障碍密切相关。其临床适用范围包括腰椎间盘疾病、盆腔解剖结构病变以及盆腔手术等情况。阴茎背神经传导速度检测主要针对有髓大阴茎背侧感觉纤维展开，在评估神经病变方面具有一定的潜在价值，例如在糖尿病患者群体中。不过，该检测的敏感性与特异性目前尚未得到明确的界定。

体感诱发电位的潜伏期能够作为衡量从生殖器区域到感觉大脑皮层的感觉通路上传导速度的一项重要指标。温度阈值测量能够获取有关小感觉神经纤维传导性的数据信息，基于此，其有可能间接反映阴茎传出（运动）神经纤维的功能状态。开展该项检测的依据在于，热感觉受损的相关证据或许暗示着海绵体自主运动神经支配也存在类似的功能障碍。温度阈值检测主要用于评估小神经纤维损伤状况，这种损伤情况能够间接反映自主神经的紊乱状态，特别是在诸如糖尿病性多发性神经病变这类弥漫性神经病变的背景下。阴茎温度感觉检测与勃起功能的临床评估之间存在着紧密的关联性，是诊断神经源性阳痿的一种新颖且极具发展前景的工具、手段。心血管反射检测主要用于评估心率和血压在面对各种刺激时所产生的反应变化，这些刺激包括用力呼吸、站立或倾斜、瓦尔萨尔瓦动作、持续等长握力、精神性心律不齐或者冷加压等。其中，心率变化情况能够反映副交感神经功能状态，而血压变化情况则能够体现交感神经功能状态。倘若心率和血压变化缺失，则表明可能存在自主神经病变情况，当然这是在假定不存在诸如检测前心律不齐、尼古丁或咖啡因使用、药物（尤其是降压药）影响、血容量过低或过高以及压力感受器或靶器官功能障碍等混杂因素干扰的前提之下。

四、肌电图的应用

海绵体肌电图属于一种相对新颖的技术手段，在检测过程中，针电极或表面电极会对海绵体的电活动进行记录。然而，关于所记录信号的本质特征以及如何对其进行精准解读等一系列基本问题至今仍然尚未得到妥善的解决。因此，尽管该检测在临床实践中已经有了一定程度的应用，但从本质上讲，它仍应当被视作一种处于实验性阶段的检测方法。交感皮肤反应主要用于测量与汗腺运动相关的电位变化情况，该电位是在交感神经激活时被诱发产生的。该电位能够从阴茎部位进行记录，进而实现对该器官交感神经支配情况的评估。不过，关于这一技术手段的一些基本问题目前仍然悬而未决，这也在很大程度上限制了其在临床实践中的应用价值与应用范围。

（吴瑞鹏）

第四节　激素评估

性腺功能减退曾一度被视作勃起功能障碍的罕见致病因素。然而，近期的数据表明，随着男性年龄的不断增长，性腺功能减退的患病率呈现出显著上升的趋势，并且进一步明确了其作为男性性功能障碍合并症所扮演的重要角色。如今，人们已然认识到性腺功能减退、抑郁症与 ED 之间存在着紧密的相互关联，这无疑凸显出内分泌评估在评估男性性功能障碍过程中作为关键组成部分的重要意义。男性性功能障碍所涉及的大多数内分泌疾病与睾酮有着千丝万缕的联系。从传统意义上讲，男性性腺激素分泌的减少甚至缺失，被准确地定义为性腺功能减退。而更为现代的命名方式则试图将衰老认定为雄激素水平下降的主要病因，诸如老年男性雄激素缺乏（Androgen Deficiency in the Aging Male，ADAM）、老年男性部分雄激素缺乏（Partial Androgen Deficiency in the Aging Male，PADAM）、低雄激素血症以及男性更年期等概念应运而生。

睾酮在男性的发育进程以及众多男性特征的维持方面，发挥着不可或缺的作用。这些男性特征涵盖了肌肉量与力量、骨密度、性欲、性能力以及精子发生等多个方面。雄激素缺乏通常源于睾丸疾病，此类疾病会直接致使睾丸产生的睾酮量减少；或者源于下丘脑-垂体疾病，这类疾病会削弱垂体黄体生成素的分泌，而黄体生成素（Luteinizing Hormone，LH）恰恰是睾丸间质细胞合成睾酮的关键物质。睾酮在靶细胞内部会通过 5-α还原酶的作用转化为双氢睾酮（Dihydrotestosterone，DHT）。DHT 能够与雄激素核受体相结合，进而主要负责介导雄激素对前列腺、精囊、外生殖器以及头皮等部位的作用。肾上腺皮质则是男性类固醇激素的次要来源。脱氢表雄酮与硫酸脱氢表雄酮由肾上腺网状带分泌产生。脱氢表雄酮与硫酸脱氢表雄酮属于弱类固醇激素，但其在靶组织中能够被转化为睾酮、雄烯二酮以及雌二醇。

一、正常睾酮代谢

睾丸间质细胞分泌睾酮（Testosterone，T）的过程，受到涉及促性腺激素释放激素与LH的负反馈回路的精密调控。正常男性体内，睾酮的产生速率约为每日4～8 mg，且呈现出脉冲式的分泌特征。其昼夜节律表现为在清晨时分达到峰值水平，而到了晚上则处于低谷状态。睾酮可在含有5-α还原酶的雄激素靶细胞内部转化为双氢睾酮。同时，睾酮也能够在脑、脂肪、肝脏以及睾丸等部位通过芳香化酶复合物代谢为雌二醇。在典型的健康男性群体中，由此产生的血清DHT与E2的比值大致为1∶10，DHT与总T的比值大致为1∶200。在正常男性体内，约2%的T处于未结合状态，另有30%会与性激素结合球蛋白结合。其余部分则以相对较低的亲和力与白蛋白以及其他血清蛋白结合。游离T以及与白蛋白结合的部分共同构成了生物可利用的T部分。这些载体蛋白的相对浓度能够对雄激素功能起到调节作用。肝脏合成性激素结合球蛋白（Sex Hormone-Binding Globulin，SHBG）的过程受到雄激素的下调作用影响，同时又会受到雌激素的上调作用影响。性激素结合球蛋白对T的亲和力要高于其对E2的亲和力，因此SHBG浓度的变化会对激素环境产生影响。雌激素水平升高、甲状腺激素作用以及衰老等因素，均会在不同程度上促使血清SHBG水平上升，并在一定程度上降低生物可利用的T水平。另一方面，外源性雄激素、生长激素以及肥胖状况则会降低SHBG水平并升高游离T水平。

二、雄激素作用机制

雄激素与雌激素和其他类固醇激素类似，它们在细胞层面通过与位于靶细胞内部的高亲和力受体蛋白相互作用，从而启动其生物学效应。雄激素受体在雄激素靶组织，例如男性生殖附属器官中呈现出最高的浓度分布。睾酮一方面通过雄激素受体介导的相互作用直接在细胞内发挥作用，另一方面则通过T代谢为E2或DHT的途径间接产生作用。双氢睾酮主要借助雄激素受体发挥作用，其主要作用靶点为前列腺；而E2则直接作用于雌激素受体。至于其他T代谢产物所发挥的作用，目前尚未得到清晰的界定。

三、性腺功能减退的类型

下丘脑-垂体-性腺（hypothalamic-pituitary-gonadal，HPG）轴的任何一个层面遭受中断，便有可能引发性腺功能减退。高促性腺激素性性腺功能减退是指性腺无法产生足量的睾酮，以至于不能将LH和促卵泡生成素（Follicle-Stimulating Hormone，FSH）的分泌抑制在正常水平。低促性腺激素性性腺功能减退则可能是由于下丘脑LH释放激素脉冲发生器出现故障，或者是垂体无法对其做出分泌LH和FSH的响应所导致。最为常见的情况是，低促性腺激素性性腺功能减退作为多种垂体激素缺乏症的一个表现方面，其成因多为先天性畸形，或者是出生后所获得的垂体病变。

四、血清睾酮随年龄的下降

尽管在不同个体之间存在着较为显著的差异，但总体而言，平均总睾酮水平和游离睾酮水平会随着年龄的增长而呈现出下降趋势，与之相对的是，DHT水平和E2水平往往能够保持相对的稳定状态。当男性年龄达到75岁时，其早晨平均总睾酮水平大约仅为20～30岁平均水平的三分之二，而平均游离T水平和生物活性T水平更是仅为年轻男性平均水平的40%。此外，老年男性血清T水平的昼夜节律通常会逐渐消失或者变得不再明显。众多横断面研究和纵向研究均已证实了血清T浓度随年龄增长而下降的这一现象。依据总T的测量结果，性腺功能减退性T水平的发生率在60岁以上男性群体中会上升至约20%，在70岁以上男性中则上升至30%，而在80岁以上男性中更是高达50%。对于这些男性，当然也包括任何主诉性欲下降的患者，无论其年龄是年轻还是年老，相关专家都应当留意那些可能会对雄激素水平和生物利用度产生不利影响的药物。

五、睾酮缺乏对男性性功能的影响

随着年龄的逐步增长，男性的性兴趣、性活动频率以及阴茎勃起的硬度和持续时间都会不可避免地出现下降趋势。勃起功能障碍的年龄分层发病率在40岁时为1.9%，而到了65岁时则上升至25%或更高。据相关报道，内分泌疾病作为勃起功能障碍病因的发生率在1%～35%之间。即便在患有ED的男性群体中，异常低血清T水平的患病率在以往的报道中通常都处于较低水平。大多数研究结果表明，ED与衰老之间存在着清晰的关联，然而总T与勃起功能之间却并未发现存在一致的相关性。T在阴茎勃起过程中所发挥的作用至今尚未完全明确，并且从目前来看，其似乎与在动物模型中所观察到的作用存在差异。阴茎勃起的生理学机制在很大程度上取决于海绵体平滑肌的完整性。在各种不同的实验条件下，睾丸切除术往往与阴茎平滑肌含量的减少以及间质/胶原成分的增加存在关联。从细胞水平来看，T的缺乏会导致一氧化氮合酶的生成量减少。最近针对PDE-5抑制剂治疗失败的患者提出了有关评估T水平的临床建议。尽管目前尚未发现其与男性肌肉萎缩或阴茎神经控制之间存在直接的联系，但也有可能T不仅会对性行为产生影响，还会在一定程度上微妙地改变一些直接调节阴茎勃起的生理参数。最近关于局部凝胶替代T疗法的研究表明，T对性欲、阴茎夜间勃起频率、性交频率、阴茎勃起饱满度和阴茎勃起满意度均具有一定的作用。在性腺功能减退男性群体中，睾酮替代疗法在30天和90天的治疗周期内，对性欲和阴茎夜间勃起能够产生明显的益处，而对性交频率则仅具有较为微妙的改善作用。使用局部凝胶进行T替代治疗，对性腺功能减退男性进行了长达180天的评估，对照研究表明，该疗法在性动机和性欲方面能够带来显著的好处，并且在性交频率方面呈现出改善的趋势，同时阴茎勃起满意度和阴茎勃起饱满度也均有所提高。因此，就目前而言，T在男性性功能中的作用显然与性欲的增加以及阴茎夜间勃起的改善密切相关，然而其对性交频率和阴茎勃起功能的益处则相对不太明确。最近的证据进一步表明，可能存在一个特定的阈值水平，只有血清T浓度达到这一水平，才能够满足性欲和阴茎夜间勃起的需求。当平均24 hT浓度达到506 ng/L时，便可观察到性欲和阴茎夜间勃起频率出现显著的提高。在本研究中，那些性腺功能减退且主诉性功能障碍的男性，在接受10 mg的Testim治疗后，通过经过验证的问卷和电话系统评估发现，其性欲在0-7的李克特量表上增加了1.2。并且自我报告的阴茎夜间勃起频率在7天的时间周期内也出现了显著的增加。

六、诊断

除了性腺功能减退这一病症之外，目前尚未建立起一套被广泛认可的确定雄激素治疗合适候选人的共识标准。对于那些因睾丸衰竭或下丘脑-垂体功能障碍而导致性功能障碍且伴有低T水平的男性，很少有人会对其进行T治疗提出异议。然而，争议的焦点主要集中在那些存在性功能障碍但T水平处于低正常范围的男性群体。一般而言，对于老年男性性腺功能减退的诊断，应当基于其性欲方面的主诉和采用基于症状的工具进行评估，随后再开展血清T的实验室检查。在针对大量因ED而进行性腺功能减退筛查的男性开展的临床系列研究中发现，低血清T水平与年龄超过50岁、性欲低下以及睾丸体积较小等因素存在关联。虽然对于健康年轻个体中正常T水平的构成范围，人们已经有了较为普遍的认知，但是对于可用于精准定义老年男性雄激素缺乏的血清T水平，目前尚未达成共识。此外，现阶段临床上还缺乏一种具有实用价值的雄激素作用生物标志物。通常情况下，当生物可利用T水平低于60 ng/L或者总T水平低于300 ng/L时，则应当考虑进行雄激素替代治疗，尤其是当患者同时伴有其他提示雄激素缺乏的症状时。

七、迟发性男性性腺功能减退

迟发性男性性腺功能减退作为老年男性群体中一个逐渐受到关注的临床问题，正日益得到人们的认可。诚然，迟发性男性性腺功能减退属于衰老过程中的一个正常生理阶段，然而对部分男性而言，这一阶段往往伴随着性、情绪以及精力等方面令人困扰的下降情况。并非所有的医生都认为这些症状需要采用T治疗。事实上，生活方式的改变以及其他一些干预措施或许能够在一定程度上改善许多与男性更年期相关的症状。然而，随着越来越多新的临床数据的出现，长期以来人们对于老年男性雄激素替代治疗（Androgen Replacement Therapy，ART）的必要性和治疗效果所秉持的负面看法正面临着严峻的挑战。如今，越来越多的临床医生开始认同这样一种观点，即对于特定的患者群体，补充T能够带来显著的益处。迟发性男性性腺功能减退的临床症状表现早在半个世纪之前就已由维尔纳首次进行了详细的描述。该症状群通常至少包含以下一个组成部分：性欲和阴茎勃起质量出现明显下降，尤其是阴茎夜间勃起功能的减退；情绪方面发生变化，同时伴随着智力活动和空间定向能力的降低，以及疲劳感、抑郁情绪和愤怒情绪的增加；体重减少，同时肌肉体积和力量也随之下降；体毛数量减少以及皮肤出现相应的改变；骨密度降低，进而引发骨质疏松；内脏脂肪含量增加。需要注意的是，怀疑与年龄相关的性腺功能减退并不意味着患者必须同时具备所有的体征。

八、雄激素缺乏问卷

目前已经开发出了三种经过验证的问卷，其目的在于帮助识别那些存在雄激素缺乏情况的男性。这些问卷均提供了较为合理的筛查问题。并且每一种问卷都通过将问卷结果与男性更年期的其他方面进行对比分析而得到了有效的验证。具体的工具包括：新老年男性症状评定量表；老年男性雄激素缺乏问卷；马萨诸塞男性衰老研究八项筛查问卷

（Massachusetts Male Aging Study，MMAS）。

九、血清内分泌评估

除了进行全面的病史采集和体格检查之外，如果怀疑患者存在性腺功能减退，那么还需要开展相应的生化评估。从理论上讲，T生物利用度最为相关的测量指标应当是未结合或游离部分，然而目前市面上用于检测游离T的商业检测方法存在较大的不一致性，甚至一些研究者认为这些方法是无效的。测量血清T的方法种类繁多且差异显著，即便是标准化的方法如放射免疫测定（Radioimmunoassay，RIA），其检测结果也会因血清在RIA前是否经过提取或色谱分析等处理过程而有所不同。通过平衡透析法来测量游离T在技术层面上具有较高的要求，该方法所测量的是未与SHBG或白蛋白结合的T部分，但在大多数临床检测场景中无法进行此项检测。鉴于此，一些研究者更倾向于使用游离T指数，这是一个通过计算得出的值，通常是T与SHBG的比值。在大多数实际的医疗服务过程中，医疗服务提供者往往依赖于对总血清T的测量结果。

十、血清睾酮范围

确定T的正常临界值水平这一问题至今仍然悬而未决。由于血清T阈值在不同个体之间存在着较大的差异，当血清T水平低于这一阈值时，雄激素依赖过程的损害便会逐渐显现出来，这无疑给诊断和治疗工作都带来了极大的困难。虽然不同实验室所给出的血清T的正常范围存在一定的差异，但一般而言，如果早晨T值低于300 ng/L，则提示可能存在性腺功能减退，此时应当通过第二次测定来进一步确认。通常认为，低于年轻男性正常值两个标准差的T水平可以确凿地判定为异常。不过需要注意的是，这个数值范围仍然是基于社会平均值的概念而确定的，对于老年男性群体而言可能并不完全适用。除了性腺功能减退水平之外，专门针对老年男性确定睾酮缺乏的血清T水平目前尚未得到明确的界定。在测量血清T时，还应当充分考虑T水平的昼夜节律，一般建议在上午6：00至9：00之间采集血液样本。

十一、总结

对于那些存在特定器质性病因的患者，基于患者自身的意愿偏好，抑或处于医疗法律相关情境之下，开展专项咨询与评估工作则显得尤为必要。专项血管、神经或内分泌评估的典型适用情形包括：初始治疗未取得成效、患有佩罗尼氏病、原发性ED、存在盆腔/会阴部外伤史、需要进行血管或神经外科手术干预的疾病、患有复杂的内分泌疾病、存在复杂的神经或精神障碍以及涉及医疗法律等。常用的血管评估方法主要有海绵体内注射药物试验、彩色双功能多普勒超声检查、动态灌注海绵体测压与海绵体造影等。而相对较少使用的方法则包括动脉造影、CT血管造影、阴茎磁共振成像研究、红外分光光度法检测、视觉性刺激测试以及放射性同位素阴茎造影等。后面提及的这些技术在现阶段处于实验性阶段，缺乏充分的循证评估依据。

专项神经学检查项目涵盖夜间阴茎勃起和硬度测试、生物震感测量、阴茎背神经传导研究、球海绵体反射潜伏期测定以及海绵体肌电图等。这些检查在针对个别病例评估特定神经功能缺损状况时具备一定的价值，然而就目前的实际情况来看，它们并未得到广泛的应用，也并非推荐的常规检查项目。其他一些处于实验性阶段的检查还包括在视觉性刺激过程中对大脑进行磁共振成像和正电子发射断层扫描。这些检查手段目前仅推荐应用于研究目的。对于患有复杂内分泌或精神障碍的患者，在条件允许的情况下，应将其转诊以便开展专项咨询与评估工作。

（刘春辉）

第五节 症状评估的量表与问卷

测量性功能的能力对于确定当前性功能水平至关重要，这与性症状的存在和严重程度的诊断相关，并且可用于判定任何形式的干预措施是否改变了个体的性功能。性功能或性症状评估的主要形式是自填式问卷。与其他心理测量工具一样，此类工具最基本且理想的两个心理测量要求是信度和效度。信度指数据的一致性或可重复性，信度"系数"作为测量一致性的正式指标。与测量的一致性不同，效度涉及所测量内容的本质，它反映了一种工具对其声称要测量内容的测量程度。与通过特定、严格规定的一系列统计操作来确定的信度不同，测量工具的效度验证本质上是迭代的。效度验证在更大程度上是一个持久的过程，它从众多研究和试验中积累证据；至少在理论上，这是一个持续的过程，用于检验和扩展效度声明的普遍性。性功能测量效度的两个基本指标是对功能正常与功能障碍状态的敏感性，以及对治疗引起变化的敏感性。前者指一种工具区分性功能障碍个体与无任何性障碍个体的能力，而后者指一种工具记录治疗引起变化的能力。这两者都是旨在临床环境和临床研究中用作诊断和疗效测量的工具的基本特征。

一、性功能变化问卷

性功能变化问卷（Changes in Sexual Functioning Questionnaire，CSFQ）有男性版和女性版。女性版是一个包含34个条目的工具，旨在全面衡量女性当前的性功能，并区分那些终身性心理性适应不良者与之前性功能正常但后来出现性功能障碍者。它旨在检测因疾病或药物使用（如选择性5-羟色胺再摄取抑制剂）导致的性功能变化。男性版则有36个条目。14个核心性功能条目采用五点利克特式量表进行评分。CSFQ由5个经因素分析确定的维度组成，分别为性欲-兴趣、性欲-频率、性愉悦、性唤醒/兴奋和性高潮/性满足。此外，还可得出代表总体性功能的CSFQ总分。总分及各分量表得分越高，表明性功能越好。CSFQ访谈大约需要15 min。14个条目的自评量表可在约5 min内完成。CSFQ适用于异性恋受访者和同性恋受访者。CSFQ各维度的信度处于可接受范围（R值在0.64到0.80之间）。通过与性功能德罗加蒂斯访谈中的类似测量进行比较，确立了同时效度，R值范围在0.66到0.86之间。其区分效度通过区分临床样本和非临床样本的能力得以证明。该工具还能够显示与特定抗抑郁药物相关的性功能障碍发生率的差异。

二、性功能德罗加蒂斯访谈

性功能德罗加蒂斯访谈是一套协调的简短匹配工具，旨在评估个体当前性功能的质量。它是一个包含25个条目的半结构化访谈，以多领域形式反映性功能的质量。性功能德罗加蒂斯访谈是一个匹配的自评量表，旨在以患者自评模式实现相同目标。性功能德罗加蒂斯访谈有针对男性和女性的特定性别版本。性功能德罗加蒂斯访谈系列工具可在三个不同层面进行解读：单个条目、功能领域和综合总分。它的条目被分为性功能的五个主要领域：性认知/性幻想、性唤醒、性行为/性经历、性高潮和性驱力/性伴侣关系。性功能德罗加蒂斯访谈总分汇总了五个主要性功能领域的质量分析。性功能德罗加蒂斯访谈的施测时间为12～15 min。性功能德罗加蒂斯访谈的男性版和女性版均旨在测量社区人群和医疗人群的性功能质量。性功能测量的内部一致性信度在可接受范围内（0.74～0.80），重测信度系数也在可接受范围（0.80～0.90）。性功能德罗加蒂斯访谈系列在一般临床研究和临床试验中都显示出良好的区分效度和对治疗引起的变化的敏感性。

三、戈隆贝克-拉斯性满意度量表

戈隆贝克-拉斯性满意度量表（Golombok-Rust Inventory of Sexual Satisfaction，GRISS）是一个包含56个条目的自评工具，旨在评估性活跃个体和异性恋夫妇中性问题的存在和严重程度。它旨在评估每个个体伴侣的功能以及整体关系。对于个体评估，男性和女性的条目可作为两种单独的形式呈现。GRISS由12个领域得分组成，女性5个领域得分，男性5个领域得分，还有2个男女共有的得分。每个受访者的总分也用于总结夫妇关系和性功能的质量。与男性相关的领域包括早泄、阳痿、回避、缺乏性兴趣和不满。与女性相关的等效领域包括性高潮障碍、阴道痉挛、回避、缺乏性兴趣和不满。男女共有的2个领域是性接触频率和缺乏沟通。该工具专为性治疗客户设计，最初使用44对寻求婚姻或性治疗的异性恋夫妇进行标准化。转换键允许夫妇在作为治疗一部分提供给他们的剖面图上查看自己的得分。评分大约耗时15 min。分量表的内部一致性处于可接受的较高水平，在0.61～0.83之间。重测评估涉及对41对夫妇治疗前后得分的比较。与全科医生患者的对照样本相比，接受治疗的女性在各分量表上的功能障碍发生率更高。GRISS的荷兰语翻译版本显示出与英语版本相似的因素结构，并且各分量表的内部一致性都相当高。

四、国际勃起功能指数

国际勃起功能指数（International Index of Erectile Function，IIEF）是一个包含15个条目的自评量表，用于简要评估勃起功能和能力。它经常被推荐作为勃起功能障碍临床试验的主要终点指标。IIEF是结合西地那非的临床试验项目开发的，此后在超过50项临床试验中作为主要终点指标。IIEF的主要领域是通过文献检索、对现有工具的回顾以及对患有勃起功能障碍患者的访谈确定的。IIEF通过5个领域得分来代表男性性功能质量：

勃起功能、性高潮功能、性欲、性满意度和总体满意度。IIEF不产生总分。IIEF大约需要10～15 min完成。该量表的内部一致性（0.73～0.95）和重测信度（0.64～0.84）都很出色，并且主要领域经过了因素分析验证。敏感性和特异性非常好，并且已证明与其他类似测量具有同时效度。在功能正常与功能障碍样本的比较中，区分效度已得到充分确立，并且在西地那非和其他ED治疗的临床试验背景下，一直显示出对治疗变化的敏感性。最近，开发并验证了一个包含5个条目的IIEF简表，称为男性性健康量表，以及一个诊断分类和一个ED严重程度量表。IIEF量表在不同种族和不同地理人群中具有高度稳健性，并且对各种治疗药物的治疗效果敏感。

五、总结

本节从临床角度对当前可用于测量和量化个体或夫妻性功能状况的量表和问卷进行了综述。本节所涵盖的工具大多是近期开发的测量工具。这些测量工具的设计倾向于强调简洁性和自评模式，这与大多数临床试验的主要形式非常契合。这些量表和访谈旨在将测量构想付诸实践，往往与性反应周期的公认要素以及问题产生的后果相一致，并在性欲望、性唤醒、性高潮、性疼痛和性满意度等一般标题下进行归类。显然，目前有多种问卷和症状量表可供使用，并被推荐用于实践环境和临床试验。在过去的10年中，性心理测量领域取得了巨大进展，从仅有少数几种测量工具发展到如今测量活动频繁且新工具不断涌现。目前，工具开发是一个高度活跃的领域，新的测量工具正在迅速开发，先前的工具也在修订以反映新知识。因此，所纳入的综述和推荐仅能反映当前的技术水平。尽管这些测量工具在测量效率和量化方面具有显著优势，但也应注意到一些不足之处。首先，这些测量工具仅提供当前性功能水平的信息，无法替代详细的性史或病史。此外，这些问卷无法提供有关特定病因或共病的医学或精神状况的信息。另外，一些患者在填写问卷或症状量表时会感到不适或尴尬，或者可能遇到语言或理解困难。应采取措施确保隐私和保密性，并在必要时帮助患者理解。最后，不应将问卷或症状量表的使用作为与患者直接询问或面对面临床互动的替代方案。

（刘春辉）

参考文献

［1］HARMAN S M，METTER E J，TOBIN J D，et al. Longitudinal effects of ageing on serum total and free testosterone levels in healthy men. Baltimore Longitudinal Study of Ageing［J］. J Clin Endocrinol Metab，2001，86：724-731.

［2］TENOVER J L. Testosterone replacement therapy in older adult men［J］. Int J Androl，1999，22：300-306.

［3］VERMEULEN A，GOEMAERE S，KAUFMAN J M. Testosterone，body composition and ageing［J］. J Endocrinol Invest，1999，22：110-116.

［4］LERNER S E，MELMAN A，CHRIST G J. A review of erectile dysfunction：new insights and more questions[J]. J Urol, 1993, 149:1246-1255.

[5]BRODERICK GA. Impotence[J]. J Urol, 1996, 155:549-550.

[6] RHODEN E L, TELOKEN C, SOGARI P R, et al. The relationship of serum testosterone to erectile function in normal ageing men[J]. J Urol, 2002, 167:1745-1748.

[7] MORALES A, HEATON J P. Hormonal erectile dysfunction: Evaluation and management[J]. Urol Clin North Am, 2001, 28:279-288.

[8] HOLMES S. Treatment of male sexual dysfunction [J]. Br Med Bull, 2000, 56: 798-808.

[9] ANSONG KS, PUNWANEY RB. An assessment of the clinical relevance of serum testosterone level determination in the evaluation of men with low sexual drive[J]. J Urol, 162: 719-721.

[10] BUVAT J, LEMAIRE A. Endocrine screening in 1, 022 men with erectile dysfunction: clinical significance and cost-effective strategy [J]. J Urol, 1997, 158: 1764-1767.

[11]WESPES E. The ageing penis[J]. World J Urol, 2002, 20:36-39.

[12] STEIDLE C, SCHWARTZ S, JACOBY K, et al. AA2500 Testosterone Gel Normalizes Androgen Levels in Aging Males with Improvements in Body Composition and Sexual Function[J]. J Clin Endocrinol Metab, 88(6):2673-2681.

[13]WANG C, SWERDLOFF R S, IRANMANESH A, et al. Transdermal testosterone gel improves sexual function, mood, muscle strength, and body composition parameters in hypogonadal men[J]. J Clin Endocrinol Metab, 2000, 85(8):2839-2853.

第六章　女性性功能障碍概论

第一节　女性性功能障碍的临床评估

女性性功能障碍被定义为性欲望、性唤醒、性高潮和或性疼痛方面的紊乱，其会导致显著的个人痛苦，并可能对女性的健康产生负面影响以及对生活质量造成冲击。本节的目的是尝试区分女性性欲望、性唤醒和性高潮功能障碍中几种最常见的临床病理生理机制，旨在与若干可改变和不可改变的风险因素相关联。由于大多数关于女性性行为的研究都聚焦于这个问题的心理和关系方面，所以关于女性性功能的循证研究数量有限，而针对性高潮障碍的研究则更是少之又少。

一、神经病理生理学

由神经原因导致的女性性功能障碍目前尚未得到充分探索，可能也存在诊断不足的情况。在男性中引起勃起功能障碍的相同神经源性疾病也可能导致女性性功能障碍。许多神经系统疾病，如多发性硬化症、周围神经病变和腰椎神经根病，都可能导致女性生殖器官的神经支配异常。据推测，任何引起性功能障碍的中枢或外周神经病变都应以感觉缺失为主要特征。因此，定量测量阴道和阴蒂感觉功能的需求变得显而易见。

（一）生殖器官感觉功能的测量

定量感觉测试用于评估感觉功能以诊断神经系统疾病。它最常用于评估神经病变和其他外周疾病。这些测试基于以可控方式给予量化刺激，通常是压力、振动或温度刺激。最常见的是，受试者通过口头表达或按下按钮来确定感觉到刺激开始的感觉阈值。神经由不同直径的纤维组成，较粗的纤维传导速度更快。在感觉神经纤维亚类中通常可识别出三种类型的纤维：Aβ纤维是最大的纤维，介导触觉、轻度压力、关节位置感觉和振动感觉。Aδ纤维比Aβ纤维小，介导冷觉和疼痛感觉的早期成分。C纤维是传导最慢和最小的纤维，介导温暖感觉、疼痛感觉的主要成分，并承担大部分自主神经外周功能。热感觉由小神经纤维传导，可能与性功能关系不大。然而，对感觉功能的全面评估应包括所有类型的感觉模式。在外周水平，承担自主神经功能的同一类纤维也承担热感觉。影响这些纤维的疾病，如糖尿病性神经病变，会同时影响感觉纤维和自主神经纤维。因此，测量小纤维感觉功能可以间接了解这些器官中尚未探索的自主神经系统的功能。

生殖器官振动阈值的年龄依赖性与四肢皮肤的年龄依赖性惊人地相似，这支持了该测试在生殖区域的有效性。发现阴蒂测量的年龄效应较小，这可能是由于阴蒂的神经支配更丰富，使得年龄效应不那么显著。定量感觉测试由于其主观性常受到批评甚至被摒弃。中枢和外周神经系统疾病可能导致性功能障碍，并可能引起自主运动和感觉障碍。预计患有多发性硬化症、脊髓损伤、椎间盘突出症、腰骶丛疾病和周围神经病变的患者会有感觉功能受损，表现为感觉阈值升高。

已有研究表明，对患有神经源性性功能障碍女性的生殖器官进行感觉测试可以作为诊断神经源性女性性功能障碍的有用方法。虽然会阴创伤在男、女中都可能发生，但缺乏支持女性性功能障碍与会阴钝性创伤之间关联的数据。一项针对经历过会阴钝性创伤的性功能障碍女性患者特征的研究结果表明，存在一种神经源性性功能障碍，主要表现为性高潮障碍和生殖器官感觉测试结果异常。

尽管男性和女性在解剖学和胚胎学上有显著的相似之处，但女性性功能障碍的多因素性质与男性明显不同。在男性中对这些问题的研究要多得多。从临床角度来看，生殖器官感觉缺失可能是许多女性性功能障碍的原因。迄今为止，关于影响外周神经系统的神经系统疾病或各种外科手术技术对性唤醒和性高潮影响的数据很少。开发新的诊断测试和不损伤生殖神经的外科技术将是必要的。

（二）神经功能失调

通过对神经系统疾病对女性性高潮影响的研究获得的知识，有助于更好地理解正常女性性反应的神经通路。关于神经源性性高潮功能障碍的精心设计、对照良好的研究数量有限。这些研究中的大多数都考察了脊髓损伤对女性性反应的影响。

关于脊髓损伤女性性功能障碍的现有文献很少。女性在受伤后对性和性活动的欲望似乎会降低。据报道，这些女性的自慰频率降低，脊髓损伤后首选的性活动是接吻、拥抱和触摸。脊髓损伤对性反应的影响取决于脊髓损伤的程度和位置。在脊髓损伤的女性中，7%～23%的人无法达到性高潮。关于脊髓损伤后女性性功能障碍的大多数现有数据来自基于实验室的研究。在实验室环境中研究了脊髓损伤女性性高潮阶段的病理生理学。在一项对T_6及其以上水平脊髓损伤的女性和身体健全的对照受试者的研究中，记录了达到性高潮的能力。以往的经验是，52%的脊髓损伤受试者达到了性高潮。在T_6及其以上损伤水平的女性中，达到性高潮的能力与损伤程度或完全性无关。只有55%的脊髓损伤女性在脊髓损伤后能够达到性高潮，而在实验室中有44%的人能够达到性高潮。在每种情况下，脊髓损伤受试者达到性高潮的可能性明显低于对照组，如果女性有完全性下运动神经元损伤影响骶段，则达到性高潮的可能性比任何其他损伤水平和程度都要低。与正常受试者相比，脊髓损伤女性达到性高潮的潜伏期更长。当将身体健全的受试者与脊髓损伤受试者进行比较时，达到性高潮的平均潜伏期存在显著差异。另一方面，通常伴随性高潮阶段的所谓全身变化，如血压、心率和呼吸频率的波动，在有和没有脊髓损伤的女性之间通常相似。

在完全性上运动神经元损伤影响骶段的女性中，应保持在没有心理性润滑的情况下阴道反射的能力。在T_6及其以上水平完全性脊髓损伤的女性中，有文献记录了在没有生殖器刺激引起的性唤醒的情况下存在心理性性唤醒。相比之下，在不完全性上运动神经元损伤影响骶段的女性中，数据似乎表明能够保持反射性润滑和心理性润滑的能力。在所有水平和程度的脊髓损伤中，实现心理性性唤醒的能力取决于T_{11}—L_2皮节的感觉保留程度，而不取决于$T_{6\sim9}$或$S_{2\sim5}$水平的感觉保留程度。此外，女性生殖器血管充血的心理性控制依赖交感神经刺激。因此，T_{11}—L_2感觉功能的保留是脊髓损伤女性实现心理性性唤醒能力的前提条件。与其他类型的损伤相比，完全性下运动神经元损伤影响S_2—S_5的女性达到性高潮的能力存在显著差异。完整的骶反射弧是达到性高潮所必需的，并且性高潮可能是自主神经系统的反射反应。此外，性高潮的感觉体验可能部分来自传入的自主神经支配，这种支配在完全性脊髓损伤后仍然存在。迷走神经可以为子宫颈提供神经支配，并且是女性性高潮感觉向大脑传递的来源。

多发性硬化症是一种影响大脑和脊髓的疾病，可导致达到性高潮困难。性功能障碍在多发性硬化症患者中很常见，据报道患病率为46%～80%。39%的多发性硬化症女性的性活动停止或非常不令人满意。症状包括68%的人疲劳，48%的人感觉减退，35%的人阴道润滑减少和性唤醒困难，72%的人难以达到性高潮或性高潮缺失，以及性交疼痛和其他性疼痛障碍。在一项病例对照研究中，性欲降低的多发性硬化症患者数量高于患有慢性疾病的患者和正常受试者。患者和健康对照受试者之间在性欲方面存在显著差异。多发性硬化症女性的阴道润滑比健康对照受试者减少，而与慢性疾病对照组的差异在统计学上不显著。阴道感觉的变化虽然非常常见，但在多发性硬化症病例中比在慢性疾病对照组和健康受试者中更常见。总体而言，超过三分之一的女性经历了阴道润滑减少和性欲降低。其他研究人员先前也报告了阴道润滑、阴道感觉、性高潮能力和性欲降低的变化频率相似。

由于疾病导致身体残疾的女性性功能问题明显更常见。在晚期多发性硬化症女性中，38.3%的人报告性高潮能力降低，12.8%的人报告性高潮缺失。性功能的变化与骶段的神经症状相关，如盆底肌肉无力和膀胱及肠道功能障碍。对性功能障碍症状与患者特征和多发性硬化症临床类型之间进行了Spearman相关性分析，结果表明性功能障碍与复发缓解型多发性硬化症显著相关，但与原发性进展型或继发性进展型无关。在性功能障碍与症状发作年龄和女性当前年龄之间也发现了密切相关性，但与神经系统疾病本身的持续时间无关。在性功能和身体障碍、括约肌和膀胱功能障碍、疲劳评分以及通过简易精神状态检查评估的认知衰退和通过扩展残疾状态量表（Expanded Disability Status Scale，EDSS）评估的神经功能障碍之间发现了显著相关性。其他研究表明多发性硬化症患者的性功能和膀胱功能障碍之间存在相关性。患有性功能障碍和膀胱功能障碍的多发性硬化症患者的生活质量显著降低。在性功能障碍与低教育水平以及通过汉密尔顿抑郁量表（Hamilton Depression Rating Scale，HDRS）评估的高抑郁值或通过汉密尔顿焦虑量表（Hamilton Anxiety Scale，HARS）评估的高焦虑值之间也显示出类似的相关性。经过2年的随访，至少有一种性功能障碍的患者比例保持在70%以上稳定。

虽然男性报告至少一种性功能障碍的频率高于女性，但当同时考虑男性和女性时，在单变量分析中，性功能随时间的变化与膀胱功能的变化和EDSS评分相关。在去除心理方面的影响后，只有膀胱功能的变化与性功能的波动保持显著相关性。当比较患有慢性疾病的女性和健康受试者时，性高潮缺失和性高潮减退是多发性硬化症患者中更常报告的性功能障碍，其次是阴道润滑减少和性欲降低。与同龄人相比，患有多发性硬化症的女性能够达到性高潮的较少。超过三分之一的女性比患病前更难或无法达到性高潮，与慢性疾病对照组相比存在统计学意义。与健康对照组相比，性高潮缺失或性高潮减退的报告频率更高，且具有统计学意义。

在一些神经源性多发性硬化症患者中，原发性性功能障碍可能是由于脱髓鞘过程中断了神经通路的连续性，改变了正常性功能所必需的神经功能。显然，由自身免疫引起的髓鞘损伤导致的神经病变是该疾病典型神经症状的主要原因。此外，电诊断数据表明，阴部体感神经支配对于正常女性性高潮功能是必要的。在多发性硬化症患者中的感觉测试的临床应用，表明对多发性硬化症患者的生殖器官进行感觉测试，最强烈的是对阴蒂振动刺激的评估，可以作为诊断神经源性女性性功能障碍的有用方法。

（三）抑郁症与抗抑郁药物

女性抑郁症的发病率在一生中有所变化。生育年龄期间的发病高峰似乎与周期性激素变化有关。女性还会出现特定于生殖的情绪障碍：经前烦躁障碍、孕期抑郁症、产后情绪障碍和围绝经期抑郁症。在生殖周期的特定阶段，卵巢类固醇的波动可能与女性易患情绪障碍有一定关系。卵巢激素可以通过对神经递质、神经内分泌或昼夜节律系统的影响直接或间接影响情绪。与生殖周期相关的激素变化可能会在易感个体中引发情绪变化。此外，在情绪障碍中观察到各种生物节律紊乱。例如与月经周期的黄体期相关的抑郁症。

重度抑郁症经常与女性性功能障碍有关。性兴趣/性满意度的变化和性欲减退经常且一致地与重度抑郁症相关。然而，70%的普通人群和多达75%的抑郁症患者认为良好的性生活是生活质量的基本组成部分。抗抑郁药物可以加重已有的性功能障碍或引发新的性功能障碍。在抑郁症和各种焦虑障碍患者中据报道性功能障碍与所有类别的抗抑郁药（单胺氧化酶抑制剂、三环类抗抑郁药、选择性5-羟色胺再摄取抑制剂、5-羟色胺和去甲肾上腺素再摄取抑制剂和新一代抗抑郁药）有关。对抑郁症女性的临床评估需要在情感障碍之前对性功能进行全面评估，包括与抑郁症发作相关的障碍以及与抗抑郁治疗相关的变化或功能障碍。评估性功能障碍时要考虑的其他因素包括询问同时存在的医疗状况、躯体治疗、生活方式风险因素以及对抗抑郁药的反应。

性高潮缺失或延迟是与SSRI最常相关的性副作用，性欲减退和性唤醒障碍也经常被报道。SSRI对性功能的负面影响似乎与剂量密切相关，并且在不同群体中可能因5-羟色胺和多巴胺再摄取机制、催乳素释放的诱导、抗胆碱能作用、一氧化氮合酶的抑制和药代动力学而有所不同。虽然服用SSRI的男性报告性副作用的发生率更高，但女性似乎经历更严重的性功能障碍。在长期服用抗抑郁药期间持续存在的性功能障碍可能导致治疗中断。这使患者复发、再发、慢性疾病和死亡的风险增加，48%的女性在任何抗抑郁治疗之前就报告有性功能障碍。在用奈法唑酮或认知行为分析系统（Cognitive-Behavioral Analysis System of Psychotherapy，CBASP）或奈法唑酮和CBASP的组合进行为期12周的治疗后，3个治疗组成员的性功能都有统计学上显著的线性改善。抑郁症状的改善与性兴趣和性满意度的提高相关。

使用性功能变化问卷对于基线时用奈法唑酮治疗、最后一次就诊时用帕罗西汀治疗的抑郁症女性，性欲在基线时有显著的基线效应。与基线相比，奈法唑酮治疗能够显著改善性欲、愉悦感、性唤醒和性高潮。在参与急性和慢性氟西汀治疗的多中心试验的抑郁症患者中评估性功能，在研究开始时（基线）、每天服用20 mg氟西汀13周后以及每天服用20 mg氟西汀、每周服用90 mg氟西汀或安慰剂的25周慢性治疗期间对患者进行评估。结果表明，51.6%的女性性功能整体改善，35.0%的女性没有变化，13.4%的女性报告性功能恶化。在双盲慢性治疗期间，不同治疗之间性功能变化没有统计学上的显著差异。

抑郁症是许多可能与女性性功能障碍相关疾病中的一个重要辅助因素。一些作者强调了抑郁症在恶化多发性硬化症患者生活质量和性功能方面的作用。在考虑身体残疾后，抑郁症和疲劳与多发性硬化症患者生活质量受损独立相关，这表明对它们的识别和治疗可能潜在地提高生活质量。在比较有和没有性功能障碍的患者时，唯一的显著差异是脑桥脑实质分数（Brainstem Parenchymal Fraction，BPF）。当进行线性多元回归分析时，性功能障碍与抑郁症相关，在调整抑郁症和焦虑后，与膀胱功能障碍和脑桥BPF相关。性功能障碍与脑桥萎缩之间的这种关系证实了性功能障碍与膀胱功能障碍的相关性，并突出了抑郁症在确定性功能障碍中的作用，即使在这一特定的女性亚组中也是如此。

二、内分泌病理生理学

（一）甲状腺疾病

甲状腺疾病对男性性功能障碍有一定影响，但没有发现评估患有甲状腺功能减退或甲状腺功能亢进的女性性功能和性功能障碍的论文。最近有关于患有甲状腺疾病的女性性功能和性功能障碍的初步数据被报道。所有患者都接受了详细评估，并将她们的女性性功能指数得分结果与健康年龄匹配的女性对照组进行了比较。抱怨甲状腺问题的女性在女性性功能指数（Female Sexual Function Index，FSFI）的性高潮领域得分低于对照组，甲状腺功能异常的女性在性交和非性交性活动中报告的生殖器疼痛明显高于对照组。当评估共病情况时，发现患有甲状腺疾病的女性抑郁症发生率较高；贝克抑郁量表（Beck Depression Inventory，BDI）得分与FSFI的性欲望、性唤醒和性满意度领域显著相关。通过贝克抑郁量表得分和女性性痛苦量表（Female Sexual Distress Scale，FSDS）之间的Spearman相关性分析发现，较高的抑郁症发生率也与较高的性痛苦发生率相关。当FSDS与不同的FSFI领域相关时，发现女性的性痛苦与总体性满意度之间存在显著相关性。

（二）高催乳素血症

高催乳素血症是下丘脑–垂体轴最常见的内分泌紊乱，在女性中更常见。它与性动机和性功能的显著降低有关。催乳素水平升高会抑制促性腺激素释放激素的脉冲性。虽然一些实验证据表明高催乳素血症抑制生理生殖功能但维持性欲，但其他研究明确表明慢性催乳素升高对性欲有负面影响。通过对患有明确下丘脑–垂体疾病的女性进行全面访谈来评估性功能。79.2%的女性出现了性欲缺乏或明显下降，64.6%的女性存在阴道润滑问题，68.7%的女性存在性高潮问题。正常的月经、较少的年龄和蝶鞍内肿瘤生长与正常的性欲和性功能的相关性比正常的催乳素水平和正常的睾酮水平更好，62.4%的女性性欲下降。84.1%的高催乳素血症女性出现了性功能障碍，32.6%的血清催乳素正常的女性出现性功能障碍。

已有报道称在接受血液透析的尿毒症女性中高催乳素血症与性功能障碍之间存在相关性。在接受维持性血液透析的女性中，性交频率和达到性高潮的能力明显低于年龄匹配的对照组。80%的人宣称性欲降低，透析后性交频率降低。年龄是一个不可改变的风险因素，它降低了患病女性和健康女性的性活动，但在尿毒症患者中，性活动在更早的年龄就停止了。高催乳素血症患者报告的性交频率和性高潮百分比低于催乳素水平正常女性的性交频率和性高潮百分比。高催乳素血症与抗抑郁药、抗精神病药和神经安定药之间具有相关性。已知有几种药物会对性功能产生负面影响，包括精神活性药物、降压药和抗组胺药。抗精神病药和神经安定药会降低性欲，部分原因与药物引起的高催乳素血症有关。神经安定药通常会升高血浆催乳素水平，导致性欲丧失和性高潮缺失。选择性5-羟色胺再摄取抑制剂这样的抗抑郁药可能会诱发高催乳素血症。在女性中，这种继发性高催乳素血症会引起性欲降低及性高潮障碍（如性高潮缺失和性高潮延迟等）。

（三）糖尿病

很少有研究调查糖尿病在导致女性性功能障碍中的重要性。患有糖尿病的女性中，神经病变、血管损伤和心理问题与性欲降低、性唤醒的自发性障碍、阴道干燥、性高潮功能障碍和性交疼痛有关。患有糖尿病的女性最常见的性功能障碍是性唤醒降低，也可能经历性欲降低和性交疼痛增加，而性高潮问题并不更频繁。患有糖尿病男性的糖尿病配偶比健康配偶在性唤醒方面有更多问题。虽然机制尚不清楚，但2型糖尿病女性的性功能障碍发生率显著，而1型糖尿病女性没有显示出任何显著变化。糖尿病略微增加了女性性功能障碍的风险。

糖尿病女性性唤醒功能障碍的患病率高于健康女性性唤醒功能障碍的患病率，但在性欲降低方面没有显著差异。有糖尿病并发症和没有糖尿病并发症的女性在性高潮障碍或性疼痛障碍方面没有显著差异。抱怨性功能障碍的患者在年龄、体重指数（Body Mass Index，BMI）、病程长度或糖化血红蛋白值方面与没有性抱怨的患者没有显著差异。在并发症数量和性抱怨数量之间发现了显著关联，尽管该分析没有显示性抱怨与周围神经病变、自主神经病变、肾病和视网膜病变、绝经状态、使用激素治疗或使用口服避孕药之间有任何统计学上显著的相关性。基于BDI得分，患有糖尿病的女性患抑郁症的人数是对照者的2倍。糖尿病女性的主要抱怨是性欲降低（77%）、阴蒂感觉减弱（62.5%）、阴道干燥（37.5%）、阴道不适（41.6%）和性高潮功能障碍（49%）。糖尿病患者中性功能障碍的较高发生率导致了她们生活质量的降低。

为了评估患有1型糖尿病和2型糖尿病的女性性功能障碍的患病率和预测因素，对糖尿病女性与健康年龄匹配的对照者进行了比较。与对照组相比，糖尿病女性在FSFI的性欲、性高潮领域得分更差，并且在生殖器水平上的性疼痛明显高于对照组。BDI得分在糖尿病女性中为48%，与FSFI的性唤醒、性高潮和性满意度领域显著相关。BDI和FSDS得分之间的Spearman相关性分析结果表明也具有统计学意义。在年龄与性欲降低以及年龄与阴道润滑之间也发现了显著相关性。性功能障碍在糖尿病女性中非常普遍，这些患者明显比年龄匹配的对照者更容易出现性欲、性唤醒和性高潮障碍。需要更多的研究来更好地理解心理和与糖尿病相关的躯体因素对患有糖尿病的女性性功能障碍的影响。

三、盆腔手术史

（一）子宫切除术史

子宫切除术后性功能恶化的发生率为13%～37%，这可能是通过一种或多种机制引起的。子宫切除术后的性生活质量可能会受到多种因素的影响。许多探讨子宫切除术后性行为的研究都存在方法学上的缺陷，包括对性满意度的标准不清以及可能存在记忆偏差。

有研究发现，因非恶性疾病接受子宫切除术的女性在术后早期几年内症状和生活质量有显著改善。子宫切除术似乎不会引起长期的精神疾病，并且手术后心理状态通常会改善。子宫切除术后以及整个随访期间，性欲和性行为频率显著增加。性高潮的频率和强度在手术后也显著增加。术前缺乏性高潮与术后无性高潮最为显著相关，这可能受年龄影响。女性还报告说子宫切除术后阴道干燥情况有所改善。相反，有几篇论文报告称子宫切除术后性行为的质量和频率下降。即使在保留卵巢的手术后切除子宫也可能危及卵巢的功能。子宫切除术后女性体内生理性睾酮水平的降低会在性欲、性愉悦和幸福感方面降低生活质量。雌激素水平、孕激素水平和雄激素水平都会因子宫切除术而发生变化。此外，所有这些性激素都会影响生理系统，包括心血管系统、骨代谢、认知功能、性反应和性吸引力。当子宫切除术同时伴有双侧卵巢切除术时，这些情况会变得更糟。由于卵巢在绝经前，女性自身有睾酮产生，因此手术后许多女性尽管接受了性激素替代治疗，但仍报告性功能受损。在因手术导致绝经后性功能受损的女性中，高剂量经皮睾酮可能有用，它可以提高女性性功能简表（Brief Index of Sexual Function for Women，BISFW）中关于性行为频率和愉悦性高潮的得分。在同一组因手术绝经的女性中，每周至少有一次性幻想、自慰或性行为的女性比例比以前增加了2～3倍。

阴道干燥与因绝经前子宫切除加双侧卵巢切除术导致的雌激素缺乏有关，尽管也有一些报告表明，由于潜在的卵巢损伤和手术后的功能衰竭，绝经前单纯子宫切除术也会导致阴道干燥。由子宫阴道丛神经末梢刺激引起的阴道性高潮会因子宫切除加宫颈切除而受到阻碍，但从理论上讲，阴蒂性高潮不会受到损害。然而，根治性子宫切除术中对盆腔自主神经的损伤会导致相当大的性功能障碍发病率。在腹腔镜手术和传统根治性子宫切除术中保留盆腔自主神经可以提高宫颈癌患者以及慢性良性疾病患者的治愈率和生活质量。

（二）根治性膀胱切除术史

泌尿生殖系统癌症通常与从轻度到重度不等的治疗相关性功能障碍有关。性功能障碍可能是由癌症及其治疗引起的。性功能对身体和情感创伤的影响都很敏感，特别是当癌症影响到生殖器官时。接受膀胱切除术同时切除子宫、卵巢和部分阴道壁的女性面临着女性特质方面的问题以及对未来性功能的担忧。切除子宫、一部分阴道和尿道似乎可以降低盆腔癌症复发的可能性，但阴道重建和可控性尿路改道可以提供更好的生活质量，同时维持性功能和尿失禁控制。在那些性活动减少的患者中，几乎三分之一将身体问题或性欲降低作为原因，30%的人觉得自己的性吸引力降低，接受膀胱切除术的患者报告的比例高于其他人。在使用可控性贮尿囊的患者中出现较高频率的性交疼痛是一个意外发现。接受膀胱切除术治疗的女性中，有部分患者术前性活跃，术后性交活动减少或停止，主要原因是性欲降低、性交疼痛和阴道干燥。少数女性术后无法体验性高潮。与患有膀胱癌的女性相比，那些患有尿失禁/膀胱功能障碍的女性在尿路造口术后更有可能有活跃的性生活。

保留性功能的膀胱切除术的目的是实现最大程度的组织保留，有可能保留正常的性功能和令人满意的尿路重建。该手术包括盆腔淋巴结清扫，然后进行膀胱切除术并保留所有的内生殖器。然后将回肠新膀胱与尿道吻合。这种手术方法建议用于患有 T_1—T_3 期膀胱癌、膀胱颈部无肿瘤生长且膀胱三角区无浸润性肿瘤的女性。该术式可最大可能保留阴道分泌润滑液的能力。

（三）直肠癌根治术史

当对晚期低位直肠癌进行传统的低位前切除术和腹会阴联合切除术并扩大淋巴结清扫时，性功能和膀胱功能常常会受到损害，发生率在10%～60%之间。为了实现完全切除，需要扩大环周切缘，或者采用多模式治疗，包括术前外照射放疗、根治性手术和术中放疗，以提高直肠癌各种表现形式的治愈率。性功能障碍和膀胱功能障碍通常是由手术过程中不保留神经的手术方法引起的，这种方法会对包括成对的交感腹下神经、骶内脏神经和盆腔自主神经丛在内的一个或多个自主神经造成手术损伤。已有几种针对器官局限性或晚期直肠癌的保留神经手术，旨在既保留性功能和泌尿生殖功能，又扩大手术切缘。在按照全直肠系膜切除术和自主神经保留原则进行腹会阴联合切除术治疗原发性直肠癌的患者中，约57%接受腹会阴联合切除术的患者性功能得以保留，而接受括约肌保留手术的患者中这一比例为85%。

多模式治疗会增加泌尿生殖神经和器官受损的机会，从而可能导致排尿障碍和性功能障碍。一项研究对患有局部晚期原发性直肠癌和局部复发性直肠癌的男性和女性人群的性功能进行调查，调查使用问卷，在积极的多模式治疗前的6个月以及随访期间评估性功能，以评估临床结果。在治疗后，女性对性活动的兴趣和达到性高潮的能力下降。在研究人群中，原发性直肠癌组和局部复发性直肠癌组的平均性高潮质量均降低。年龄大于60岁女性术后达到性高潮的能力以及进行性交的能力显著降低了。局部晚期原发性直肠癌和局部复发性直肠癌多模式治疗后的长期功能研究发现，56%的受访者性不活跃。在对43名低位直肠癌患者进行的回顾性小调查中，这些患者接受了新辅助化疗或辅助放疗的低位前切除术，15%的女性术后出现性功能障碍，但大多数患者对他们的生活质量感到满意。

四、卒中

卒中后女性最常见的性问题包括性欲下降、性交频率降低、阴道润滑减少和性高潮障碍。许多研究已经考察了卒中对女性性功能障碍的影响，但前瞻性研究很少。有研究显示，卒中前性生活活跃且没有其他已知会影响自主神经系统的外周或中枢神经系统疾病、严重失语症或精神疾病以及影响日常活动疾病的已婚患者，在卒中前都能够达到性高潮，卒中后阴道润滑减少以及达到性高潮的能力下降，在2个月时30%的人性高潮缺失，在6个月时20%的人性高潮缺失。

五、其他因素

对调节女性生殖器性唤醒反应的外周机制和神经递质的理解有限。阴道和阴蒂充血、血管充血以及阴道润滑的调节可能是相互拮抗的，由女性生殖器自主神经系统的副交感神经和交感神经成分调节。血管活性肠肽和一氧化氮可能是主要的促进因素，去甲肾上腺素和神经肽Y是生殖器性唤醒反应的主要抑制因素。为了改善女性性唤醒障碍的临床管理，需要扩展对引起性唤醒反应的生理机制的理解。在评估女性性唤醒时，需要同时测量性唤醒的认知和生理方面。主观性唤醒评估对于回答女性在不同刺激条件下是否能够体验到性唤醒感觉是必要的。在评估性唤醒的生理方面时，要回答的主要问题是，通过视听、认知（幻想）和震动触觉刺激进行充分刺激时，是否可能出现足够的润滑-肿胀反应。如果这种反应是可能的，那么个体女性性唤醒问题中的器质性因素在临床上就无关紧要。

性类固醇对女性性功能至关重要，但它们与性功能障碍的直接关联存在争议，因为女性性健康具有多维性。雌激素和雄激素都有助于维持性欲、性唤醒和性高潮，雄激素在女性体内作为雌激素合成的前体这一事实意味着女性血清中的雄激素水平预计会高于雌激素血浆水平，这表明绝经前女性和绝经后女性都可能存在雄激素不足。尽管雄激素不足可能由多种因素引起，但由于缺乏精确的定义以及对游离睾酮的敏感检测方法，诊断很困难。临床上需要确定总睾酮、游离睾酮和性激素结合球蛋白的血浆水平。越来越多的证据表明，有雄激素不足症状和体征的女性对雄激素治疗反应良好，且没有明显的副作用。已经提出了几种雌激素治疗方案和雄激素治疗方案来治疗女性性功能障碍，然而，必须更好地理解内源性激素和外源性激素对女性性功能的作用。这需要在实验模型中研究性类固醇激素一般调节性功能，特别是生殖器性唤醒的生化、细胞和生理机制。性功能的控制基于脊髓机制。脊髓为性器官提供自主神经和躯体神经支配。来自性器官的感觉信息投射到脊髓下部的中间神经元。这些中间神经元可能产生性反应的协调活动。基于人类和动物研究的证据表明，性高潮是由脊髓介导的反射，可能涉及脊髓模式发生器。人类研究报告称，脊髓损伤后性高潮反射仍然存在。从临床角度来看，脊髓损伤和多发性硬化症引起的生殖器感觉缺陷可能是许多女性性功能障碍的原因。

六、总结

女性的性问题非常普遍，常常令人痛苦，但目前人们对其原因了解甚少。在医学领域，尤其是在涉及女性的方面，性问题长期以来一直被忽视。半个多世纪以来，女性性功能障碍的原因和治疗一直是学术研究者关注的问题，但在理解女性性健康问题的生理和病理生理方面，心理和生物学研究工作有限。为了改善女性性功能障碍的临床管理，必须扩展目前对性功能的心理和生物学机制的理解。女性性欲、性唤醒和性高潮功能障碍的临床病理生理学包括神经系统疾病、抑郁症和抗抑郁药、内分泌失调（如甲状腺功能亢进和甲状腺功能减退）、高催乳素血症、糖尿病、盆腔手术以及卒中。通过建立大量实验模型、心理、生化和分子生物学方法的进步以及新诊断测试的开发，人们对女性性功能障碍有了新的认识。明确的终点和结果以及对女性性功能障碍评估和治疗的诊断框架的普遍共识，是涉及身心的性健康和幸福未来的重要目标。预计未来几年将在女性性功能障碍的管理方面有新的知识和改进。

（吴瑞鹏）

第二节　女性性功能障碍与内分泌

　　女性的性活动包括兴趣和动机、产生性唤醒并达到性高潮、体验愉悦感以及随后的个人满足感。女性性体验的所有组成部分都是相互依存的，因此，任何特定方面的受损都可能影响其他方面。女性所经历的性问题通常分为性欲低下、阴道干燥和性唤醒能力弱、难以达到性高潮或无性高潮、性交疼痛。通常在性关系的背景下，这些问题与性活动的频率和愉悦感降低有关，并可能成为个人及其伴侣紧张和痛苦的根源。可能影响女性性行为的内源性激素包括雌激素、雄激素、孕激素、催乳素、催产素和糖皮质激素。这些激素与中枢和外周神经系统中的众多神经化学物质相互作用。后者包括血清素、儿茶酚胺、多巴胺、其他神经递质和其他激素。决定这些复杂相互作用结果的因素包括每种激素的绝对水平、它们的绝对受体含量、特定的共激活因子和共抑制因子蛋白的存在和水平，这些蛋白可改变转录反应以及其他激素对受体水平的上调或下调。激素还通过内皮依赖性和非依赖性机制影响血管功能，因此，在维持女性生殖道健康以及性唤醒和性高潮中起着至关重要的作用。

一、导致性功能障碍的类固醇

（一）雌二醇

　　在整个生育期，卵巢在促卵泡激素和抑制素的控制下，是作用于外周靶组织的雌二醇的主要来源。雄激素是雌激素生物合成中的必需前体。雌酮是由雄烯二酮经芳香化作用形成的，而雌二醇是由睾酮经芳香化作用形成的。性腺外组织中由肾上腺和卵巢雄激素前体合成雌激素的过程一直在发生，并且在绝经后具有更大的重要性。在绝经后女性中，循环中最丰富的雌激素是硫酸雌酮，其水平是雌酮和雌二醇水平的10～25倍。硫酸雌酮的血浆半衰期长，清除慢，因此在靶组织中充当雌二醇和雌酮形成的储存库。在未硫酸化的形式下，雌二醇和雌酮部分与性激素结合球蛋白结合，血浆中SHBG水平的变化对游离的或生物可利用的雌二醇的量的影响在很大程度上大于对雌酮以及生物可利用睾酮的影响。口服雌激素治疗比肠胃外给予雌激素更能显著增加SHBG，这可能导致非SHBG结合的睾酮百分比在临床上显著降低。

（二）孕酮

绝经后，卵巢周期性产生孕酮的功能丧失，然而在绝经后女性的血清中仍可检测到孕酮及其代谢产物，并且在大脑的某些区域也能发现它们。对于绝经前女性和绝经后女性，血清孕酮浓度与大脑组织中的浓度显著相关，这表明血清孕酮是大脑摄取孕酮的主要来源，尽管孕酮也可以在大脑中合成。

（三）睾酮

"雄激素"一词指的是一组19碳类固醇激素，与男性特征及男性第二性征的诱导有关。在女性中，雄激素的循环浓度较低，相比之下，雌激素的循环浓度较高。按照血清浓度从高到低的顺序，女性体内主要的雄激素为硫酸脱氢表雄酮、脱氢表雄酮、雄烯二酮（Androstenedione，A'dione）、睾酮和双氢睾酮。如果将睾酮的活性设为100作为参考效力，该类中其他成员的相对雄激素活性为：DHT为300，A'dione为10，DHEA和DHEAS为5。雄激素的生物合成既发生在肾上腺也发生在卵巢中，并由两种细胞色素P450酶调节，即P450scc催化胆固醇侧链裂解和P450C17催化17-羟化和17-20键裂解，这是从孕烯醇酮生成DHEA和孕酮生成雄烯二酮所必需的。雄激素的进一步代谢涉及其他重要的酶，包括3β-羟基类固醇脱氢酶，催化孕烯醇酮转化为孕酮以及DHEA转化为雄烯二酮；17β-羟基类固醇脱氢酶，催化雄烯二酮转化为睾酮。DHEA的分泌受到促肾上腺皮质激素的急性刺激，然而具有长血浆半衰期的DHEA-S在给予ACTH后可能不会急性增加。肾上腺雄激素和皮质醇的产生并不总是相关联的。在急性应激、严重的全身性疾病、神经性性高潮障碍和库欣综合征中，观察到循环中的肾上腺雄激素水平正常或受到抑制，而这些情况的其他特征是皮质醇水平升高。肾上腺雄激素生成增加也可能与高催乳素血症相关，尽管大多数患有这种疾病的患者雄激素水平正常。

传统上，激素的作用被理解为内分泌作用和旁分泌作用，并且循环激素水平的测量一直被用作确定组织暴露的指标。最近人们对类固醇作用的复杂性有了更深入的认识。细胞内作用描述了活性激素的形成，这些激素在合成它们的同一细胞中发挥作用，而不会释放到细胞周围的间隙中。具体就组织对雄激素的暴露而言，来自肾上腺和卵巢的前体激素雄烯二酮、脱氢表雄酮以及来自肾上腺的硫酸脱氢表雄酮，可以在性腺外的靶组织如大脑、骨骼、脂肪中通过芳香化作用转化为雌酮，或者通过5α-还原作用转化为睾酮，后者在同一细胞中可以转化为雌二醇或双氢睾酮。因此，组织对雄激素的敏感性将根据5α-还原酶和芳香化酶的量和活性而变化，这些酶在个体之间可能有很大差异。雄激素受体（Androgen Receptor，AR）在个体之间也有所不同，CAG重复序列的数量不同导致AR在个体之间存在相当大的差异。AR的这种差异以及其他差异可能导致终末器官对雄激素的绝对循环水平的反应存在差异。这是雄激素生理学中需要进一步研究的一个领域。因此，即使有对总睾酮和游离睾酮高度敏感的检测方法，睾酮的测量也只能提供雄激素缺乏或过量的指示，但不是组织暴露或组织敏感性及反应性的绝对测量指标，而临床特征将是诊断的主要依据。

（四）性激素结合球蛋白

性激素结合球蛋白是性类固醇生物利用度的关键决定因素，血浆中SHBG水平的变化对游离的或生物可利用的睾酮以及其他结合的性类固醇的量有显著影响。在正常生育年龄的女性中,SHBG的结合位点有82%未被占据。对于被占据的结合位点,雄烯二醇是主要的SHBG配体,其次是脱氢表雄酮、睾酮、皮质醇、可的松、双氢睾酮和雄烯二酮。相反,SHBG结合的类固醇的结合亲和力为双氢睾酮>睾酮>雄烯二醇>雌二醇>雌酮。SHBG也与脱氢表雄酮弱结合,但不与硫酸脱氢表雄酮结合。在女性的正常生理条件下,只有1%~2%的总循环睾酮是游离的或具有生物利用度的。其余的被SHBG和白蛋白结合。雌二醇水平升高、甲状腺功能亢进和肝病会导致SHBG水平显著增加,而甲状腺功能减退、肥胖和高胰岛素血症则与SHBG水平降低有关。口服类固醇激素及其类似物可以显著改变SHBG水平,而肠胃外给予这些化合物通常影响要弱得多。激素治疗(Hormone Therapy,HT)中使用标准剂量口服雌激素会升高SHBG水平,而标准雌二醇贴片治疗几乎没有效果。然而,当通过肠胃外治疗达到非常高的雌二醇水平数周至数月时,SHBG水平会升高。使用新型避孕贴片时,SHBG水平显著升高。

女性血浆中游离睾酮浓度由睾酮生成率、代谢清除率(Metabolic Clearance Rate,MCR)和SHBG水平决定。肥胖且月经正常的女性中雄激素生成率升高与MCR增加2~3倍有关,推测是由于SHBG水平降低。在多毛症女性中,雄激素生成率增加与血浆雄激素水平升高以及MCR增加有关。雌激素治疗会降低睾酮的MCR。综上所述,较低的SHBG水平会使清除率增加,而较高的SHBG水平则与睾酮的清除率降低有关。当给予外源性睾酮时,总睾酮浓度的升高将在很大程度上取决于SHBG浓度。因此,SHBG水平高的女性总睾酮水平会显著升高,而SHBG水平低的女性在接受外源性治疗时总睾酮水平几乎没有变化。由于总睾酮是雄激素暴露的不良指标,在睾酮治疗后,应测量游离睾酮或非SHBG结合睾酮的浓度。这种检测可能并不总是可靠或可获得的。基线SHBG可能是睾酮治疗导致雄激素过多风险的有用预测指标,在进行此类治疗之前应在所有女性中进行测量。

(五)其他性类固醇

随着年龄的增长,前体雄激素硫酸脱氢表雄酮水平和脱氢表雄酮水平会下降。DHEAS作为卵巢睾酮生成的前体激素可能对总睾酮水平和游离睾酮水平随年龄的下降有显著贡献。在绝经过渡期前后,DHEAS水平可能会有短暂升高,其临床意义尚不清楚。年龄较大的生育年龄女性与较年轻的生育年龄女性相比,24 h总睾酮和计算得出的游离睾酮平均值较低。在生育后期,年轻排卵女性月经周期中具有特征性的中期游离睾酮水平升高在这个阶段会失败。尽管在月经周期的其他阶段游离睾酮水平保持正常,但仍会出现这种情况。处于绝经过渡期女性的血浆睾酮平均浓度也显著低于在卵泡早期采样的年轻排卵女性的血浆睾酮平均浓度。在围绝经期的短期内,雄烯二酮、双氢睾酮或总睾酮与性激素结合球蛋白的比率(游离雄激素指数)都没有变化。关于绝经后的卵巢是否雄激素产生的重要来源存在很大争议。绝经后女性卵巢静脉中的睾酮浓度已被证明高于全身静脉血中的睾酮浓度,这表明绝经后的卵巢仍然是一个分泌雄激素的器官。

绝经后女性在卵巢切除术后睾酮水平会下降。绝经后的卵巢不是雄激素的主要来源。有研究发现,卵巢完整的绝经后女性的总睾酮水平和生物可利用睾酮水平较低,与卵巢切除的绝经后女性没有差异。手术绝经且性欲低下正在接受激素治疗的女性与自然绝经且性欲正常也在接受HT的女性在总睾酮和游离睾酮、DHEAS、双氢睾酮、雄烯二酮和SHBG水平方面没有差异。对肾上腺功能不全女性的卵巢组织进行免疫细胞化学检测未发现大量的类固醇生成酶。人绒毛膜促性腺激素刺激对肾上腺功能不全女性的雄激素水平没有产生影响。

二、激素水平对性欲的影响

由于性行为是多因素的，并且在人类中的机制研究无法明确阐明激素在性功能中的作用，因此采用了其他模型。性接受行为模型已被用于深入了解性类固醇的一些作用。然而，目前没有针对女性性唤醒或性高潮的动物模型，并且认知因素的影响无法在动物中进行研究。

（一）雌激素的核心作用

自然绝经或手术绝经导致的低雌激素水平可能会引发全身的身体症状，以及由中枢神经系统效应引发的症状。后者包括对认知、情绪和动机的影响，以及对性行为和性反应性的特定影响。雌二醇和睾酮都存在于人类女性的大脑中，在下丘脑和视前区测得的雌二醇浓度最高，而在黑质、下丘脑和视前区测得的睾酮浓度最高。在这些区域中，睾酮的浓度是雌二醇浓度的几倍，在下丘脑和视前区显示出睾酮浓度与雌二醇浓度的比例最高。这种分布与在动物的这些区域中发现的高芳香化酶活性相对应。从生物学角度来看，在这些区域中睾酮被芳香化为雌二醇从而导致高雌二醇浓度，进而改变性行为是合理的。这与极高的循环雌二醇水平导致中枢雌二醇水平升高从而增强性行为是一致的，而标准剂量的雌激素治疗则没有效果。雌激素受体α和β（Estrogen Receptor α/β，Erα/Erβ）在灵长类动物的大脑中均有表达。雌激素通过其受体以及非基因组方式在整个大脑中发挥广泛作用，并与许多神经递质系统（包括儿茶酚胺能系统、血清素能系统、胆碱能系统和γ-氨基丁酸能系统）相互作用。卵巢切除的大鼠和小鼠没有脊柱前凸行为，它们没有雌激素或雄激素，因为它们的肾上腺不产生C_{19}类固醇。单独的雌激素治疗对卵巢切除的小鼠恢复脊柱前凸几乎没有效果，然而在雌激素预处理后，孕酮可恢复脊柱前凸。单独的孕酮也不能恢复性接受行为。将能自发释放一氧化氮的硝普钠微注射到经雌激素预处理的卵巢切除大鼠的第三脑室中，在没有孕酮的情况下促进脊柱前凸。为了进一步研究每种雌激素受体以及雌激素在性行为中的可能作用，有研究敲除了一种或两种雌激素受体或芳香化酶发生突变的小鼠。在动物模型中，血清睾酮水平正常或升高。已评估的行为变化包括雌性性接受性、攻击性和育幼行为。敲除了ERα的小鼠没有脊柱前凸行为，育幼行为减少且攻击性增加。相比之下，敲除了ERβ的小鼠性功能正常。在完全缺乏雌激素的雄激素受体敲除（Androgen Receptor Knock-Out，ArKO）小鼠中，脊柱前凸明显丧失。ArKO小鼠中残留的脊柱前凸行为表明，完整的雌激素受体可以以非配体依赖的方式激活神经元通路。当ERα和ERβ都被敲除时，尽管睾酮水平正常，但动物的性功能完全丧失。综上所述，这些数据表明在小鼠模型中，ERα对脊柱前凸行为至关重要。因此，尽管循环雌二醇水平与性参数之间没有关系，但雌二醇和ERα在动物模型的性行为神经生物学中起着至关重要的作用。除了通过自身受体发挥作用外，雌二醇还影响与性功能相关的其他神经元通路。例如，雌二醇增加α_1去甲肾上腺素（Norepinephrine，NE）受体的表达，这增强了雌性啮齿动物的性接受行为。相比之下，α_2去甲肾上腺素受体和β去甲肾上腺素受体抑制脊柱前凸反应。雌二醇促进α_2去甲肾上腺素受体和β去甲肾上腺素受体的稳定磷酸化，这导致这些受体无法抑制生殖行为。

性反应受到衰老和绝经过渡的不利影响，但性功能的所有其他方面，包括性生活频率和性欲，都因绝经而受到不利影响。在从绝经早期过渡到绝经晚期的过程中，使用简短个人经历问卷（Short Personal Experience Questionnaire，SPEQ）评估的性功能障碍女性的百分比从42%上升到88%，而情绪评分没有显著变化。在绝经早期过渡阶段SPEQ总分较低的女性雌二醇水平较低，但雄激素水平与得分较高的女性相似，并且得分下降与雌二醇水平下降相关，但与总睾酮水平无关。激素水平与情绪评分无关。女性性功能在自然绝经过渡期间的急剧下降与雌二醇减少有关，而不是与雄激素有关。全身雌激素治疗可改善血管舒缩症状和其他一般症状，阴道干燥和泌尿生殖系统萎缩可通过全身或阴道雌激素治疗有效治疗。外源性雌二醇不仅改善血管舒缩症状，还提高幸福感。然而，这种效果似乎部分是由于缓解了血管舒缩症状和阴道干燥。口服雌激素治疗可提高因萎缩性阴道炎引起性交疼痛女性的性满意度，但没有这种症状的女性可能受益很少或根本没有受益。横断面研究表明，绝经时性功能下降与雌二醇之间存在关联。由于没有使用敏感的游离睾酮测量方法进行的研究，所以不能排除与睾酮的相关性。尚未证明外源性雌激素治疗对性功能的影响独立于缓解血管舒缩症状和阴道萎缩。

（二）孕酮对中枢神经系统的影响

孕激素受体（Progesterone Receptor，PR）以两种不同的分子形式存在，即PRA和PRB。PR也存在于大脑中。这两种不同亚型在大脑中的功能和作用尚未确定，使用配体拮抗剂和基因敲除模型的药理学方法无法区分这两种亚型。与雌激素一样，孕酮在啮齿动物的下丘脑中调节基因表达，从而调节控制雌性性行为的神经元网络。雌二醇增加PR的表达，而PR反过来又作为与性反应相关的关键调节事件的关键协调者发挥作用。使用孕酮拮抗剂RU486、脑内给予反义核苷酸以及PR基因敲除小鼠的各种研究结果证实，孕酮促进啮齿动物的性行为是通过雌二醇诱导的神经PR的基因组激活以及涉及PR通过细胞膜多巴胺1受体的非配体依赖性作用的过程介导的。细胞膜受体的激活会导致信号转导级联反应，从而使PR或特定的共激活因子磷酸化，进而产生神经元效应。

（三）肾上腺激素前体

雄烯二酮和脱氢表雄酮由卵巢和肾上腺产生，而硫酸脱氢表雄酮是肾上腺网状带的独特分泌产物。它们都是睾酮和雌激素外周生物合成的重要前体。硫酸脱氢表雄酮水平和脱氢表雄酮水平会随着年龄的增长而下降，人们对此有很多推测，认为这会导致性欲和幸福感的丧失。口服脱氢表雄酮对女性性功能的影响已经在一些安慰剂对照的随机对照试验中进行了评估，但结果并不一致。通过治疗，血清睾酮水平从低于正常水平增加到正常范围的较低部分。另外两项针对艾迪森氏病女性的研究发现，相同剂量的脱氢表雄酮对认知或性功能、身体成分或骨密度没有影响。在没有肾上腺功能不全的围绝经期女性中，围绝经期女性接受50 mg/d的脱氢表雄酮治疗4个月后，性欲无改善。然而，在另一项针对性欲、性唤醒和性高潮能力下降的健康女性进行的脱氢表雄酮治疗的研究中，显示出在性欲、性唤醒、阴道润滑、性高潮和性满意度方面有所改善。在绝经后女性中，在一项小型随机对照试验中，高剂量脱氢表雄酮与安慰剂相比，在观看色情视频时，在主观心理和生理性反应方面有更大的改善。脱氢表雄酮可转化为睾酮和雌二醇。因此，任何显示口服脱氢表雄酮对性功能有积极影响的研究都无法区分脱氢表雄酮单独的作用或作为睾酮和雌二醇前体的作用。没有强有力的数据支持外源性脱氢表雄酮对健康女性或肾上腺功能不全女性的性功能有有益影响。到目前为止，还没有针对女性使用雄烯二酮进行性功能评估的随机对照试验。

（四）睾酮在女性性欲减退中的作用

含有雄激素受体（Androgen Receptor，AR）mRNA的神经元广泛分布在雌性大鼠的大脑中，在下丘脑的神经元中密度最高，在端脑区域中也有较高密度，这些区域为内侧视前核和腹内侧核提供强烈输入，而每个区域都被认为在介导性行为的激素控制中起关键作用，在外侧隔核、杏仁核的内侧和皮质核、杏仁核–海马区以及终纹床核中也是如此。在成年雄性食蟹猴中，在参与调节促性腺激素分泌和生殖行为的离散下丘脑区域中观察到高密度的P450芳香化酶和含有AR mRNA的神经元。所有含有表达P450芳香化酶mRNA细胞的区域也都含有表达AR mRNA的细胞。然而，也有一些区域只表达AR mRNA而不表达P450芳香化酶mRNA，这表明睾酮在特定的大脑区域通过不同的信号机制起作用。目前没有人类或雌性灵长类动物的同等数据。在啮齿动物模型中，在没有雌激素作用的情况下，睾酮不能维持正常的性行为。研究内源睾酮水平与性活动之间关系的研究得出了不同的结果。这可能是由于如上文所述，循环中的睾酮水平作为组织雄激素暴露的指标价值有限。尽管如此，外周雄激素水平可能指示大脑的激素环境，并可能直接或通过在大脑内芳香化为雌激素来影响性行为。未使用口服避孕药的绝经前女性在月经周期期间性欲下降与游离睾酮水平下降有关，其他性功能参数与游离睾酮水平没有相关性。

接受双侧卵巢切除术（Bilateral Salpingo-Oophorectomy，BSO）的年轻女性循环睾酮水平降低约50%。因此，研究卵巢切除后的女性是评估低睾酮水平对性欲、心理状态、身体成分、骨密度以及其他可能由雄激素浓度降低引起的因素影响的一种方法。确定卵巢切除女性中存在而保留卵巢的女性中不存在的一致症状和体征，将为女性雄激素缺乏综合征的存在提供支持。由于大多数女性在子宫切除术时进行卵巢切除术，为了评估雄激素丧失的单独影响，接受卵巢切除的女性应该接受雌激素治疗，并与保留卵巢的子宫切除女性进行比较。然而，这些研究并不完美，因为手术的适应症、手术程序以及卵巢切除后的伴随雌激素缺乏或雌激素治疗都可能影响术后功能。

切除卵巢并没有影响子宫切除术后在性关系频率、性交疼痛、阴道干燥和性欲方面的改善。在一项研究中，BSO与术后12个月不经历性高潮的可能性增加2.7倍具有统计学显著相关性。尽管大多数女性报告子宫切除术后性生活有所改善，但接受卵巢切除的女性报告改善的可能性明显低于未接受卵巢切除的女性。24%的接受卵巢切除的女性报告术后性生活总体恶化，这是单纯子宫切除术女性的2倍多。与保留卵巢的女性相比，接受卵巢切除的女性术后性交体验和性交频率的评分也显著降低。为了具体检查睾酮水平降低的单独影响，将接受雌激素治疗的卵巢切除女性与卵巢完整的女性进行了比较；没有卵巢的女性描述性交的愉悦感降低，焦虑增加，但这两组在性幻想、抑郁或总体心理健康方面没有显著差异。在心理或性变量与雄激素测量值之间没有发现相关性。对卵巢切除女性的观察性研究与睾酮水平降低可能影响一些女性性功能的假设一致。

三、性激素治疗的依据

多项关于对卵巢切除和自然绝经女性进行超生理剂量睾酮治疗的研究结果表明，性功能有明显改善。在一项对手术绝经女性进行的前瞻性交叉研究中，与单独使用雌二醇或安慰剂治疗的女性相比，接受超生理剂量肌肉注射睾酮或睾酮-雌二醇联合治疗的女性在性欲、性幻想和性唤醒方面有显著改善。在这项研究中，给予的庚酸睾酮剂量为每月150 mg，这一剂量给予性腺功能减退的男性时会产生完全男性化。对患者进行了雌二醇和睾酮的皮下联合植入治疗，因为口服雌激素不能充分缓解性欲降低。在性欲、性愉悦和疲劳方面有显著改善，而潮热、出汗和抑郁方面没有显著变化。性欲问卷得分从平均基础水平13.5增加到3个月时的最高86.1，并且在所有可评估的受试者中都有所增加。症状改善维持了4~6个月。总血清胆固醇、甘油三酯或胆固醇亚组分没有明显变化。总睾酮血浆浓度从停止口服雌激素时测量的2.3 nmol/L上升到1个月时的6.7 nmol/L，并在5个月时恢复到基线水平。同样，这种剂量的睾酮可以被认为是药理剂量。

对性欲丧失且对充分雌激素替代治疗无反应的绝经后女性进行低剂量睾酮植入的单盲对照研究。治疗方法是单独植入雌二醇或雌二醇与睾酮联合植入，使总睾酮水平升高到略高于正常上限。接受联合植入的女性在各种记录的性测量方面显示出明显改善，与早期的研究相似。这里使用的睾酮剂量可以被认为是在高生理剂量或低药理剂量范围内。同样，血清脂质没有明显变化。对激素治疗"不满意"的绝经后女性进行酯化雌激素单独使用与酯化雌激素加甲基睾酮的效果比较。接受联合治疗的人报告性欲、性满意度有所改善和性交频率有所增加，而单独使用雌激素组没有这样的改善。由于联合甲基睾酮-酯化雌激素治疗显著降低了性激素结合球蛋白水平，目前尚不清楚对性功能的有益影响是由内源性游离睾酮和双氢睾酮水平升高、游离雌激素水平升高还是由甲基睾酮本身的雄激素作用引起的。

女性雄激素缺乏综合征（Female Androgen Insufficiency Syndrome，FAIS）被描述为在生物可利用睾酮水平降低而雌激素状态正常的情况下出现的一系列临床症状和体征。所提出的缺乏状态的临床症状可能包括性欲降低、性接受性和愉悦感降低；幸福感降低或出现烦躁情绪；持续的无法解释的疲劳。临床体征可能包括骨质流失、肌肉质量和力量下降、脂肪组织重新分布、性毛减少以及认知或记忆改变。对可能的女性雄激素缺乏状态的研究受到女性睾酮检测的敏感性和特异性的限制，以及缺乏女性雄激素水平的大型规范数据库。此外，所提出的FAIS症状和体征非常不具特异性，可能是女性其他常见问题包括抑郁症和甲状腺疾病的继发表现。女性雄激素水平显著降低的情况，如卵巢切除术和肾上腺疾病，通常与其他医疗状况、药物治疗和衰老相关，这也增加了为FAIS的存在提供证据的难度。此外，综合征的定义越宽泛，就越难以用精心设计的研究数据来支持。对现有研究的回顾提供了更多证据支持低雄激素浓度与性欲降低和性功能的其他变化之间的特定关联，而不是支持整个综合征。

四、药物对性欲的影响

（一）替勃龙对性欲的影响

替勃龙是一种合成类固醇，具有一个3酮基团和一个7α甲基。它被描述为一种前体药物，因为在摄入后，它会在胃肠道中迅速代谢为两种具有雌激素活性的代谢产物3α和3β，随后这些代谢产物主要以硫酸化的无活性形式在体内循环。这些代谢产物在靶组织中只有被硫酸酯酶去硫酸化后，才具有雌激素活性。因此，替勃龙的总体作用预计是具有雌激素效应的。然而，替勃龙本身及其3β代谢产物可能会被3β-羟基类固醇脱氢酶异构酶转化为4-异构体。

在一项为期12个月的随机安慰剂对照研究中，绝经后女性完成了一份性功能问卷，该问卷包括对性吸引力、性欲和性幻想、性高潮反应的强度和性交频率以及性交活动的10项自我评估。在研究进行到12个月时，替勃龙组问卷中的所有10个项目得分均有所提高，而安慰剂组则没有。在另一项随机安慰剂对照交叉试验中，与安慰剂相比，替勃龙显著提高了性欲、性唤醒频率和性幻想频率。在替勃龙与17β-雌二醇加快诺酮醋酸酯对性功能影响的对比研究中发现，两种制剂均显著提高了性欲。在治疗24周和48周后，就"性活动频率""性满意度"和"愉悦度"的总体得分而言，替勃龙的效果更明显。替勃龙组的一些参数基线较低，而基线较低的个体改善程度更大。另一项研究中，将手术绝经的妇女随机分为口服戊酸雌二醇加庚酸二氢雄甾酮、17β-雌二醇、替勃龙或安慰剂组，治疗12个月。所有活性治疗组的性功能所有参数均有显著改善。然而，口服雌二醇/二氢雄甾酮和替勃龙在性反应性和性高潮频率方面的改善程度比单独使用雌二醇更大。口服和经皮雌二醇的剂量并不相等，这可能会使该比较产生偏差；然而，这并不会影响替勃龙相对于经皮雌二醇更有利的效果。导致女性性功能下降的激素因素可能包括雌二醇缺乏、睾酮不足以及由于性激素结合球蛋白升高导致的雌二醇和睾酮生物利用度降低。替勃龙可能因其具有雌激素、雄激素和降低SHBG的综合作用而改善性欲和女性性功能的其他方面。

（二）雷洛昔芬对性欲的影响

雷洛昔芬是一种选择性雌激素受体调节剂，用于治疗绝经后妇女的骨质疏松症。它对骨骼具有抗吸收性的类似雌激素的活性，但在子宫和乳房中是雌激素拮抗剂，并且不能缓解潮热和泌尿生殖系统萎缩。鉴于后一发现，最近一项大型安慰剂对照随机对照试验评估了雷洛昔芬对患有骨质疏松症的绝经后妇女性功能的影响。经过36个月的治疗，在包括性欲、性活动、性愉悦、性交疼痛、性高潮、性唤醒以及性功能问题总体评分等性功能参数方面，活性治疗组与安慰剂组之间均未发现具有统计学意义的差异。与口服结合雌激素相比，雷洛昔芬仅使性激素结合球蛋白水平略有升高。在雄激素水平正常的健康绝经后妇女中，每天给予雷洛昔芬不会降低总睾酮或游离睾酮以及脱氢表雄酮硫酸盐的水平。如先前报道的那样，雷洛昔芬选择性地降低促卵泡激素水平，而对促黄体生成素水平无影响。这可能有助于对循环中的雄激素产生中性作用。需要进一步的研究来确定这些发现相对于其他骨质疏松症疗法的全部临床意义。虽然雷洛昔芬不会用于治疗性功能问题，但从这项研究来看，它似乎也不太可能引起性功能问题。

（三）催产素对性欲的影响

人类在性唤醒和性高潮期间，神经肽催产素的循环水平会升高，并且其受体可能在性行为中起作用。当向接受雌激素治疗的雌性大鼠的大脑中注入催产素时，它们的性活动会大大受到刺激。雌二醇会增加大鼠腹内侧下丘脑中催产素及其受体的表达。人类是否有相似情况发生则尚不明确。

（四）泌乳素对性欲的影响

高泌乳素血症会导致促性腺激素分泌不足性性腺功能减退、性欲丧失以及性交痛。这些不良影响被归因于卵巢功能的丧失。在患有下丘脑垂体疾病且高催乳素血症的女性中，有84.1%的患者性欲减退，而在血清泌乳素水平正常的女性中，只有32.6%的人有此症状。

（五）糖皮质激素对性欲的影响

肾上腺功能不全与脱氢表雄酮硫酸盐以及游离睾酮和总睾酮的减少有关。内源性或外源性糖皮质激素过量会导致肾上腺抑制和雄激素不足，从而可能间接抑制性功能。具体发生机制尚不明确。

五、激素对性唤醒的影响

性唤醒不足可能部分是由流向性敏感器官的血液减少所致。虽然动脉粥样硬化可能与有血管危险因素的老年女性性唤醒不足有关，但似乎激素变化可能在年轻女性中起作用。雌激素通过基因组机制和非基因组机制影响血管功能。雌激素对生殖器解剖结构有直接影响，可增加外周血流量和外周神经功能，并改善阴道干燥。内皮在决定血管的收缩状态方面起着关键作用，并调节其他一些重要的血管功能，包括血小板聚集、单核细胞黏附、平滑肌增殖和脂质氧化。年龄大、高胆固醇血症、糖尿病和吸烟会严重损害内皮功能。虽然外源性雌激素可以恢复因雌激素缺乏而导致的受损内皮功能障碍，但没有证据表明外源性雌激素可以逆转由其他原因引起的内皮功能障碍。因此，虽然雌激素治疗可以恢复血管完整性正常的雌激素缺乏女性的外周血流量，但对于已经存在血管功能障碍的女性可能并非如此。睾酮似乎因其血管舒缩作用而很重要，可增加阴道血流量和阴道润滑度。这些作用可能是由于雄激素的直接作用，或者部分是由于在血管床中由睾酮生物合成雌二醇所致。细胞研究表明，阴道组织可能表达一种对非常强效的雄激素（Δ5-β-雄甾烯二醇）有特异性的核受体。有研究发现，给予药物水平的睾酮可增加有正常性腺功能女性的阴道脉搏振幅（Vaginal Pulse Amplitude，VPA），并且VPA与自我生殖器感觉之间具有很强的相关性。在早期的一项关于甲基睾酮与微粉化雌二醇联合使用与单独使用雌二醇的研究中，两种疗法均增加了阴道血流量，两组之间没有差异。

六、激素对性交痛的影响

泌尿生殖系统症状会对性欲产生不利影响。如阴道萎缩和干燥、尿频和尿失禁等症状在大约三分之一的50岁以上女性中出现，并且不容易解决。性交痛有多种原因，但缺乏雌激素化是任何年龄段因任何病因导致雌激素缺乏女性的常见原因。绝经后，随着乳酸杆菌从阴道菌群中消失，阴道pH值升高。雌激素替代疗法，无论是局部应用还是口服给药，都可以改善阴道壁糖原化和提高阴道血流量。这会使正常的阴道细菌菌群恢复，同时降低阴道pH值。雌激素治疗可缓解阴道干燥，从而使性功能随后得到改善。由于泌尿生殖系统组织对雌激素高度敏感，低剂量雌激素的阴道给药为治疗泌尿生殖系统萎缩提供了一种全身雌激素治疗的替代方法，这种方法安全且可接受。因为泌尿生殖系统萎缩是一种终身性疾病，对于已经在口服激素替代疗法但仍有泌尿生殖系统老化症状的女性，阴道治疗也是一种有效的辅助方法。对于患有严重泌尿生殖系统雌激素缺乏的女性，低剂量阴道雌激素维持治疗可产生足够的吸收，以诱导阴道和尿道上皮成熟，而不会逐渐积累循环中的未结合雌酮和雌二醇。替勃龙可缓解此类泌尿生殖系统症状，这可能有助于替勃龙所带来的性欲改善。替勃龙可使阴道核固缩指数和成熟指数正常化，并缓解有症状的萎缩性阴道炎，其效果可长期持续。雄烯二酮水平和睾酮水平与阴道萎缩之间存在显著的负相关关系。阴道中存在雄激素受体，这些受体可能在阴道健康中起作用。雌激素可用于治疗阴道萎缩。

（吴瑞鹏）

第三节　女性性欲低下的激素调节与评估

一、个人史与病史询问

在决定治疗策略之前，要确定低性欲问题是否给女性带来个人困扰。应确定性欲降低的持续时间以及女性上一次感觉自己性欲正常的时间。评估应该是非评判性的，因为对一个女性来说正常的情况可能对另一个女性来说是不可接受的。如在其他地方所讨论的，对心理、社会因素的评估至关重要，然而，心理、社会因素的存在并不排除有器质性因素的作用，并且不应将女性排除在全面的生物学评估之外。对所有的女性都应该仔细筛查是否患有抑郁症，因为抑郁症可能是她们性功能障碍的一个原因。同样，患有慢性疾病并不排除激素原因。实际上，在患有疾病或正在接受导致肾上腺抑制治疗的女性中，激素原因可能更有可能。

应该采集完整的妇科病史。还应确定可能的缺铁、甲状腺疾病和溢乳情况。在绝经前女性中，应通过采集月经史来评估雌激素化是否充分。如果月经周期规律，那么下丘脑-垂体-卵巢轴功能障碍的可能性极小，因此雌激素通常是充足的，催乳素水平也是正常的。40岁之前出现闭经需要进行全面评估。一般体格检查应包括评估甲状腺状况、是否存在贫血或溢乳。妇科检查应包括盆腔检查，注意阴道萎缩的迹象、阴道口大小、是否有分泌物或感染迹象、外阴痛和深部压痛。

二、实验室检查

（一）常规检查

女性出现性欲低下和疲劳时，应常规测量以下项目：铁储备；促甲状腺激素（Thyrotropin，TSH）以排除亚临床甲状腺疾病，若有临床怀疑，应进行导致慢性疲劳的自身免疫性疾病筛查。未确诊的亚临床甲状腺功能减退症的发生率很高——在40岁以上的女性中约占10%。轻度甲状腺功能减退症与疲劳症状和性方面的抱怨之间的关系尚不清楚。正在接受甲状腺素治疗且开始口服雌激素治疗的女性，在治疗6周后应测量TSH，因为口服雌激素可能会通过增加甲状腺结合球蛋白而增加对甲状腺素的需求。

测量雌二醇和促卵泡激素可用于诊断闭经年轻女性的卵巢早衰，或评估子宫切除女性的绝经状态。然而，对于后者，完整的症状病史通常更有用。低FSH和低雌二醇的闭经提示下丘脑性疾病、高催乳素血症或其他罕见的垂体疾病。并非所有的免疫测定都能可靠地区分正常雌二醇和低水平雌二醇。

（二）睾酮测定

游离睾酮或生物可利用睾酮是组织接触睾酮的最可靠指标。高水平睾酮并不预示着更高的性欲，然而，高于平均水平的睾酮可能排除雄激素不足。为防止误诊低睾酮而选择测量时间：由于睾酮存在昼夜变化，理想情况下应在上午8：00至10：00之间采血，此时睾酮水平较高。在绝经前女性中，睾酮在卵泡早期处于最低点，在月经周期的其余时间变化较小但不太显著。因此，应在月经周期第8天后采血，最好在第20天之前采血。血清样本比血浆样本更可取。

测量游离睾酮的金标准方法是平衡透析法。然而，这种方法会受到分析物稀释的影响。此外，它劳动强度大、成本高，在临床实践中不可行。与通过平衡透析法定量的游离睾酮高度相关的生物可利用睾酮可以通过硫酸铵沉淀法测量。该测定中经常遇到的误差来源包括球蛋白沉淀不完全、使用不纯的氚标记睾酮以及对测定中相对少量的放射性标志生物可利用睾酮计数时间不足。平衡透析法和硫酸铵沉淀法分别生成游离睾酮占生物可利用睾酮的百分比。然后，该百分比乘以总睾酮浓度以确定游离睾酮和生物可利用睾酮的浓度。如果已知总睾酮、白蛋白和性激素结合球蛋白的浓度，则可以可靠地使用索德加德方程计算游离睾酮的浓度。这种方法需要可靠地测定总睾酮和SHBG；白蛋白通过常规方法定量。通过类似物测定法测量游离睾酮是非常不可靠的，特别是在正常女性范围的低端，不建议使用。

唾液睾酮已在患有高雄激素血症的女性研究中可靠地使用过，但从未得到广泛支持，因为正常范围似乎过大，并且在较低范围的准确性也值得怀疑。重要的是要认识到唾液睾酮水平不应等同于血清中的游离睾酮水平。游离雄激素指数已被用作游离睾酮的替代指标，但当SHBG水平较低时该指数不可靠。直接睾酮免疫测定受到测定干扰产生的"噪声"以及与其他类固醇的交叉反应的限制，在低睾酮浓度下这些问题会变得更大。此外，在直接测定中，睾酮有时不能完全从SHBG中解离出来。加入有机溶剂提取会增加特异性，如果结合色谱法将睾酮与干扰类固醇分离，可以获得可靠的结果。然而，这种技术在临床环境中常常不可用或不具成本效益。气相色谱-质谱联用测量总睾酮需要包括液液萃取等多个步骤，并且在睾酮水平非常低时可能不可靠。液相色谱-串联质谱似乎可以可靠地测量低睾酮浓度。无论使用哪种测定方法来测量分析物，都需要对使用的方法进行彻底验证。

（三）其他参数

SHBG是循环中总睾酮浓度的重要调节因子。SHBG的测量没有争议，并且相对容易进行，具有良好的重复性。肾上腺中的主要雄激素前体是脱氢表雄酮。通常以硫酸化形式DHEAS进行测量，因为其半衰期长得多，导致水平更稳定。DHEAS的免疫测定相对稳定，结果一致，且易于进行。DHEAS在月经周期的各个阶段浓度不会变化，并且它不与SHBG结合。在标准剂量的雌激素治疗下，它不会受影响。DHEAS与年龄相关的曲线呈现下降趋势。如果发现水平较低，应测量早晨皮质醇水平以排除肾上腺功能不全。

（四）雄激素

游离睾酮和生物可利用睾酮被认为最能反映组织可利用的激素。游离睾酮应通过平衡透析法测量，或使用索德加德方程根据总睾酮、SHBG和白蛋白计算得出。由于总睾酮水平在这些方法中确定游离睾酮浓度方面起着重要作用，因此可靠的总睾酮测定至关重要。不建议使用任何直接商业免疫测定法来可靠地确定女性低总睾酮水平。SHBG提供了关于总体雄激素暴露的额外信息，因为它对全身雄激素状态敏感。低SHBG水平表明在睾酮治疗中有雄激素过量的风险显著增加，而高水平表明睾酮的代谢清除率降低。用于测量睾酮的血清应在上午8：00至10：00之间采集，并且对于绝经前女性，无论是用于研究还是诊断目的，都不应在卵泡早期采集。目前还没有确定一个游离睾酮水平，低于该水平可以说女性缺乏睾酮，也没有确定一个女性应恢复到的水平以确定她的睾酮充足。由于女性个体间差异大以及女性体内雄激素的内分泌学特点，不太可能确定这样的绝对水平。迄今为止，特定水平的游离睾酮与性症状之间的关系尚未确定。对低睾酮导致的性功能减退的诊断是一种排除性诊断。在没有可靠的游离/总睾酮测定方法的情况下，应了解现有测定方法的误差，并使用睾酮测量来排除那些睾酮治疗可能有危险的女性。

三、激素治疗的适应症与禁忌症

对口服、经皮和其他激素给药途径进行区分。除了它们的直接作用外，还考虑了雌激素、孕激素和选择性雌激素受体调节剂的使用对雄激素的内源性产生和结合的影响。

（一）雌激素疗法

雌激素疗法包括口服、经皮、皮下、鼻内和阴道用，所用雌激素为17-β雌二醇制剂，以及微粉化或酯化的雌激素和结合型马雌激素。对于性问题，这些制剂最相关的获批适应症是外阴和阴道萎缩以及与绝经相关的阴道症状。所有类型的雌激素制剂似乎在治疗泌尿生殖系统萎缩、增加阴道腺体分泌物和改善性交疼痛方面都是有效的。除了这些作用外，雌激素疗法在治疗性欲减退、性活动减少和性高潮困难方面似乎并不有效。

口服和胃肠外雌激素单一疗法的安全问题包括未切除子宫的女性患子宫内膜癌的风险增加和阴道出血。单独使用雌激素与乳腺癌风险之间的关系尚不清楚，因为流行病学研究并未表明两者之间存在联系，并且妇女健康倡议中仅使用雌激素组的结果尚未公布。口服但非经皮雌激素疗法已被证明会使包括性激素结合球蛋白、甲状腺素结合球蛋白、皮质类固醇结合球蛋白和肾素底物在内的一些肝脏蛋白的循环水平呈剂量依赖性增加。口服雌激素会增加绝经后女性的凝血激活标志物并降低抗凝血酶活性，但经皮雌激素疗法似乎对凝血和纤维蛋白溶解没有任何影响。口服雌激素疗法还与胆汁淤积和胆结石的风险增加有关，尽管对高密度脂蛋白胆固醇水平和低密度脂蛋白胆固醇水平有有益影响，但会使甘油三酯增加，这可能是不利的。与口服雌激素相反，经皮制剂对脂质参数的影响很小，但经皮贴片可能会使易感个体产生皮肤刺激。阴道给予低剂量雌激素也可能引起局部刺激，但预计与口服或经皮制剂相比，会引起较少的全身副作用。口服雌激素已被证明可使卵巢完整的绝经后女性的游离睾酮浓度降低约60%，而经皮雌二醇对游离睾酮的影响要小得多。这种差异主要是由于口服但非标准剂量经皮雌激素治疗会使SHBG水平显著升高。第二个因素是雌激素疗法会减少促黄体生成素的分泌，这反过来又会降低绝经后卵巢雄激素的生成速率。因此，口服雌激素疗法的处方应使用尽可能低的剂量，以尽量减少对循环中硫酸雌酮和SHBG的影响。鼻内雌二醇不会增加SHBG，也不会导致高雌二醇/雌酮比。它与口服和经皮雌二醇具有临床治疗等效，并且与乳房疼痛的报告率显著降低相关。

（二）雌激素-孕激素组合疗法

当对子宫完整的女性进行雌激素治疗时，应同时给予孕激素以将发生子宫内膜增生和癌症的风险降至最低。这可以每天以连续联合的方式、每月12～14天的序贯治疗方式进行。连续联合方案旨在产生不出血的萎缩性子宫内膜，而序贯方案旨在诱导可预测的出血模式。有口服组合、经皮组合和阴道组合，涉及合成孕激素，例如醋酸甲羟孕酮（Medroxyprogesterone acetate，MPA）、醋酸炔诺酮（Norethisterone Acetate，NETA）和左炔诺孕酮（Levonorgestrel，LNG），以及微粉化黄体酮（Micronized Progesterone，MP）的口服胶囊。泌尿生殖系统萎缩仍然是雌激素疗法最相关的适应症。当没有全身症状时，理想情况下可以仅通过阴道进行给药。对于需要治疗血管舒缩症状和其他全身症状的女性，应进行雌激素-孕激素联合全身治疗。通过缓解血管舒缩症状和其他症状实现的幸福感改善可能会提高一些女性的性欲，并消除进一步干预的需要。几乎没有证据表明添加的任何孕激素在与雌激素一起使用时会改善或恶化性问题。妇女健康倡议研究（Women's Health Initiative，WHI）是有史以来对激素替代疗法进行的最大规模的随机对照试验，口服结合型马雌激素-醋酸甲羟孕酮联合治疗的风险效益比表明这种疗法不利于长期使用。口服结合型马雌激素-醋酸甲羟孕酮联合治疗的名义风险比对于乳腺癌、冠心病、卒中和肺栓塞显著大于1。然而，调整后的风险比仅在治疗后静脉血栓栓塞增加和骨折减少方面具有统计学意义。目前，在WHI对子宫切除女性进行的研究中，仍在评估口服雌激素单一疗法的风险效益比。其他口服方案或胃肠外单独给予雌二醇和/或与孕激素联合给予可能与结合型马雌激素-醋酸甲羟孕酮联合治疗相比具有较少的不良心血管后果，但这需要确认。

此外，WHI并非旨在测试HT对更年期症状的影响，而更年期症状在许多围绝经期/绝经后女性的生活质量中起着很大作用。WHI中的大多数女性在绝经后15年，只有12%有中度或重度血管舒缩症状，并且未评估对泌尿生殖系统症状的影响。血管舒缩症状不太可能是致残性的，因为女性愿意被随机分配到安慰剂组。在随访1年时有血管舒缩症状的女性中，76.7%的HT使用者症状有所改善，而安慰剂组的改善率为51.7%。在随访3年时，71%的HT使用者症状有所改善，而安慰剂组的改善率为52.8%，从而提高了生活质量。然而，这并未作为WHI中的生活质量衡量指标。孕激素改变内源性游离睾酮水平的能力主要与其对SHBG的影响有关，其次与其对LH的抑制作用有关。雄激素性孕激素部分减弱了口服雌激素引起的SHBG增加，而口服MPA的减弱作用较小，口服MPA对SHBG几乎没有影响。经皮给予孕激素预计对SHBG的影响最小。由于它们对SHBG和LH的影响，口服雌激素–MPA组合的游离睾酮水平应最低，口服雌激素与MPA、NETA和LNG组合的游离睾酮水平较高，经皮/鼻内雌激素–孕激素组合的游离睾酮水平最高。

（三）孕激素治疗方法

口服天然微粉化黄体酮可能会引起镇静和不良的催眠作用。一项随机对照试验发现绝经后女性每天使用32 mg黄体酮软膏，12周后血清黄体酮水平仅有极小增加，且没有证据表明性功能有所改善。目前没有关于单独使用口服黄体酮或其他孕激素治疗女性性问题的报告。用于经阴道给予以进行全身给药的黄体酮凝胶已被用于接受体外受精的女性的黄体期支持。口服和非口服给予微粉化黄体酮尚未被证明会显著影响SHBG水平，因此对游离睾酮水平的影响应该最小。虽然黄体酮是卵巢中雄激素和雌激素生物合成的早期前体，但当口服或经皮给药时，它似乎不会大量转化为这两种激素中的任何一种。相比之下，口服合成孕激素NETA已被证明会产生少量炔雌醇，这可能在临床上意义不大。

（四）睾酮疗法

目前在临床实践或研究方案中，各种含睾酮的制剂正被用于治疗女性的性问题。这些包括：

1.用于男性的睾酮产品以低剂量超适应症使用，如肌肉注射睾酮酯、睾酮植入剂、口服十一酸睾酮（Testosterone Undecanoate，TU）、经皮睾酮储库贴片和经皮睾酮凝胶；

2.为女性设计的研究用经皮睾酮矩阵贴片；

3.研究用的女性睾酮凝胶；

4.皮下睾酮植入剂；

5.肌肉注射睾酮长效制剂；

6.单独口服用甲基睾酮以及与酯化雌激素联合使用；

7.用于局部应用的复方甲基睾酮。

在绝经后女性中，这些制剂通常与雌激素+/–孕激素同时给予。所有这些制剂在女性中的有效性和安全性证据有限。还必须区分产生超生理水平睾酮的药物治疗方案和产生在健康年轻女性正常范围内的游离睾酮水平的生理治疗方案。短期治疗性欲的改善是否会导致持续改善，或者是否需要长期治疗，这仍有待确定。如果是后者，在推荐长期治疗之前需要长期安全性数据。除了经皮睾酮制剂外，含有甲基睾酮和双氢睾酮的局部制剂也被建议用于女性，因为它们都不会芳构化为雌激素。MT和EE的口服雄激素–雌激素组合目前被批准用于单独使用雌激素不能缓解血管舒缩症状的绝经女性。睾酮治疗的安全问题取决于剂量和达到的激素水平、治疗持续时间、雄激素制剂的类型及其给药途径，已证明每2～4周以150 mg剂量长期使用注射用睾酮酯会使女性男性化。与外源性雄激素过量相关的其他症状包括多毛症、痤疮、月经紊乱和红细胞增多症。在多囊卵巢综合征（Polycystic Ovary Syndrome，PCOS）中，雄激素过量也与碳水化合物代谢异常有关。然而，胰岛素抵抗可能是该疾病的病因基础，因此将PCOS的代谢后果外推至单纯雄激素过量的情况是不合适的。但是，有证据表明一些患有肾上腺雄激素过量的女性，例如先天性肾上腺增生患者，存在胰岛素抵抗。没有证据表明胃肠外睾酮治疗对心血管有不良影响。高剂量口服雄激素如MT以及在较小程度上十一酸睾酮可能与肝毒性有关，但对于低剂量治疗这不是问题。在较低剂量下，口服MT会降低高密度脂蛋白胆固醇和其他肝脏蛋白包括SHBG、TBG和CBG的水平。相比之下，与绝经前激素产生水平相当的剂量经皮给予睾酮尚未与男性化、红细胞增多症、碳水化合物代谢异常、对肝脏的不良影响或降低高密度脂蛋白胆固醇和其他肝脏蛋白相关联。虽然睾酮贴片的研究没有显示胰岛素水平的变化，但这需要在长期研究中进行验证，因为可能存在持续时间效应。另外两项关于睾酮贴片的更大规模研究正在进行中。迄今为止，研究用的矩阵贴片在局部耐受性良好，并且没有关于对皮肤局部雄激素作用的报告。在治疗绝经前女性的性功能障碍时，外源性雄激素对胎儿的风险是一个单独且真正令人担忧的问题。然而，女性胎儿的男性化似乎与母体睾酮水平没有紧密关联，其发生仅限于表现出男性化的女性。尽管如此，对任何有可能怀孕的女性进行治疗时应采取可靠的避孕措施并进行极其谨慎的监测。虽然没有充分记录，但局部应用雄激素可能会导致阴蒂增大。虽然睾酮治疗的风险是其可能转化为雌二醇，但这尚未得到证实。

（五）雄激素前体治疗

雄激素前体脱氢表雄酮和雄烯二酮的口服制剂在药代动力学研究中，给予老年女性50 mg剂量的口服DHEA可使血清睾酮水平升高约1 nmol/L，与每天150 mg睾酮贴片引起的增量相当。相应的雌二醇水平的增量为25 pmol/L相应的雌酮水平的增量为100 pmol/L。对女性阴道和局部给予DHEA也已被证明可显著增加睾酮水平。给予女性100 mg口服雄烯二酮可使睾酮水平升高约3.5 nmol/L，而在另一项研究中睾酮水平升高超过25 nmol/L；后者相当于男性的正常上限范围。结果的差异可能反映了研究中使用的雄烯二酮产品的纯度和配方的不同。口服DHEA的安全问题与MT相似，包括痤疮、多毛症、可能的肝毒性以及降低高密度脂蛋白胆固醇和其他肝脏蛋白的水平。经皮和阴道给药预计对肝脏的影响较小。鉴于使用雄烯二酮达到的明显超生理水平的睾酮，女性长期使用时男性化的风险相当大。雄激素前体也是雌激素前体，因此可能会提高睾酮以及雌二醇/雌酮的水平。

（六）其他类激素疗法

雷洛昔芬主要用于预防绝经后女性的骨质流失。它似乎对性功能有中性影响。替勃龙广泛用于绝经后女性的症状管理。尚不清楚替勃龙对性功能水平的积极影响是否是其降低 SHBG 和增加内源性游离睾酮水平的结果。替勃龙的主要问题是降低高密度脂蛋白胆固醇水平。尚无证据证明替勃龙会增加心血管疾病和乳腺癌的风险。

四、研究方向

女性性功能的激素影响需要进一步研究，包括在随机对照试验中验证睾酮疗法的有效性以及研究其作用机制。女性雄激素不足综合征的特征需要进一步验证。迫切需要改进女性范围内总睾酮和游离睾酮的测量方法，重点是可用于常规使用的方法。需要确定按十年划分和不同种族背景的女性各种雄激素的正常范围：目前澳大利亚正在进行的一项大型横断面研究正在解决这个问题。需要专门为女性设计睾酮制剂。在推荐长期使用外源性睾酮之前，需要研究女性使用外源性睾酮的长期安全性，具体而言，需要通过更敏感的措施评估对头发和皮肤影响的发生率和严重程度，并确定它们与睾酮制剂和剂量的关系。

（吴瑞鹏）

参考文献

［1］MATUSZEWICH L, LORRAIN D S, HULL E M. Dopamine release in the medial preoptic area of females rats in response to hormonal manipulation and sexual activity［J］. Behav Neurosci, 2000, 114:772-782.

［2］DOMINGUEZ J M, HULL E M. Stimulation of the medial amygdala enhances medial preoptic dopamine release：implications for male sexual behavior［J］. Brain Res, 2001, 917:225-229.

［3］HULL E M, DU J, LORRAIN D S, et al. Extracellular dopamine in the medial preoptic area implications for sexual motivation and hormones control in copulation［J］. J Neurosci, 1995, 15:7465-7471.

［4］VEENING J G, COOLEN L M. Neural activation following sexual behavior in the male and female rat brain［J］. Behav Brain Res, 1998, 92:181-193.

［5］PFAUS J G, HEEB M M. Implications of immediate - early gene induction in the brain following sexual stimulation of female and male rodents［J］. Brain Res Bull, 1997, 44:397-407.

［6］ERSKINE M S. Mating - induced increases in FOS protein in preoptic area and medial amygdala of cycling female rats［J］. Brain Res Bull, 1993, 32:447-451.

［7］ROSEN R C, BROWN C, HEIMAN J, et al. The Female Sexual Function Index（FSFI）：a multidimensional self - report instrument for the assessment of female sexual funct BECK A, BEAMERSDERFER A：Assessment of depression：the depression inventory［J］. Mod

Probl Pharmacopsychiatry，1974，7:151-169.

[8]DEROGATIS L R，ROSEN R C，LEIBLUM S，et al. The Female Sexual Distress Scale (FSDS)：initial validation of a standardized scale for assessment of sexually related personal distress in women[J]. J Sex Marital Ther，2002，28:317-330.

[9]SLAG M F，MORLEY J E，ELSON M K，et al. Impotence in medical clinic outpatients [J]. JAMA，1983，249:1736-1740.

第七章　男性性功能障碍与性神经疾病个论

第一节　早泄

一、定义

（一）定义标准

《精神疾病诊断与统计手册》（第4版修订版）（DSM-IV-R）和《国际疾病分类》（第10版）（ICD-10）都对早泄给出了定义。DSM-IV-R将早泄定义为在阴茎插入之前、插入时或插入后不久，在个人意愿之前就持续或反复出现射精，且刺激很小。临床医生需考虑影响兴奋期时长的因素，如年龄、性伴侣或性情境的新奇程度以及近期性活动频率等。这种障碍会引发显著痛苦或人际关系难题，且并非完全由物质的直接作用导致。ICD-10指出"需满足性功能障碍的一般标准。存在无法充分延迟射精以享受性爱的情况，表现为以下两种之一：在性交开始前或开始后很快射精；在没有足够勃起以使性交可行的情况下射精"。

这两个来源为早泄的归类提供了相似但不完全相同的概念框架，都提到了3个一般标准，即射精潜伏期短、缺乏性满足感以及对自身状况缺乏自我效能感。在DSM-IV-R中，最后一点表述为"在个人意愿之前射精"，ICD-10则表述为"无法充分延迟射精以享受性爱过程"。

（二）诊断标准

射精潜伏期短，通常用阴道内射精潜伏期时间（Intravaginal Ejaculation Latency Time，IELT）来衡量，即从插入阴道到射精之间的时间（用s或min表示），取多次尝试的平均值。ICD-10认为15 s或更短的潜伏期符合早泄诊断。其他资料显示，早泄男性90%的射精发生在60 s内，有人认为可长达2 min。2 min或更小的IELT与无早泄男性的情况有轻微重叠，后者通常在2~10 min之间。所以，任何小于2 min的潜伏期都可能提示早泄诊断。目前对于潜伏期是否应精确计时，或者男性及其伴侣的估计是否足够准确来量化这个标准，尚无定论。前一种方法精度更高、偏差更小，但可能具有侵入性，且相对于患者的主观评估，可能过度强调了客观量化措施的重要性。对IELT的估计往往会高估而非低估射精潜伏期，这意味着存在偏向于"漏诊"而非"假阳性"的情况。无论采用哪种方法，IELT都只是早泄诊断的几个重要条件之一。仅仅关注时间上的潜伏期，即阴茎在阴道内的时间，并不能完全体现早泄的定义特征，即"伴有最小刺激的射精"。因此，到射精的"阴茎抽动次数"可能是对阴茎刺激量更有效的评估。不过，IELT通常被认为是更可靠的测量方法，且在男性群体中与阴茎抽动次数相关。

自我效能感或患者控制功能障碍反应的能力，可区分因无法做出其他反应而快速射精的男性和因其他原因快速射精的男性。近期研究中，"对射精的控制感"的自我评价成功地成为区分早泄男性和性功能正常男性的自我效能感测量指标。早泄男性对射精控制的评分约为2到4，而性功能正常的男性通常评分为4或更高。由于对射精反射的实际控制本身存在争议，与评估早泄成功治疗更相关的自我效能感测量可能包括"延迟射精的能力"或"克服早泄的能力"等项目。

对自身状况的关注或痛苦，通常只要男性因性问题前往诊所寻求帮助，就可满足这一标准。在招募参与者进行实验或临床调查时，筛选问卷中可包含几个直接涉及关注或痛苦问题的问题。最常见的是询问男性的总体性满意度，进一步详细询问围绕性问题的焦虑或关注以及性关系的质量。也可包括一般焦虑的标准化测量、性功能测量或二元痛苦测量，以进一步帮助操作化这个标准。

（三）排除因素

DSM-IV和ICD-10的定义都规定了排除早泄诊断的条件，包括由酒精、物质使用或药物介导的早期射精，因伴侣或情境新奇而导致高度兴奋的情况以及性活动频率低。

（四）诊断亚组

目前基于病因识别早泄亚型的操作尚未成功。根据病史和症状将早泄分为不同亚型有时是有用的。例如，大多数临床医生和研究人员将早泄分为终身性早泄和获得性早泄，以及局限于特定情境或伴侣的早泄和更普遍的早泄。如果患者有不特定于某一伴侣的终身性早泄病史，可能指向生物学和认知病因。在这种情况下，解决人际关系和关系问题的需求可能相对较小。相反，如果早泄是最近在特定情境下与勃起功能障碍一起出现，可能需要解决关系问题，而对生物学病因的关注可适当减少。

1.早泄男性的相关协变量情况：有高早泄风险的男性常报告其他症状，这些症状可帮助识别早泄个体，尤其是当他们不熟悉临床术语时。这些男性可能用反映其功能障碍经历其他方面的语言来描述问题。

2.阴茎敏感性：许多早泄男性报告阴茎高度敏感，但支持这种超敏性的实证数据不一。感知到的超敏性可能反映出射精反射的强反应性或低阈值，也可能是阴茎感觉受体的高反应性。

（五）自慰时的射精潜伏期

早泄主要由性交活动中的射精潜伏期和控制来定义，但许多早泄男性在自慰时也有短潜伏期。而另一些人在性交时潜伏期短，自慰时却不是。推测后一类男性在自慰时能更好地控制射精时间，可能是因为他们不那么兴奋，且能更好地控制阴茎刺激的强度。或者，由于自慰时没有性交周围心理社会互动带来的焦虑，可能减少或消除通常导致早泄的条件。

（六）兴奋和射精的不同步

射精和性高潮通常是性反应周期中的兴奋高峰。然而，一些早泄男性觉得自己的射精是意外的，即在预期的兴奋高峰之前发生。此外，心理生理学分析表明，与性功能正常的男性相比，早泄男性报告的性兴奋较低，但更接近射精。早泄男性可能低估了自己的兴奋水平，或者可能在未达到最大兴奋水平时、在预期的兴奋高峰之前就达到性高潮。

（七）精液排出和身体收缩的分离

射精涉及通过前列腺功能和膀胱颈关闭介导的交感神经控制的精液排出，以及通过球海绵体和肛门括约肌肌肉有节奏收缩控制的躯体排出的双重反应。前者与射精不可避免性相关，通常作为第二种反射反应的刺激，后者主要与性高潮的体验相关。一小部分早泄男性不仅报告射精潜伏期短，而且还没有体验到完全的身体收缩，导致精液从阴茎滴出。虽然这种情况有时与乙酰胆碱抑制剂有关，但在没有药物的情况下也可能发生。

（八）并存的勃起功能障碍

有不少早泄男性还反映自己在获得和维持阴茎勃起方面存在问题，据估计，这一比例高达30%。一般来说，这些男性在阴茎没有完全勃起时就会射精，阴茎勃起程度在射精瞬间达到最大，但仍未完全勃起。目前，尚不清楚这些同时存在的性功能障碍之间是独立的还是相互关联的。不过，仔细分析每个问题的发展历程或许有助于制定恰当的治疗策略。

（九）射精频率

自我报告的射精/性高潮频率与较短的射精潜伏期有关。早泄男性的性活动和性高潮频率相较于性功能正常的男性更低。ICD-10和DSM-IV-R都将那些因性活动不频繁而快速射精的男性排除在早泄诊断之外。可以推测，早泄男性较低的性活动频率会导致阴道内射精潜伏期缩短，原因可能是他们的兴奋水平异常高，而男性不应期对射精的正常抑制作用也会相应减弱。

二、病因学

心理学理论方面包括早期经历及性条件作用的影响、焦虑情绪、性技巧、性活动频率以及心理动力学解释等。生物学解释则有进化理论、阴茎敏感度、中枢神经递质水平与受体敏感性、兴奋程度、射精反射速度以及性激素水平等。在这些研究中，普遍存在的问题是缺乏对早泄的明确可操作定义，以及所用定义不充分导致的方法学缺陷。

（一）焦虑

焦虑会激活交感神经系统。由于射精的早期发射阶段受其影响，因而射精阈值有所降低。有学者采用结合潜伏期和控制维度的早泄多变量定义进行研究，却未能发现具有正常射精控制的男性对照组与早泄男性在性焦虑方面有任何差异。研究显示，性焦虑水平低的早泄男性在性交和单独自慰时都会迅速射精。而性焦虑水平高的早泄男性仅在性交时快速射精，在单独自慰时却有较好的射精控制。不过，这些研究存在一些方法学方面的缺陷，使得结果难以解读。比如，焦虑仅在性交期间测量，而非单独自慰时；并且是由患者主观自我评估，而非通过客观有效的量表进行评估。此外，也没有检查具有正常射精控制的男性对照组的焦虑水平。个别案例报告显示，抗焦虑药物在早泄治疗中或许有潜在作用。有学者提出，高度焦虑以及对性表现和潜在性失败的过度担忧，可能会使男性无法监测自己的兴奋水平，也无法识别射精不可避免之前的前驱感觉，这或许是早泄的一个原因。然而，焦虑与早泄之间的因果联系只是一种推测，没有任何实证证据支持，实际上还与其他研究人员的实证证据相矛盾。在实验室环境下，早泄男性和非早泄男性在主观或客观测量的性唤醒或性感觉意识方面并无差异。

（二）早期性经历

所有研究人员都忽略了一个事实，那就是焦虑和匆忙是大多数男性早期性经历的共同特点。他们没有检查具有随后正常射精控制的男性对照组的早期性历史，以确定早期条件作用经历是否为早泄男性所特有。有研究称一个由4名获得性早泄男性组成的小病例系列，并提出一些男性可能最初因为觉得伴侣对性不感兴趣而使自己习惯快速射精，之后即使最初的负面情况不再存在，他们仍然无法控制射精。由此产生的性焦虑以及对伴侣重新产生性兴趣的合法性的担忧，可能会使早泄状态持续下去。

（三）性活动频率

关于射精控制与性活动频率之间的联系，目前的证据相互矛盾。早泄男性的性活动频率低于年龄匹配的具有正常射精控制的对照组，但却未能证明两者之间有任何关系。这种关系的机制目前尚不清楚，但可能包括降低表现焦虑、提高射精阈值或者由于更早更好地识别射精前驱感觉而具有更好的射精控制。在一项帕罗西汀治疗早泄疗效的安慰剂对照交叉研究中，使用帕罗西汀治疗前，性交频率从每周0.5次增加到每周3.2次，但使用安慰剂时又降至治疗前水平。早泄男性可能会形成性回避模式，这一现象也可以解释性活动频率降低的情况，这表明早泄与性活动频率之间关系的极性仍未确定。

（四）射精控制技巧

一些具有足够射精控制能力的男性可能在早期性经历中有意学习了各种有效的延迟射精的性技巧，并在随后无意识地继续使用这些技巧。这些技巧可能包括分散注意力、盆底肌肉收缩或改变阴茎阴道插入的速度和深度。不过，支持这一假设的数据很少，并且目前缺乏对早泄男性中控制技巧的使用和有效性的研究。

（五）阴茎超敏性

不少学者都认为早泄男性的阴茎存在超敏现象，与正常射精控制的男性相比，他们要么更快达到射精阈值，要么射精阈值更低。不过，这一理论在解释获得性早泄方面存在局限性。有研究显示，早泄男性的生物震感阈值较低，龟头和阴茎干的平均体感诱发电位潜伏期明显短于对照组。有几位学者提到阴茎敏感性会随年龄增长而降低，可能是因为从30岁开始，最快传导的外周感觉轴突丢失、皮肤萎缩、髓鞘胶原蛋白浸润以及环层小体退化等。有人认为这解释了为什么早泄在年轻男性中更常见，但也有一种更合理的解释，即年轻男性在没有长期关系的情况下，焦虑感更强且性活动不频繁，导致学习射精控制的机会减少。严重终身性早泄男性在阴茎电刺激后具有明显更高幅度的皮质体感诱发电位。推测早泄男性在其大脑皮层中对阴茎感觉神经供应的表征比对照组更大，这可能暗示早泄有器质性基础，即终身性早泄男性的阴茎背神经在大脑皮层的分布比正常人更大。目前需要通过对人类进行功能性磁共振成像和正电子发射断层扫描等脑部成像研究，来确定男性射精过程的中枢控制。对早泄与阴茎超敏性之间关系的研究，实际上排除了其他可能影响兴奋程度以及达到射精阈值所需时间和水平的因素，比如幻想的使用程度以及其他非接触性刺激形式等。如果阴茎敏感性确实是早泄的原因，那么只有在阴茎直接受到刺激的情况下，早泄男性才会比对照组更快射精。

（六）过度兴奋的射精反射

一些学者提出早泄是由于有缺陷的早期射精反射，其发射和排出更快。还有学者指出早泄与球海绵体反射功能障碍有关。然而，这一假设缺乏坚实的生理基础，因为在球海绵体肌收缩时，射精过程的发射阶段已经开始。用于早泄治疗的常见方法之一（挤压技术），就是基于早泄是由于有缺陷的射精反射这一假设。插入后15次抽动内射精的终身性早泄男性，其通过会阴和会阴表面电极测量的骶部诱发电位幅度高于年龄匹配的对照组，由此得出早泄男性有过度兴奋的球海绵体反射的结论。但终身性早泄男性的骶部诱发电位潜伏期与年龄匹配的对照组没有差异，这与上述结论不一致。终身性早泄男性与获得性早泄男性和正常男性相比，球海绵体反射潜伏期更短。获得性早泄男性的球海绵体反射潜伏期比正常男性更长，这与早泄是由于过度兴奋的射精反射这一观点相矛盾。

（七）易兴奋性

在实验室研究中，通过视听刺激进行单独刺激时，未能证明早泄男性比性功能正常的男性对照组有更大、更频繁或更快的兴奋。

（八）羟色胺受体敏感性

目前对射精过程中功能性神经解剖学以及中枢5-羟色胺和多巴胺神经传递作用的理解主要基于对雄性大鼠的研究。下丘脑内侧视前区和延髓腹侧巨细胞旁核在射精的中枢控制中起着关键作用。对内侧视前区进行电刺激或微注射多巴胺激动剂可促进射精。有人提出，从巨细胞旁核到腰骶运动核的下行5-羟色胺能通路会抑制射精，而对巨细胞旁核的去抑制会导致射精。在巨细胞旁核中，5-羟色胺能神经元的普遍存在以及选择性5-羟色胺再摄取抑制剂类药物抑制射精的现象表明，巨细胞旁核可能是这些药物的作用位点之一。射精后激活的几个脑区起始射精神经包括后背内侧杏仁核、终纹床核后内侧和丘脑内侧小细胞束旁核。感觉神经元很可能在脊髓中上升到内侧小细胞束旁核和上述其他脑区并激活射精。这些区域广泛且相互连接，可能构成射精"大脑回路"的基础。已确定了多种多巴胺和5-羟色胺受体类型。使用高选择性5-羟色胺受体激动剂和拮抗剂的研究确定了5-HT2C和5-HT1A受体在射精的中枢控制中起着关键作用。用非选择性5-HT2C激动剂如麦角酸二乙酰胺和喹哌嗪刺激雄性大鼠的5-HT2C受体可延迟其射精。相反，用选择性5-HT1A受体激动剂8-羟基-2-（二正丙基氨基四氢萘）激活雄性大鼠的突触后5-HT1A受体可促进射精。5-羟色胺神经传递低且可能5-HT2C受体敏感度低的男性，其射精阈值可能在遗传上"设定"在较低水平，并且在最小刺激下很快射精，通常在达到勃起阈值之前。具有遗传决定的较高设定点的男性可以承受更持久和更高水平的性刺激，并能更好地控制射精。最后，具有非常高设定点的男性即使在长时间的性刺激和完全勃起的情况下也可能出现延迟射精或不射精。用选择性5-羟色胺再摄取抑制剂类药物治疗将激活5-HT2C受体，调整射精阈值设定点并延迟射精。根据选择性5-羟色胺再摄取抑制剂的剂量和给药频率以及遗传决定的射精阈值设定点，不同男性的射精延迟程度可能有很大差异。对于终身性早泄男性，停止治疗会在5～7天内重新建立先前的设定点。只有通过给予亚型选择性5-HT2C或5-HT1A受体配体，才能确定参与早泄的特定5-羟色胺受体亚型。但这些药物目前还不能用于人类。

三、心理治疗

(一) 心理/行为策略的基本原理

多年来，人们一直怀疑某些类型的早泄（Premature Ejaculation，PE）存在生理基础。然而，直到最近，治疗早泄主要还是依赖行为和心理程序，这是可以理解的。首先，焦虑和负面情绪等心理因素常与早泄等性功能障碍相关联。因此，针对这些问题进行治疗是符合逻辑的方法。相比之下，此前几乎没有证据表明早泄存在生理机制。其次，在过去5年之前，临床医生用于治疗早泄的经过测试且耐受性良好的生物治疗方法很少。第三，心理行为策略在缓解早泄方面至少取得了一定程度的成功。虽然新的药物治疗方法在早泄治疗中更受关注，但心理行为方法仍有其吸引力。这种方法针对问题本身，无害且不痛苦，对男性病史依赖性小，副作用极少或没有，还能促进夫妻间就性进行开放交流，从而可能带来更满意的性关系。

(二) 有实证支持的心理方法

除了要应对早泄药物治疗的流行趋势外，考虑采用行为和心理策略进行治疗的临床医生还面临着特殊困难。当前的医疗环境要求治疗方法既要符合成本控制，又要经过实证验证或至少有实证支持。一种治疗方法要被认为"有实证支持"，需满足以下条件之一：至少两项研究表明其比等待列表对照组更有效；至少两项研究显示出有效性但可能存在样本异质性缺陷；或者通过一系列案例研究，明确指定客户样本并详细描述治疗程序。由于治疗目标和研究目标之间存在矛盾，很难进行精心设计的研究，同时为受早泄影响的患者提供所需治疗。结果，针对早泄男性的行为心理治疗与匹配对照测试很少，自我对照、等待列表甚至无对照研究也相对较少。更重要的是，缺乏具体治疗方案以及进行精心设计的研究所需的资金，使得这些方法相对于不断发展的药物治疗策略吸引力降低。有两种心理行为策略接近符合有实证支持的标准：一种是停止挤压法；另一种是开始停止法。两种方法都通过停止性刺激来抑制射精冲动，不同之处在于前者在即将射精时用挤压龟头代替暂停刺激。

(三) 早泄成功的心理行为治疗方法细节

停止挤压法要求男性在射精冲动增强时向伴侣发出信号，然后夫妻停止性刺激，伴侣对自慰时的阴茎龟头施加手动压力，直到冲动减弱但不致失去勃起。对于挤压时间长短并无定论，个体化方法似乎更有效，即平衡冲动减弱的同时保持适度性唤醒水平。男性需密切关注自己的性感觉，在射精不可避免之前停止活动。该方法通常先在自慰时进行，达到高潮前暂停3次。成功后，进展到女上位性交时暂停2次，最后在侧位性交时也暂停2次。这种训练主要关注男性对性刺激的体验和需求。虽然停止挤压法最初报告该方法短期失败率仅为2%，长期失败率为3%，但后续研究的成功率低得多，约为

50%～60%，长期成功率可能更低。开始停止法行为疗法更好地模拟了性交期间延长射精潜伏期所需的行为。每周的门诊治疗在原发性、广泛性早泄男性中成功率较高。对于在治疗过程中表现出"抵抗"的夫妻，将开始停止法与婚姻治疗相结合对继发性早泄男性也很有效。虽然卡普兰的高成功率受到质疑，但原发性与继发性患者的不同治疗程序似乎是可靠的发现。停止挤压法和开始停止行为法的详细描述已有文献记载，不同医师有不同的侧重点。上述一般程序在有效治疗早泄方面获得了最强的实证支持，而非特定的变化。此外，心理/行为策略效果不佳可能不是因为具体的行为技术，而是对治疗周围的参数和背景关注不足。长期依从性对心理行为治疗和药物治疗的效果都很重要。使用行为和心理策略时，有三个因素对成功治疗很重要。首先，男性要提高对性和内脏感觉的注意力和意识。其次，夫妻要减少对性交的关注，拓展更广泛的性表达。第三，男性及在一定程度上其伴侣要发展替代的认知和行为策略来增强射精控制。除了这些特定技术外，男性对治疗的动机、对行为干预的开放态度以及伴侣对关系的积极评价也是积极治疗结果的重要预测因素。此外，其他参数似乎也能最大限度地提高心理行为策略的治疗效果。

（四）治疗的频率和强度

有学者提出为期2周的住院或强化门诊治疗模式，具有高强度和见效快的优势。然而，考虑到时间、成本和保密等因素，这种方式对大多数夫妻来说并不现实。研究表明，在治疗初期，间隔时间较长，2周1次或每月1次的治疗效果不佳。最有效的治疗方式是每周进行1～2次治疗，这样可以为改变过程提供足够的支持，让夫妻有时间在家进行行为训练，并"消除"可能加重性功能障碍的附加行为。由于早泄的心理行为治疗的长期效果往往会随着时间的推移而减弱，缺乏足够强度或持续时间的治疗会增加"复发"的可能性，即早泄症状再次出现。实际上，早泄男性中复发的情况很常见。如果夫妻没有做好充分准备，复发可能会导致性回避、勃起功能障碍等不良后果。复发预防模型最初是为药物滥用管理而开发的，其中的策略表明，初始治疗的强度和持续时间应设计为降低复发的可能性。例如，应持续每周治疗直到取得显著进展，然后逐渐延长治疗间隔时间，以维持改变并处理出现的问题。在成功后6个月内，还应继续进行定期治疗。复发预防模型还强调，如果复发发生，需要制定适当的应对措施，包括通过预测复发的发生来减少其负面影响，并帮助夫妻制定应对策略。如果后续预约仍在进行中，应在治疗过程中讨论夫妻在处理复发方面的经验；如果治疗已经结束，夫妻应被告知如果无法应对复发应重新开始治疗。

（五）治疗模式

已有多种早泄治疗的替代模式，包括阅读疗法、团体治疗与个体治疗、夫妻治疗与个体治疗以及婚姻治疗与性治疗。临床研究表明，对于有高度积极性且早泄情况相对简单、无共病障碍的男性，阅读疗法结合治疗师的指导是一种有效的治疗方式。然而，对于有复杂因素的早泄男性，如存在个人或关系问题或同时伴有勃起问题的男性，这种模式的效果较差。关于早泄的团体治疗的效果，研究结果不一。一些研究发现这两种模式的效果相当，而另一些研究则得出了不同的结论。团体治疗的选择主要取决于夫妻的偏好以及他们对在团体中接受治疗的接受程度。一些夫妻认为，了解到自己的性问题并非独一无二，以及听取其他夫妻的处理方法，对他们很有帮助。团体治疗模式还为男性和女性提供了与同性同龄人交流的机会。然而，大多数男性认为早泄是一个高度敏感的问题，在他人面前讨论这个话题会让他们感到不舒服。目前，研究文献不能明确支持仅使用团体治疗模式或完全避免团体治疗模式。

以个体形式进行的早泄治疗不如夫妻共同参与的治疗效果好。在没有伴侣的情况下进行个体治疗，就失去了在实际情境中练习行为和认知策略的机会。不过，有时个人会因早泄问题而烦恼，并在没有伴侣的情况下寻求治疗。在这种情况下，可以将停止挤压和开始停止技术应用于自慰，特别是当添加润滑剂并使用文字性刺激或性幻想来增强性唤醒强度时。这种自我性训练可以与关于男性和女性性反应周期的教育相结合。通过自慰进行射精控制训练通常的目标是在达到高潮之前进行 15 min 不同强度的性刺激。婚姻治疗与性治疗的相对重要性是一个受到研究人员关注的问题，但目前的研究结果还不足以给出明确的答案。这个问题可以这样表述：婚姻治疗会促进性功能的增强吗？还是性治疗会促进婚姻关系的改善？一般来说，对于有严重关系问题的夫妻，在进行性治疗之前先进行婚姻治疗，会取得更好的性功能障碍治疗效果；而对于没有关系困扰的夫妻，婚姻治疗通常不会改善性功能。相反，对于没有关系困扰的夫妻，性治疗往往会促进婚姻关系的改善。

（六）应对抵触情绪及先前的自我策略

一些因早泄而寻求咨询的患者对传统的行为治疗方法表现出各种形式的"抵触"。产生这种抵触的原因有很多，比如性功能障碍维持了一种性平衡，或者掩盖了女性伴侣的性障碍或担忧；个人或夫妻对性表现抱有不切实际的期望；存在严重的关系问题；有伴侣欺骗的情况；早泄是重大健康问题导致的后果等。如今，随着人们对新兴的性问题药物解决方案越来越关注，拒绝探索认知/行为和关系问题，一味坚持服用"正确的药物"，正成为新的抵触来源。与治疗抵触相关的还有"家庭疗法"问题。在接受正规治疗之前，早泄男性可能会采取一些应对策略，但这些策略往往会使情况变得更糟。也就是说，他们尝试的解决办法不但没有解决问题，反而使问题更大。大多数早泄男性认为，通过主动分散注意力来减少对性刺激的关注，或许能控制射精。然而，这种做法与控制射精时间所需要的更多关注性感觉是相悖的。这样的方法通常会导致性高潮不令人满意，同时早泄问题依然存在，甚至可能让人完全回避性情境。另一种家庭疗法是男性在性高潮时更用力、更快地抽动，试图以此满足性伴侣。但这种策略会降低对射精反应性感觉的意识，而这种意识对于更好地控制射精是必要的。同时，由于焦虑增加以及对性表现的过度关注，性高潮的愉悦感也会降低。还有一种家庭疗法是男性为早泄向性伴侣道歉，这一行为会加剧现有的焦虑和内疚感，很可能导致进一步的性回避。许多夫妻反映，只关注性交的持续时间和质量，与发展相互满意的性生活这一健康关注点是完全相悖的。实际上，过度关注性交往往会适得其反，因为很多没有早泄问题的男性在插入后几分钟内就会射精，而且相当大比例的女性是通过直接刺激阴蒂而非性交来达到性高潮。

（七）治疗人还是治疗阴茎

将行为和心理辅导纳入治疗方案有一个很大的好处，那就是这些方法更有可能解决围绕性功能障碍反应的心理情感和关系问题。长期以来，性反应的情感成分一直被认为在导致或维持男性性功能障碍中起着作用。与性功能正常的男性相比，早泄男性在对色情刺激的反应中表现出更高的负面情绪和更低的积极情绪。目前还不清楚早泄男性的高负面情绪和低积极情绪是性功能障碍的原始病因之一，还是对失败的生殖器反应的一种反应，进而使问题更加严重。最近的研究支持这两种可能性。例如，对氯米帕明的射精延迟效果有反应的早泄男性，会出现积极情绪如愉悦/享受增加，但负面情绪如内疚/尴尬和紧张/担忧并没有相应减少。药物治疗似乎能有效地恢复早泄男性对性刺激的积极情绪反应，但即使射精潜伏期延长了几分钟，负面情绪也没有减少。因此，即使药物治疗有效，强调与性伴侣开放沟通和放松以减轻尴尬和紧张的进一步治疗策略，可能会进一步帮助患者克服与性功能障碍相关的负面情绪。性功能障碍所导致的人际关系动态，包括男性回避亲密关系以及随后性伴侣的愤怒和痛苦等因素，可能并不总是能通过单纯的生殖器解决方案来扭转。可能需要解决心理和人际关系问题，至少如果把提高性满意度和改善性关系视为重要结果的话。药物治疗可以缓解性功能障碍，但这并不意味着问题的原因一定植根于异常或功能失调的生物系统。由各种不同的身体、心理或人际关系因素引起的性功能障碍都可能对药物治疗干预产生积极反应。任何针对射精机制的干预都可能有效地纠正问题的生殖器部分，而与其产生的原因无关。

（八）评估治疗

不同类型的治疗在早泄男性的性功能障碍反应序列中处于不同阶段，所以结果测量的选择在一定程度上取决于具体实施的治疗方法。早泄的治疗计划可能主要针对的是性满意度这一终点。它可以针对射精潜伏期，而射精潜伏期又会影响性满意度；也可以针对射精控制，这会进而影响射精潜伏期和性满意度。例如，心理行为策略会指导患者运用心理意象、行为技巧以及关系互动，以更好地控制射精时间。在实现这种控制的过程中，阴道内射精潜伏期会延长，性满意度也会提升。在这种治疗中，射精控制、射精潜伏期和性满意度这三个指标都是相关的终点，因为干预的重点在于发展更好的射精控制，而这又会对射精潜伏期和性满意度产生影响。通过使用这三个指标，研究人员或临床医生能够更好地验证性满意度受到影响的具体过程。相比之下，药物治疗的目的是抑制射精反射，除了延迟射精之外，不一定能更好地控制射精时间。但就像任何一种患者是"被动"接受治疗的医疗方式一样，药物治疗通过延迟射精反射，可能会让早泄男性对自己的性问题有更强的控制感。因此，在药物治疗研究中，用"射精控制"等指标来评估自我效能可能不太合适，而评估早泄的其他两个特征，射精潜伏期和性满意度则更为恰当。研究表明，对氯米帕明的射精抑制作用有积极反应的男性，其射精潜伏期和性满意度都有显著提高，但对自我报告的"射精控制"的影响相对较小。不过，在药物治疗研究中评估自我效能可能还是有必要的，因为自我效能的提高无疑与对治疗过程的总体满意度有关。但是，在这些研究中，用询问"延迟射精的能力"或"控制/避免早泄的能力"的项目来评估自我效能，可能比用专门评估"控制射精的能力"的项目更好。

四、药物治疗

(一) 选择性5-羟色胺再摄取抑制剂

早泄一直是困扰众多男性的性功能障碍问题，其治疗方法也在不断发展演变。早在1943年，局部麻醉药膏首次被用于延迟射精，通过降低阴茎龟头的敏感度来达到治疗目的，这或许是最早被应用的治疗方式之一。到了1973年，有研究首次报道氯米帕明能够成功延迟射精。直到选择性5-羟色胺再摄取抑制剂（Selective serotonin reuptake inhibitors，SSRI）的出现，才给早泄治疗带来了重大变革。SSRI包含西酞普兰、氟西汀、氟伏沙明、帕罗西汀和舍曲林这5种化合物，它们的药理作用机制相似。1994年，关于帕罗西汀延迟射精效果的双盲研究首次发表，此后的10年间，其他SSRI以及氯米帕明也陆续成为研究对象，以探究它们在延迟射精方面的作用。多项研究表明，氟伏沙明和西酞普兰在延迟射精的效果方面，似乎不如帕罗西汀、舍曲林和氟西汀显著。早期的药物治疗研究在方法学上存在诸多不足，不过后续的双盲和安慰剂对照研究进一步证实了氯米帕明及SSRI确实具有延迟射精的效果。在评估药物治疗效果时，射精时间会受到多种因素影响。从性别方面来看，男性自身评估与女性伴侣评估可能存在差异；从评估方法来讲，主观报告、问卷调查和使用秒表测量所得出的结果也不尽相同。近期一项针对所有药物治疗研究的系统综述与Meta分析发现，单盲和开放性设计研究以及依赖主观报告或问卷调查的研究，在射精延迟数据上的变异性较大，而采用秒表前瞻性评估射精延迟的双盲研究数据则更为可靠。

尽管目前大多数药物治疗研究在准确评估射精延迟方面存在缺陷，但仍有以下三种主要的药物治疗策略用于早泄治疗：

1.5-羟色胺能抗抑郁药的每日治疗方案

常用药物包括帕罗西汀（每日20～40 mg）、氯米帕明（每日10～50 mg）、舍曲林（每日50～100 mg）和氟西汀（每日20～40 mg）。Meta分析显示，帕罗西汀在延迟射精方面的效果最为突出。使用这些药物可能会引发一些副作用，如疲劳、打哈欠、轻度恶心、大便稀溏、出汗等，通常在服药后的第1周开始出现，经过2～3周会逐渐减轻或消失。一般情况下，每日治疗导致的射精延迟现象在第1周或第2周结束时开始显现，有时甚至更早出现。需要特别提醒的是，除氟西汀外，其他SSRI药物若要停药，不应突然中断，而需在3～4周内逐步减量，以防止戒断症状的发生。氯米帕明除了上述副作用外，还可能导致恶心、口干和疲劳等不适，有时氯米帕明和SSRI还可能引起性欲减退或阴茎勃起硬度下降等可逆性反应。因此，在开始治疗前，医生务必向患者详细告知这些可能出现的副作用。

2.抗抑郁药的按需治疗方案

由于研究数量有限且研究设计存在一定缺陷，目前的Meta分析还难以对其疗效差异和剂量关系得出确凿结论。尽管如此，现有的研究发现，在性交前4～6 h服用氯米帕明（10～50 mg）能够产生一定的延迟射精效果，且该效果可持续至少15 h。另外一种治疗策略是，患者平时每日服用低剂量的帕罗西汀、舍曲林或氟西汀，在性交前不久按需增加剂量服用。综合各项研究来看，依据所审查研究的证据等级评定，使用SSRI类药物以及5-羟色胺能三环类抗抑郁药氯米帕明治疗早泄，具有较高的推荐级别。这为临床医生在治疗早泄时选择药物提供了重要的参考依据，同时也让患者对治疗方案有了更深入的了解，有助于提高早泄治疗的有效性和患者的依从性。

（二）局部麻醉药

在大鼠身上，局部麻醉剂的使用几乎会消除阴茎反射的表现。切断阴部神经的感觉分支会严重损害雄性大鼠插入并射精的能力。脊髓损伤男性对阴茎振动触觉刺激的射精反应需要完整的阴茎背神经存在。使用如利多卡因和/或丙胺卡因等局部麻醉剂制成的乳膏、凝胶或喷雾剂是一种成熟的方法，它们在延迟射精方面似乎有一定效果，但可能会导致阴茎显著的感觉减退，并且可能会经阴道吸收，从而引起阴道麻木和女性性高潮障碍，除非使用避孕套。使用中草药成分乳膏治疗的患者中有89.2%的人射精控制能力有显著改善。中草药成分乳膏由9种天然草药提取物制成，包括白参、当归、肉苁蓉、花椒、菟丝子、细辛、丁香、肉桂和蟾酥。其中一些草药具有局部麻醉特性。在性交前1 h将其涂抹于阴茎龟头，并在性交前立即洗净。有5.9%的患者出现不良反应，包括轻度局部刺激和延迟射精。在使用中草药成分乳膏后，阴茎龟头处测量的体感诱发电位的潜伏期和波幅均较基线水平有所增加。

（三）磷酸二酯酶抑制剂

有研究提出使用枸橼酸西地那非治疗早泄。一项针对31名性功能正常男性的前瞻性随机双盲交叉研究中，比较了按需使用氯米帕明、舍曲林、帕罗西汀、西地那非以及暂停/挤压技术治疗终身性早泄的疗效和安全性。与其他治疗方法相比，西地那非治疗早泄可有效延长阴道内射精潜伏期，并且治疗的性满意度评分与阴道内射精潜伏期呈正相关。该研究的主要局限性在于缺乏安慰剂组、仅通过患者回忆来估计基线阴道内射精潜伏期以及使用经验证适用于勃起功能障碍而非早泄的勃起功能障碍治疗反应量表。许多射精控制完全正常的男性，由于性教育不足或患者/伴侣不切实际的期望，会错误地认为自己是"早泄者"。在一项针对80名性功能正常男性的开放性研究中比较了单独使用帕罗西汀与帕罗西汀联合西地那非治疗早泄的效果，帕罗西汀和西地那非在性交前1 h按相同给药方案使用。2种治疗方法都显著改善了国际勃起功能指数中的射精潜伏期和性交满意度领域。在6个月的治疗中，帕罗西汀和西地那非的联合使用在两个终点都产生了更优的结果，研究者提出西地那非在早泄治疗中可能具有一定作用。另一项研究使用一种经过验证的早泄严重程度评分量表，研究了58名对性心理辅导和药物治疗均无效的早泄男性。在性交前1 h使用西地那非治疗显著改善了早泄严重程度的基线量表评分。研究人员指出勃起功能改善是可能的机制，以及西地那非在早泄治疗中的潜在作用。西地那非对射精潜伏期产生影响的拟议机制包括中枢效应，涉及一氧化氮增加和交感神经张力降低，输精管和精囊的平滑肌扩张，这可能对抗交感神经血管收缩并延迟射精，由于阴茎勃起改善而减少表现焦虑以及将阴茎勃起阈值下调至较低的性唤醒水平，从而需要更高的性唤醒水平才能达到射精阈值。这些研究都没有安慰剂对照，结果令人困惑且难以解释。除了因合并勃起功能障碍而继发获得性早泄的男性外，磷酸二酯酶抑制剂不太可能在早泄治疗中发挥重要作用。一项由制造商赞助的双盲安慰剂对照多中心研究的结果尚未完全报道。初步结果显示，与安慰剂相比，西地那非的阴道内射精潜伏期无显著差异，但在射精控制领域和射精功能总体疗效方面有显著改善。后者可能与西地那非的勃起反应一致。

（四）早泄的门诊诊疗策略

对于早泄患者，应开展全面而细致的评估工作，涵盖详尽的病史采集、系统的体格检查以及适宜的针对性检查。通过这些步骤，旨在精准明确患者的实际困扰状况，仔细排查诸如药物影响或近期盆腔手术等可能存在的明显生理性致病因素，并充分获取足够的关键信息，从而为制定最为适宜的个性化治疗方案奠定坚实基础。从患者处收集的相关信息主要包含以下几个重要方面：

1.基本的病史信息，其中必须包括对各类处方药以及非处方药使用情况的详细了解。例如，某些药物可能会对神经系统或性功能产生潜在影响，从而与早泄的发生存在关联。

2.深入探究病症所处的文化背景以及其发展演变历程。具体而言，需要明确患者的快速射精现象是在所有性情境下均会出现，还是仅在特定情境下发生；是从首次性经历就一直存在，还是近期才刚刚出现的新情况。这有助于判断早泄的类型和可能的诱发因素。

3.对性反应周期三个关键阶段，即性欲、性唤醒和射精阶段，分别进行质量评估。因为性欲的高低和性唤醒的程度都有可能对最终的射精反应产生直接或间接的显著影响。例如，性欲低下或性唤醒不足可能导致射精异常，而过度的性唤醒也可能使射精阈值提前到达。

4.全面掌握射精反应的详细特征信息。这涵盖患者对自身阴道内射精潜伏期的主观预估情况、自身对射精控制能力的感受程度、性方面的不满意程度以及由此产生的困扰程度、性行为的发生频率等多方面因素。这些信息能够直观反映患者在性生活中的实际体验和问题严重程度。

5.重视性伴侣对当前状况的看法与感受。比如，性伴侣是否自身患有女性性功能障碍，因为性伴侣的性功能状态可能会对双方的性互动产生影响，进而与早泄问题相互关联或相互作用。

6.对患者的性及整体伴侣关系进行综合评估。良好的性与伴侣关系对于解决早泄问题至关重要，关系中的矛盾、沟通不畅或其他问题都可能加重或诱发早泄。

近期，在一些专业的资料来源中已经发布了较为全面且极具实用价值的决策树工具。这些决策树巧妙地融合了纳入与排除标准，并充分考虑到了上述的大部分关键要点，为临床医生在诊断和治疗决策过程中提供了清晰的思路引导。与此同时，还有一些专门设计的测试工具可供医疗服务提供者使用，这些工具能够帮助他们深入挖掘上述提及的部分或大部分特定领域的详细信息，从而辅助做出更为精准的判断。尽管心理生理学或电生理学评估在早泄的实验性研究领域中应用较为广泛，然而在实际的门诊早泄评估场景中，其往往仅能发挥较为有限的辅助性作用。在实验室环境下实施的视觉性刺激与阴茎刺激实验发现，将近60%自认为患有早泄的男性会在实验过程中出现射精现象，而在没有射精障碍的男性群体中，这一比例仅约为8%。并且，前者在接受此类刺激时，不仅会报告自身感觉更接近射精状态，而且其对射精过程的控制能力也明显更弱。此外，患有早泄的男性在接受阴部传入神经刺激时，通常会呈现出更强的事件相关电位，并且在引发精液射出的球海绵体肌收缩传出过程中的潜伏期显著更短。虽然大多数此类评估手段在理论上有助于深入探究早泄的潜在病因或介导因素，但是由于其操作过程往往耗时费力，并且在针对个体患者进行精准诊断区分时，尚无法达到可靠且稳定的效果。

对于因勃起功能障碍、其他性功能障碍或泌尿生殖系统感染而引发继发性快速射精的男性患者，应当首先针对其特定的病因给予相应的精准治疗。针对勃起功能障碍进行有效的改善勃起功能治疗，针对感染进行抗感染治疗等。而对于先天性快速射精的男性患者，药物治疗则是主要的管理手段。对于那些存在显著心理性因素或伴侣关系因素影响的患者，在接受药物治疗的同时，辅以行为疗法往往能够取得更好的治疗效果。需要注意的是，在停止治疗后，快速射精症状极有可能再次出现。对于后天性快速射精的男性患者，可以依据患者自身以及性伴侣的偏好，灵活选择采用药物治疗和行为疗法进行干预治疗。通常情况下，后天性快速射精男性在完成整个治疗过程后，有较大的可能恢复正常的射精控制能力，然而这在先天性快速射精男性患者中则很难实现。在治疗过程中，行为疗法能够与药物治疗相互配合、协同增效，特别是在增强预防复发效果方面具有重要的作用，能够帮助患者更好地维持治疗成果，提高性生活质量。

五、总结

在定义方面，DSM-IV-R和ICD-10都给出了相应标准，包括射精潜伏期短、缺乏性满足感、自我效能感低等，还明确了排除因素及诊断亚组分类，如区分终身性早泄与获得性早泄、情境性早泄与普遍性早泄等。其诊断依据射精潜伏期、自我效能感及对自身状况的关注或痛苦程度，同时要排除特定因素影响。病因学方面，涉及心理学和生物学多种因素。心理学方面，焦虑、早期性经历、性交频率、射精控制技巧等被认为可能与早泄相关，但相关研究存在缺陷或证据不足。生物学方面，阴茎超敏性、过度兴奋的射精反射、易兴奋性、羟色胺受体敏感性等理论也有待进一步验证，且目前缺乏对早泄的明确可操作定义及完善研究方法。治疗分为心理治疗和药物治疗。心理治疗中，基于心理因素与早泄关联及以往药物治疗局限，心理行为策略有其逻辑依据。停止挤压法和开始停止法是有实证支持的方法，治疗时需关注频率、强度、模式等，还应重视应对抵触情绪及治疗对心理情感和关系问题的处理，同时要依据治疗类型选择合适的结果测量指标。治疗药物主要有选择性5-羟色胺再摄取抑制剂、局部麻醉药和磷酸二酯酶抑制剂。SSRI如帕罗西汀等有一定疗效，但存在副作用和停药注意事项；局部麻醉药有延迟射精效果但可能引发阴茎感觉减退等问题；磷酸二酯酶抑制剂如西地那非治疗效果尚存争议，除特定情况外一般作用有限。对于早泄患者，需全面评估，包括病史、病症背景、性反应周期各阶段、射精反应特征、伴侣情况及性与伴侣关系等，以制定个性化治疗方案。继发性快速射精先针对病因治疗，先天性快速射精以药物治疗为主，存在心理或关系因素的辅以行为疗法，后天性快速射精可依患者及伴侣偏好选择药物疗法与行为疗法结合，且行为疗法有助于预防复发，提高治疗效果与性生活质量。

（刘春辉）

第二节　延迟射精、不射精与性高潮障碍

任何心理性、生理性疾病或者外科手术，只要对射精的中枢控制产生干扰，或者影响到输精管与膀胱颈的外周交感神经供应、盆底的躯体传出神经支配，以及阴茎的躯体传入神经支配，都极有可能引发延迟射精、不射精以及性高潮障碍等状况。由此可见，延迟射精、不射精与性高潮障碍的致病因素极为复杂。自男性30岁起，外周感觉轴突中快速传导部分便开始逐渐减少，这一变化在进入老年阶段后愈发显著。与此同时，老年男性还常常伴有皮肤萎缩、髓鞘胶原蛋白浸润以及环层小体退化等现象。这些生理改变会在一定程度上致使阴茎出现与年龄相关的感觉减退问题，使得达到射精阈值变得愈发困难。在接受海绵体内药物治疗的勃起功能障碍男性群体中，这种情况表现得更为突出。这些男性的性伴侣通常年龄相近，她们往往已经绝经且经历过多次生育，普遍存在盆底肌张力丧失的状况，这无疑进一步加大了问题的复杂性，使得整个问题变得更为棘手。

一、先天性因素

（一）缪勒氏管梗阻

在男性胎儿发育过程中，受原始睾丸中的支持细胞产生的缪勒管抑制因子影响，缪勒管通常会自上而下逐渐消失。若未能完全吸收，可能会在下端留下一个小的缪勒管残余物，位于射精管之间。中肾管由三个不同区域组成。上部形成附睾和远端输精管，而近端输精管、精囊和射精管源自中间区域。最尾端部分是中肾总管，在发育约4周时输尿管芽从中长出，并将发育成输尿管，诱导后肾胚基形成肾脏。泌尿生殖窦会吸收该结构的下端，从而使输尿管口与输精管、精囊和射精管分离。该区域可能会出现多种复杂异常，导致输精管异位开口，有时还伴有肛肠异常。如果近端输精管前体吸收过多，可能会缺失不同程度的近端输精管、精囊和射精管。同侧肾脏或输尿管也可能同时存在异常。缪勒管小残余物的持续存在可能会导致在射精管之间形成囊肿，囊肿可能会阻塞并导致射精量减少和不育。这些患者中血精并不少见。精液分析显示射精管阻塞的特征性变化，即精液量少、pH值小且果糖极少或无。双侧输精管可触及，附睾通常感觉膨胀。通过经直肠超声扫描可确诊，病变可通过经皮穿刺囊肿并注入造影剂来明确。在通过注射蓝色染料明确其范围后，可在内镜下切开或去除囊肿顶部。在大多数情况下，射精量会增加和精液质量会得到提高。

（二）沃尔夫管异常

先天性异常可能是散发性的，表现为输精管近端的局部缺陷，或者由于全身性遗传

异常而出现全身性发育不良。局部沃尔夫管异常涉及不同程度的输精管、精囊或射精管缺失，有时同侧泌尿系统的部分结构也会缺失。这可能与膀胱颈和膀胱三角区发育不良有关，导致其无法有效关闭而产生逆行射精。双侧异常通常与囊性纤维化基因携带有关。

（三）梅干腹综合征

梅干腹综合征患者性欲、阴茎勃起和性高潮正常。大多数患者射精异常，可能存在射精障碍。在一项涉及9名患者的研究中，7名患者有逆行射精，2名患者有射精。5名患者自慰后射出精液或尿液。2名患者射出精液。其中1份射出的标本为4.5 mg，与尿液难以区分的液体；另一份为2.5 mg，外观似水状精液的液体。自慰后的尿液标本外观正常。所有标本均未检测到精子；未提及果糖含量。因此，梅干腹综合征患者中绝大多数似乎存在射精异常。原发性异常是逆行射精还是射精障碍尚不清楚。

二、创伤损失

（一）肛门闭锁

肛门闭锁矫正术后可能出现射精管阻塞。拖出术在靠近前列腺后部进行，如果存在直肠尿道瘘闭合情况，最有可能造成损伤。有一项回顾性研究对20名婴儿期接受肛门闭锁修复术的生育力低下男性进行分析，结果表明，7人无射精，11人为无精子症，1人为严重少精子症，只有1人的极少量精液中有正常精子。检查发现5名男性双侧输精管阻塞，另有8名患者一侧输精管阻塞，可能是原始手术操作导致的结果。

（二）前列腺手术

顺行射精的实现依赖于膀胱颈的闭合状态。倘若外科手术对膀胱颈闭合机制造成损害，便可能引发逆行射精现象。经尿道前列腺切开术（Transurethral Incision of the Prostate，TUIP）会致使5%～45%的患者出现逆行射精情况，这一比例差异可能与手术中是进行一处还是两处切开有关，同时也取决于切开操作主要集中在膀胱颈部位，还是延伸至了精阜水平。据推测，精阜水平处尿道平滑肌的收缩对于预防逆行射精起着至关重要的作用。相较于TUIP，经尿道前列腺电切术（Transurethral Resection of the Prostate，TURP）引发逆行射精的发生率更高。TURP术后逆行射精的发生率在42%～100%之间。尽管这些患者可能仍会有部分顺行射精现象，并且通常能够体验到性高潮的感觉，然而随着男性年龄的增长，在整个男性性反应发生变化的进程中，射精与性高潮的体验往往都会有所减少。逆行射精和射精功能障碍这两种情况，可以通过检查自慰后尿液标本中是否存在精子以及果糖来加以区分。在进行根治性前列腺切除术后，由于精囊会随着前列腺一同被切除，射精功能必然会丧失。在详细的解剖学研究揭示出副交感神经在前列腺表面的具体走行路径，并开发出保留神经的手术技术之前，勃起功能障碍在这类患者中是极为常见的情况。值得注意的是，即便丧失了射精功能，患者的性高潮感觉却常常能够得以保留。

针对逆行射精这一状况，可以采用膀胱颈重建术进行治疗，不过其治疗效果不佳。相比之下，药物治疗则是当前最具前景的一种治疗途径。α-肾上腺素能交感神经在膀胱颈闭合以及射精过程中均起着介导作用。已有数种拟交感神经药物被报道在治疗中具有一定的作用，但其治疗效果参差不齐。这些药物包括伪麻黄碱、麻黄碱以及苯丙醇胺。它们的作用机制是通过刺激神经轴突末梢释放去甲肾上腺素，与此同时，还可能直接对α肾上腺素能受体和β肾上腺素能受体产生刺激作用。在这些药物中，最为常用的是伪麻黄碱，其使用方法为在性交前2～2.5 h服用120 mg。此外，三环类抗抑郁药丙咪嗪也偶尔会被用于治疗，它能够阻断轴突从突触间隙对去甲肾上腺素的重吸收。其常用方法为每日2次，每次25 mg。目前普遍认为，丙咪嗪的长期应用或许会取得更为显著的效果。虽然药物治疗不一定能够使射精完全恢复正常，但却有可能促使部分顺行射精的产生。对于那些经过手术或药物治疗均无法实现顺行射精的患者，精子提取与人工授精则成为一种可供选择的替代治疗方案。精子提取的基本操作流程是，患者在自慰后，通过导尿管引流或者自然排尿的方式收集尿液，随后对尿液进行离心处理，进而分离出精子。

三、感染性疾病

淋病或非特异性尿道炎极有可能在男性生殖道的任意部位引发瘢痕形成与阻塞现象，尤其是在治疗被延误的情形下，这种风险会显著增加。泌尿系统感染也是如此，当它并发附睾炎时，同样可能造成阻塞，并且其阻塞位置常常处于射精管层面。在针对无精子症且血清促卵泡生成素水平正常的不育男性开展的常规输精管造影检查中发现，感染后输精管出现阻塞的比例达到8%，而获得性射精管阻塞的比例为4%。血吸虫病的临床表现之一便是血精，其引发的纤维化与钙化现象可能致使生殖器发生阻塞。泌尿生殖系统结核对男性生殖道的损害程度颇为严重，由于其愈合过程伴随着钙化现象，因此所造成的病变通常难以修复。一般而言，通过影像学检查，便能够大致了解疾病的累及范围。血精相较于血尿而言，很少被视作一种极为凶险的症状，然而这一症状表现绝不能被忽视。有研究对81名血精患者进行极为详细的检查后发现，绝大多数30岁以下的男性患者有炎症，8%的患者被诊断出患有前列腺癌以及膀胱癌。血吸虫病与结核病也可能以血精的症状表现出来。在借助经直肠超声扫描（Transrectal Ultrasound Scan，TRUS）对血精进行常规检查时，常常能够探测到射精管内部存在着一些小结石，这些结石可能会引发精囊的阻塞以及扩张情况。通常情况下，这类结石会自行排出体外，无须进行特殊处理。

四、神经功能障碍

（一）脊髓损伤

脊髓损伤会对射精能力产生极为严重的损害。射精能力会随着脊髓损伤位置的降低而逐渐增强。完全性上运动神经元损伤的患者群体当中，仅有不到5%的人能够保留射精的能力。同时患有下运动神经元损伤且胸腰交感神经传出通路保持完整患者的射精率则相对较高，可达到15%左右。大约22%的不完全性上运动神经元损伤患者以及几乎所有不完全性下运动神经元损伤的男性都能够保留射精的能力。能够成功射精的患者当中，有相当一部分人可能体会不到性高潮的感觉，并且逆行射精的情况也常常会发生。目前已有多种用于从患有射精功能障碍的脊髓损伤男性身上获取精液的技术被报道。例如，鞘内注射抗胆碱酯酶抑制剂新斯的明以及皮下注射毒扁豆碱来诱导射精的方法，虽然在过去具有一定的意义，但由于其会带来高达60%的自主神经反射异常风险，尤其是在T_5水平以上损伤的男性身上这种风险更为突出，所以现在已经不再被使用。振动刺激法则是一种相对有效的方法，它能够在多达70%的脊髓损伤男性身上成功获取精液。该技术主要是通过骶神经根以及上胸腰段脊髓的射精协调中心来诱导反射性射精。另外，通过电刺激腹下丛的传出交感神经纤维从而进行电射精来获取精液的方法，也是一种既有效又安全的获取精液途径。据布林德利报道，接受电射精的脊髓损伤男性中有71%能够成功实现射精。然而，与电射精相比，前两种方法都更容易引发自主神经反射异常，且风险显著更高。为了降低这种风险，在采用这两种治疗形式之前，可以使用硝苯地平之类的速效血管扩张剂进行预处理，即便发生自主神经反射异常，也能够最大限度地减小严重高血压的发生概率。倘若脊髓反射弧完整，腹下丛刺激器便能够让患者在舒适且安全的家中顺利实现射精。还有一种获取精液的方法是经皮抽吸输精管精液，这种方法可用于人工生殖技术。从脊髓损伤男性身上收集到的精液，在初始阶段通常质量较差，表现为精子数量稀少且活力不足。不过，随着后续射精次数的增加，精液质量可能会有所提高。造成这种精液质量不佳的原因主要包括慢性尿路感染、精液中混入尿液、长期使用各类药物、长时间久坐导致阴囊温度升高以及前列腺液淤积等。通过对脊髓损伤男性进行睾丸活检，发现他们存在着各种各样的睾丸功能障碍，比如精子生成减少、成熟停滞、生精小管萎缩、生殖细胞发育不全、间质纤维化以及睾丸间质细胞增生等。此外，长期导尿引发的前列腺炎、附睾炎和附睾睾丸炎等病症，还可能进一步导致梗阻性导管病变以及睾丸损伤。

（二）主动脉旁淋巴结清扫术

主动脉旁淋巴结清扫术通常是为了清除睾丸肿瘤所引发的淋巴结转移而实施的。在手术过程中，交感神经和神经节往往也会被一并切除，从而导致患者射精功能的丧失。早期的相关研究表明，在完成双侧腹膜后淋巴结清扫术后，多达75%的患者会失去顺行射精的能力。随着解剖学研究的不断深入和精细化，腹膜后淋巴结清扫术的技术得到了改良，如今采用保留神经的手术方式，能够使70%～90%的患者维持顺行射精的能力。在完成晚期睾丸肿瘤化疗的患者当中，约有25%的人在主动脉旁区域会残留肿块。有研究对231名化疗后接受主动脉旁淋巴结清扫术的患者进行观察后发现，其中21%的患者存在持续未分化肿瘤，双侧清扫术后射精功能丧失的发生率为46%，明显高于单侧清扫术后的14%，并且这一情况还与切除肿块的大小密切相关，当肿块<4 cm时，发生率为4%；当肿块在4～8 cm之间时，发生率为19%；当肿块>8 cm时，发生率为60%。那些年轻的睾丸肿瘤患者可能需要接受化疗或者淋巴结清扫术，所以提前预见到这种并发症是极为关键的。在治疗正式开始之前，应当妥善安排保存，以保障此后患者及其家庭的生育需求。

五、其他疾病的影响

（一）精囊大囊泡

有研究发现成人多囊肾疾病与精囊的病理性扩张存在相关性。通过在射精管切除术前及术后对精囊进行经直肠超声扫描（TRUS）与经皮穿刺检查，结果显示精囊的显著扩张并非由阻塞所致，而似乎是源于张力缺乏（即大囊泡现象）。以往在对这些超声表现进行描述时，曾错误地将其判定为精囊囊肿所引发。此前也有过无阻塞情形下精囊病理性扩张的报道，只是其确切病因至今仍未明晰。

（二）男性盆腔癌放疗

在癌症患者群体中，总体生活质量尤其是性功能状况已越发受到重视。得益于现代外科技术的进步、化疗药物质量的提升以及极为先进的放疗技术，如今更多患者能够在性功能未遭受严重损害的情况下成功接受治疗。

1.前列腺癌

前列腺癌已成为西方国家男性群体中最为常见的非皮肤恶性肿瘤。外照射放疗（External Beam Radiation Therapy，EBRT）、近距离放疗（Brachytherapy，BT）以及根治性前列腺切除术均是局限性前列腺癌常用且有效的治疗手段。尽管引入了极为先进的放疗技术，然而前列腺癌治疗后的性功能问题对众多患者而言依旧是一大困扰。自我填写式问卷在评估前列腺癌放疗后患者性功能方面应用广泛。不过，这些评估工具差异显著且大多缺乏有效验证。此类问卷除了对勃起功能有所涉及外，在性的其他方面所获取的信息较为有限。虽然性活动的恶化与射精功能障碍的严重程度密切相关，特别是表现为精液量减少甚至无精液的情况，但仅有少数问卷涵盖了与射精及性高潮相关的内容。有研究报道称在EBRT后，在64名患者中有43%的人性欲下降，57%的人性高潮频率降低；并且所有男性均称射精量有所减少；56%的患者射精能力出现下降。放疗后性功能得以保留的良好预后因素主要包括年龄较低以及性交频率较高。另一项针对51名接受耻骨后^{125}I粒子治疗的患者开展的研究显示，6%的患者出现射精丧失现象，16%的患者出现干性射精情况。值得注意的是，在这两项研究中，所有患者此前均接受过经尿道前列腺电切术（TURP）。在两项研究中首次提及了射精不适这一现象，发生率为25%。这一情况在BT后的临床实践中较为常见，其原因在于前列腺水肿可能致使尿道弹性降低，进而引发射精不适。部分患者在BT后18～24个月仍存在射精不适的状况。此外，在50%的接受评估者中还提到了对性的兴趣及性欲降低。

有关放疗后性欲降低以及射精障碍的病因研究数据相对匮乏。有学者曾回顾性地对前列腺癌放疗后睾酮（Testosterone，TST）及其他激素水平进行研究。结果发现，在EBRT后3～8年，TST水平较低。并且在老年患者中，该水平更低。尽管睾丸对辐射极为敏感，但相较于雄激素产生，精子发生更容易受到影响。在接受前列腺癌放疗的男性睾丸中所计算出的辐射剂量仅为可能影响雄激素产生并导致TST降低剂量的3%～8%。TURP术后较高的逆行射精发生率，是由于其被认为会破坏膀胱颈的闭合机制；这也能够解释为何多数先前接受TURP治疗的放疗患者会出现射精障碍。

2.直肠癌

直肠癌术前放疗与局部复发率的降低存在联系，并且可能在患者生存方面具有一定优势。低分期直肠癌术前放疗联合全直肠系膜切除术已成为一种常规手术方式。在直肠系膜的锐性解剖过程中，通过可视化操作并保留盆腔自主神经，对阴茎勃起和射精功能不产生损害，仅有一项研究专门针对直肠癌术前放疗对男性性功能的影响进行了探究，并得出其可能损害男性性功能的结论。不过，由于该研究的样本数量过少，无法得出确定性的最终结论。

3.睾丸癌

睾丸生殖细胞肿瘤约占所有男性癌症的1%。鉴于睾丸癌主要影响处于性活跃及生育期的年轻男性，因此性功能和射精障碍问题显得尤为关键。在非保留神经的技术条件下，多数患者会出现干性射精的情况。得益于精细的解剖学研究，腹膜后淋巴结清扫术已得到改良，采用保留神经的方法后，80%以上的患者能够维持顺行射精。这些患者的性欲和性高潮功能似乎保持正常。放疗后有1%～25%的患者出现性功能障碍。有研究对237名睾丸切除和腹部放疗后的患者进行了回顾性研究，并将这些数据与对照组进行对比。阴茎勃起、射精和性欲的得分均低于对照组，表现为性高潮减少、性欲降低以及对性的兴趣下降。在性活动中的射精能力方面虽无差异，但放疗患者报告的精液量相较于治疗前明显减少。另一项研究对143名早期睾丸癌治疗患者的毒性和生活质量进行了评估，其中23%的患者报告性欲降低，27%的患者存在性高潮问题，38%的患者出现射精障碍，包括早泄。性欲降低、性高潮障碍以及精液量的减少与年龄呈负相关。上腹下丛神经负责射精过程，其由交感神经系统介导，是位于下腹部主动脉前方的一个有孔纤维网络。腹下神经在上腹下丛的下极两侧发出，并与 S_1～S_2 神经根相连。正常的射精过程需要该系统的完整性。在手术过程中，这些神经难以识别且可能受到损伤，从而导致精液量减少或干性射精。射精途径处于直肠癌和前列腺癌的放疗区域范围内。交感神经损伤可能由辐射引发，不过其剂量似乎不足以完全解释这种功能障碍现象。性高潮相较于射精更为复杂，因为它还受到皮质输入的影响。针对射精丧失的药物治疗效果不太理想，但电射精技术能够产生用于授精的精子。对可能需要化疗或淋巴结清扫术的年轻睾丸肿瘤患者而言，预先知晓这种并发症极为重要，同样应在治疗开始前尽早安排生育力保存，以保障此后患者及其家庭的生育需求。

六、总结

延迟射精、不射精与性高潮障碍由多种因素引发，致病因素极为复杂。先天性因素方面，缪勒氏管梗阻在男性胎儿发育时若缪勒管未完全吸收，会在射精管间留残余物致囊肿，影响射精量与生育，血精常见，经直肠超声扫描及相关处理可改善；沃尔夫管异常有散发性或全身性，可致输精管等缺失与逆行射精，双侧异常多与囊性纤维化基因有关；梅干腹综合征患者多有射精异常，但原发性异常类型不明。创伤损失中，肛门闭锁矫正术可能因拖出术损伤致射精管阻塞，影响生育力；前列腺手术如TUIP和TURP可能因损害膀胱颈闭合机制引发逆行射精，根治性前列腺切除术后会丧失射精功能，逆行射精可药物或手术治疗但效果各异，无法顺行射精可采用精子提取与人工授精。感染性疾病里，淋病、非特异性尿道炎、泌尿系统感染并发附睾炎、血吸虫病、泌尿生殖系统结核等均可致男性生殖道阻塞，血精症状不可忽视，部分疾病可通过 TRUS 发现射精管结石，结石常可自行排出。神经功能障碍方面，脊髓损伤会严重损害射精能力，不同类型损伤射精能力不同，有多种获取精液技术但各有局限，精液质量差且患者常伴有睾丸功能障碍；主动脉旁淋巴结清扫术用于睾丸肿瘤治疗时可能切除交感神经和神经节致射精功能丧失，改良技术可降低发生率，患者术前应安排生育力保存。其他疾病影响中，成人多囊肾疾病与精囊病理性扩张有关，病因不明；男性盆腔癌放疗方面，前列腺癌放疗后性功能多受影响，直肠癌放疗对性功能影响研究样本少难定论，睾丸癌放疗后部分患者有性功能障碍，相关神经损伤可致射精异常，药物治疗效果不佳，电射精可用于授精，年轻患者术前应安排生育力保存。总之，这些障碍的成因多样，诊治需综合考量多种因素以保障患者生活质量与生育需求。

（刘春辉）

第三节　抑制性射精

在男性性高潮反应方面，存在诸多用于描述延迟或缺失情况的术语。像射精迟缓、延迟射精以及射精功能障碍，还有特发性不射精、原发性射精无力、心因性不射精等，这些术语在本质上都可用来同义表述男性的此类问题。就如同"早泄"这一术语一样，"射精迟缓"因其带有贬义联想，所以在使用上常常被刻意避开。在节章内容里，我们会采用缩写"IE"来指代。《精神疾病诊断与统计手册》（第4版）对射精功能障碍（Inhibited Ejaculation，IE）有着明确的界定：在接受了足够的性刺激之后，如果持续或者反复地出现难以达到性高潮、性高潮延迟到来，甚至根本无法达到性高潮的状况，并且由此给个人带来了痛苦情绪，那就可被认定为射精功能障碍。这里顺便提一下，在一些男性群体中会出现部分射精迟缓的现象，他们往往是为了控制早泄，刻意去抑制与射精相关的肌肉收缩动作。如此一来，在射精过程中，他们所能感受到的快感与性刺激就会大打折扣，因为对横纹肌的过度控制使得射精时的感觉变得迟钝。射精失败这一情况，有可能是先天性的，也就是终身性的原发性事件，例如先天性性高潮缺失；也可能是后天由于某些因素导致的获得性或继发性问题。它的发生频率不定，可能在每一次性接触时都会出现，也可能只是间歇性地发生。在患有继发性IE的男性当中，一部分人可以通过自慰来获得性高潮；而另一部分人则出于各种各样的原因，愿意或者根本不愿意进行自慰。还有一些男性因为遭受了情感方面的创伤或者身体上的意外损伤，从而丧失了自慰达到性高潮的能力。有些男性表示自己有间歇性遗精的情况，而另外一些男性要么对夜间是否有性高潮毫无察觉，要么就根本没有夜间性高潮的体验。

自开展性治疗工作以来，IE一直被视作临床上较为罕见且治疗难度较大的一种症状。从过往的临床数据来看，男性性高潮障碍的当前患病率处于0～3%的区间范围，而早泄的患病率则为4%～5%。他们还特别指出，在临床就诊人群当中，这类疾病的患病率往往会更高一些。近年来，随着泌尿科针对勃起功能障碍治疗手段的日益普及，临床上发现并被报道出来的患有IE的男性人数出现了意外的增长情况。与其他性功能障碍类似，随着全球人口老龄化进程的不断推进，IE的发病率也极有可能会呈现出逐渐上升的趋势，其在人群中的普遍性将会变得越来越高。

一、病因学

射精功能障碍目前尚未被人们全面深入地理解，其病因较为复杂，涵盖了心理与生理两方面的多种解释。

（一）药物诱发因素

在医学领域，许多药物和酒精会引发不良性副作用。这些副作用往往会致使男性与女性出现性高潮延迟，甚至是完全无法达到性高潮的状况。精神类药物尤其容易引发此类问题。例如，某些抗抑郁药物可能会干扰人体的神经传导，影响性反应的正常进程，从而导致性高潮障碍。

（二）生物变异性因素

除了心理动力和人际关系方面的因素可能引发IE外，生物病因也不容忽视。在个体体验性高潮之前，所需的性唤醒阈值存在着显著的生物变异性。就如同人类的许多其他特征一样，射精潜伏期的分布模式很可能呈现出钟形分布的规律。容易出现早泄或者IE的个体，很可能先天具备了易感性倾向。只不过，这种潜在的功能障碍倾向，需要在特定的外部因素作用下才会表现出来，这些外部因素包括所服用的药物、所处的性环境，以及个体内部的身心状态和人际互动动态等。负责射精功能的神经系统在正常情况下也会存在一定的功能变异，而这种变异或许就会直接导致男性在射精潜伏期和射精能力方面产生差异。当患者了解到这种生物易感性的存在后，通常能够在很大程度上缓解自身以及伴侣的焦虑情绪，减少彼此之间的相互指责与埋怨，同时也有助于患者与医疗保健专业人员建立起更为良好的治疗联盟，积极配合治疗。

（三）文化和心理病因因素

1.社会/文化因素

IE与社会因素的正统性之间存在着紧密的关联。某些社会因素所倡导的理念和规范，可能会对个体的性经历产生限制。其中有部分男性在年轻时有过自慰行为，但由于社会广泛认可的"射精浪费精液"观念的影响，他们内心会产生强烈的内疚和焦虑情绪，进而形成特殊的自慰模式，而这种模式往往会成为引发IE的诱因。

2.并发精神病理学因素

由于许多IE患者前来就诊的原因是女性伴侣渴望受孕，所以怀孕恐惧这一心理因素备受关注。有研究指出关于勃起功能障碍取决于中枢兴奋和抑制机制之间的微妙平衡，这一理论对于理解IE同样具有潜在的适用性和借鉴意义。

3.性唤醒不足因素

射精迟缓的男性自身也普遍认为自己是在刻意抑制射精，不仅精神分析学家持有这种观点。部分男性尽管在主观上并未感受到强烈的性唤醒，但却能够获得足以进行性交的阴茎勃起状态。这种看似正常的"阴茎自动勃起"现象，往往会被男性自身及其伴侣错误地解读为该男性已经做好了充分的性准备并且具备达到性高潮的能力。随着西地那非等药物的问世，大量患者纷纷前往医院寻求治疗。在这些患者中，有相当一部分人在恢复阴茎勃起并进行性交时能够正常射精。虽然西地那非在缓解抗抑郁药物性副作用方面取得了一定的成效，但5型磷酸二酯酶抑制剂的效果具有两面性。部分使用西地那非的男性在性交前和性交过程中由于未能获得足够的性刺激，仅仅出现了阴茎勃起现象，而缺乏相应的心理情感性唤醒。但这些男性却错误地将阴茎勃起状态等同于性唤醒，实际上，这种阴茎勃起仅仅表明了血管充血的成功，而并非真正意义上的性唤醒。

4.自慰因素

"自体性兴趣"这一概念专门用来描述那些相较于与伴侣进行性爱，更倾向于选择自慰的IE男性。在临床研究中发现，许多患有IE的男性在自慰时所采用的刺激方式，在速度、压力、持续时间和强度等方面都具有独特性，这些刺激方式与他们在与伴侣进行性行为时的体验截然不同。长期采用这种特殊的自慰刺激方式，使得他们在与伴侣进行性行为时难以适应，从而预先为自己设置了与伴侣相处时可能出现性高潮障碍的困境，最终导致继发性IE的产生。此外，与伴侣的性行为现实和自慰时所使用的性幻想之间的差异，也是引发IE的一个重要因素。在现实生活中，许多男性和女性在与伴侣相处时，都会抑制自慰时的性幻想。然而，当无高潮男性能够将自慰幻想巧妙地融入与伴侣的性行为过程中时，他们达到性高潮的可能性将会显著提高。

5.混合病因因素

IE与其他性功能障碍类似，其病因不能简单地归结为单一因素，而应被看作是生理因素和心理因素相互作用的结果。在男性的整个生命周期中，射精潜伏期的生物学设定点会受到多种生理因素和心理因素以不同组合形式的共同影响。因此，在对IE患者进行诊断时，需要全面深入地了解这些因素是如何在特定的时间节点上，对特定个体的性功能产生影响，并最终导致性功能障碍的发生，从而制定出精准、有效的治疗方案。

二、诊断与评估

在对射精功能障碍进行评估时，首先需要全面回顾男性能够成功射精的各种具体情形。例如，有些男性可能在睡眠过程中有射精现象，或者通过自慰能够顺利射精，抑或在伴侣的性刺激下可以射精，还有些男性只是偶尔在特定的性交体位下才能完成射精。在详细了解这些情况的同时，还需认真记录该问题的发展历程，尤其要留意那些会对射精表现产生改善或恶化作用的各种因素。此外，医生还应该询问男性在性活动中放松自我、维持以及提升性唤醒的实际能力，同时了解他在性过程中专注于性感受的程度如何。倘若男性之前有过达到性高潮的经历，那么就要深入了解那些与性高潮停止相关的生活事件或者特殊情况。这些相关事件可能是由于服用了某些药物而产生的副作用，也可能是因为患上了某种疾病，又或者是受到各种生活压力源以及其他心理因素的影响。与此同时，也要特别注意一些社会观念所带来的影响，其可能会干扰男性在性活动中的兴奋程度。最后，医生还需要了解关于男女双方非性关系质量的问题，并深入探究其中可能存在的因素。通过这样全面的评估，再结合适当的体格检查以及实验室检查结果，便能对患者的病情有较为深入的了解，进而确定出合适的治疗方案。当男性出现血精症状时，必须进行全面、深入的检查。其中，对前列腺分泌物和尿液进行培养是一项重要的检查手段，通过这种方式可以确定诸如前列腺炎等感染的具体性质。此外，还应当检测尿液细胞以及血清前列腺特异性抗原，以此来排除膀胱癌或者前列腺癌。对睾丸和附睾进行超声扫描，能够帮助医生确定这些部位是否存在局部疾病。经直肠超声技术则可用于显示前列腺或精囊的结构是否存在异常，在某些情况下，甚至可以发现射精管内是否有结石，或者是否存在缪勒管囊肿。相对而言，膀胱镜检查在这种情况下通常所起的作用较为有限。如果男性存在射精困难的问题，或者射精量过少甚至无射精的情况，那么首先要做的就是确定该问题究竟是先天性的还是后天性的。这就要求医生仔细询问患者的临床病史，通过体格检查来确定睾丸和附睾是否处于正常状态，同时检查两侧的输精管是否存在。在完成这些初步检查之后，下一步至关重要的是通过对离心后的尿液沉淀物进行检查，以此来确定患者是否存在逆行射精或者完全无射精的情况。如果在尿液中发现了精子，那么就表明存在逆行射精的现象。根据这些检查所得到的结果，患者便能够被归入几个大致的类别之中，之后便可以针对不同的类别进行更为详细的评估。

射精管阻塞的患者通常会表现出不育的症状。在对这类患者的精液进行分析时，可能仅仅会报告显示无精子症或少精子症，但这还远远不够，还应该进一步寻找特征性的生化变化。一般来说，来自输精管和精囊经由射精管的部分或全部精液成分在这种情况下应该是缺失的。同时，还会伴有精液量少的现象，pH值也会偏低，果糖含量同样较低或者完全没有果糖。如果在体格检查中发现两侧输精管都能够被触及，那么射精管阻塞的诊断可能性就非常大。当发现输精管缺失时，确定这种情况是单侧还是双侧具有重要意义。对于单侧输精管缺失的患者，除了关注输精管本身的问题之外，还必须通过超声扫描对泌尿系统进行检查，因为在这种情况下很可能同时存在肾脏异常。而对于双侧输精管缺失或畸形的患者，医生则必须考虑这种异常是否可能是与携带潜在有害的囊性纤维化染色体异常相关的遗传缺陷的一部分。

（一）射精管阻塞的影像学检查

在对射精管阻塞进行诊断时，影像学检查是重要的手段之一。通过经直肠超声扫描，如果发现精囊出现扩张，那么就可能怀疑存在病变。然而，仅仅依靠超声扫描还不够，阻塞的确切部位需要通过更为精确的输精管造影或经皮精囊穿刺在影像学上进行确定。在确定了阻塞部位之后，还可以随后注入亚甲蓝染料，以此来勾勒出射精系统的轮廓，这样在进行经尿道切除术时，一旦进入该系统便能够清晰地识别。

（二）控制射精的神经通路的电生理评估

神经生理学测试能够对控制射精的神经通路进行客观的评估，在某些情况下，这种测试可用于对延迟射精或不射精情况进行评估。在实际操作中，通常会使用4种测试方法。

1.阴部体感诱发电位

体感诱发电位，简单来说，就是在外周神经受到刺激后，脑电图所产生的一种短暂改变。它能够为我们提供从阴茎背神经到大脑皮层传入冲动的客观信息。在进行这项测试时，技术操作包括用电刺激阴茎背神经，然后在脊柱和头皮记录诱发反应。首先要测量的是感觉阈值，所谓感觉阈值，就是在刺激点处电流能够被感知到的最低感觉程度。在测量反应潜伏期时，需要分别在反应开始和第一个可重复偏转的峰值处进行测量。通过在2个不同水平记录反应，我们可以获得3个不同的传导时间：总传导时间、外周传导时间以及中枢传导时间。

2.阴部运动诱发电位

运动诱发电位主要用于探索从大脑到目标肌肉的传出通路，也就是锥体束。这项技术的操作过程是通过磁电刺激器分别刺激运动皮层和骶神经根。在进行大脑刺激时，需要将线圈放置在顶点后2 cm处；而对于骶神经根刺激，则要将线圈放置在脊柱侧面。然后用同轴肌电图针电极从球海绵体肌记录反应。在测试过程中，先在静息状态下进行大脑刺激，之后再在盆底自主收缩时进行刺激。骶神经根刺激则仅在静息状态下进行。反应的测量是在第一个可靠偏转开始时进行。通过在2个水平刺激中枢神经系统，我们同样可以获得3个不同的传导时间：总传导时间、外周传导时间以及中枢传导时间。在球海绵体肌中测量的总传导时间分别为28 ms，中枢传导时间为23 ms，外周传导时间为7 ms。

3.骶反射弧测试

这项测试主要用于检查阴部神经的感觉和运动分支以及骶段S_2、S_3、S_4的情况。其技术操作是刺激阴茎背神经并从球海绵体肌记录反应。通常情况下，反应会由2个偏转组成。其中，第一个偏转的平均潜伏期为35 ms，不过在80 ms时常常还会观察到一个延迟偏转。

4.交感神经皮肤反应

当任何外周神经干受到电刺激后，我们可以记录到来自控制皮肤汗腺的交感神经末梢的电活动。通过这项测试，能够评估交感神经向生殖器官皮肤的传出流量。在进行测试时，使用环绕阴茎干的两个环形电极刺激阴茎背神经，其中阴极要靠近近端。刺激是由以0.05 Hz的频率施加的单个电脉冲组成。用贴在皮肤上的圆盘电极从手、脚和会阴记录交感神经皮肤反应。为了检查反应的可重复性，需要叠加2个描记图。然后刺激右正中神经，并再次从手、脚、会阴和阴茎记录交感神经皮肤反应。经过测试发现，阴茎背神经刺激后，手、脚和会阴交感神经皮肤反应的平均潜伏期分别为1.40 s、2 s和1.4 s。而在正中神经刺激后，阴茎交感神经皮肤反应的潜伏期为1.50 s。

三、干预措施

（一）射精功能障碍的心理治疗

由于男性性高潮延迟的数据匮乏，目前无法对相关治疗效果给出确切结论。不过，在心理治疗文献里，倒是提出了不少针对射精功能障碍的治疗方法，其中包括早期的心理动力学方法以及性治疗方法。采用性感集中训练、强烈的非性交阴茎刺激以及性交技巧调整相结合的治疗方式，最终治疗失败率仅为17.6%。在生育前无法达到性高潮的男性群体中，有81%的人通过使用振动器刺激成功地体验到了性高潮。采用认知行为性治疗方法来治疗 IE，成功率能够超过 80%。近年来，随着选择性 5-羟色胺再摄取抑制剂的广泛应用，其对性功能的影响引发了众多关注。有不少病例报告表明，西地那非治疗男性和女性的性高潮潜伏期延长问题取得了成功，目前相关临床试验仍在深入探究这一现象。最近，一项具有前瞻性、平行组设计、随机化、双盲且安慰剂对照的多中心研究，目的在于评估枸橼酸西地那非在因使用选择性 5-羟色胺再摄取抑制剂抗抑郁药和非选择性 5-羟色胺再摄取抑制剂抗抑郁药而出现性功能障碍的男性患者中的实际疗效。研究结果显示，西地那非能够有效改善这部分男性患者的阴茎勃起功能以及性功能的其他方面。尽管该研究在对性高潮潜伏期这一终点指标的评估较为有限，但就目前针对该问题的研究现状而言，它作为少数几项随机对照试验研究之一，无疑具有极为重要的参考价值。至于西地那非最终是否会被证实为一种有效的促性高潮药物，还有待进一步观察和研究。不过可以预见的是，未来很可能会有多种化合物被研发出来，专门用于降低性高潮阈值，从而帮助那些难以达到性高潮的人群解决困扰。事实上，已经有一些研究人员推测，多巴胺能通路或许在促进性高潮方面发挥着关键作用。

（二）药物治疗

在射精功能障碍的治疗领域，逆行射精可通过膀胱颈重建手术来进行治疗，然而对于射精失败的情况，目前却尚未有效的手术治疗手段。与逆行射精的治疗情况类似，药物治疗被认为是最具潜力的治疗途径。虽然药物治疗并非总能让患者实现正常射精，但它却有可能将原本无射精的患者转变为逆行射精患者，并且在此过程中产生少量具有活力的精子。而这些精子则可以与标准的人工授精技术相结合，为患者实现受孕创造机会。

部分研究作者指出，在大鼠模型实验中发现，脑内 5-羟色胺能系统对射精以及男性性活动起着抑制作用，而多巴胺能系统，尤其是下丘脑前部的多巴胺能系统则具有促进作用。例如，降压药 α-甲基多巴会通过抑制脑内多巴胺能系统从而降低脑内单胺水平，与之相关联的射精功能障碍现象恰好与上述研究结果相符。然而，在实际应用中也发现了一些特殊情况，比如使用氯米帕明和氟西汀时，会出现矛盾性性欲亢进现象，甚至有自发性性高潮产生。这一现象表明，脑内神经递质系统之间的平衡远比想象中更为复杂，不同的 5-HT 受体亚型可能对性功能产生截然不同的作用，有的可能起促进作用，而有的则可能起抑制作用。抗组胺药赛庚啶是一种能够提高脑内 5-羟色胺水平的药物，有实验证明它可以增加大鼠的男性性活动。据这些研究推测，赛庚啶的有效剂量范围大概为 2～16 mg，其给药方式可以是长期规律性给药，也可以是按需给药。不过，赛庚啶的疗效在一定程度上会受到其镇静作用的限制，而且还可能存在抗抑郁作用逆转的风险。根据作者的临床实践经验来看，赛庚啶在治疗射精迟缓和不射精方面确实能够发挥一定作用，但由于其镇静作用的存在，这种作用的发挥也受到了一定程度的制约。

中枢多巴胺活性的提升可以通过多种机制来实现。其中一种方式是提供多巴胺合成前体，比如左旋多巴；另一种方式则是使用替代神经递质直接对中枢多巴胺受体进行刺激。金刚烷胺就是一种能够间接刺激中枢和外周多巴胺能神经的药物，它在临床上常用于治疗帕金森病，同时也具备一定的抗病毒作用。据相关报道，金刚烷胺可以刺激大鼠的性行为、射精以及其他性反射。

育亨宾具有多种药理特性，它既是一种 α_2 拮抗剂，也是一种 α_1 激动剂，同时还具备钙通道阻滞剂作用，并且能够抑制血小板聚集。在性交前 90 min 给予患者 10 mg 育亨宾，可以成功逆转氯米帕明诱发的性高潮缺失。在另一项针对 15 名氟西汀诱发的性高潮缺失患者的安慰剂对照研究中发现，育亨宾的有效率能够达到 73%，在 6 名存在性交或自慰问题的男性患者中，有 5 名患者因使用育亨宾而成功逆转了不射精问题。需要注意的是，患者对育亨宾的反应通常会有一定的延迟，一般长达 8 周左右。而且在使用育亨宾治疗过程中，患者往往还会伴随一些不良反应，比如恶心、头痛、头晕以及焦虑等。因此，在使用育亨宾治疗时，仔细的剂量滴定显得尤为重要，因为剂量过高或过低都可能会降低其促性作用。

丁螺环酮属于苯二氮䓬类抗焦虑药，它具有独特的 5HT-1A 受体激动剂活性。有研究指出，在 10 名患有广泛性焦虑障碍及相关性功能障碍的男性患者中，有 8 名患者在使用每日剂量范围为 15～60 mg 的丁螺环酮后，性功能恢复到了正常水平。

喹吡罗是一种具有高选择性、强效的 DA-2 激动剂，它在动物实验中得到了广泛的研究。动物实验指出，当性不活跃和迟钝的大鼠被给予喹吡罗后，它们的爬跨、插入和射精次数都有了明显的增加。而当预先给予多巴胺拮抗剂时，这些由喹吡罗引起的刺激作用就会被消除，这也证实了这些性效应确实是由于 DA 受体的刺激所产生的。研究还发现，许多大鼠在极低或极高剂量下都未能成功射精，其中低剂量会导致大鼠出现镇静现象，而高剂量则会使大鼠产生过度活跃的行为，比如咀嚼或嗅闻等。此外，动物似乎随着使用次数的增加，对多巴胺激动剂的敏感性会逐渐提高，这也意味着如果滥用多巴胺激动剂，可能会导致其原本对性方面的有益作用消失。在极端情况下，喹吡罗可能会导致大鼠出现矛盾性早泄、性欲降低以及勃起功能障碍等问题。进一步研究发现，低剂量下观察到的性反应降低是由于多巴胺"自身受体"的刺激所引起的，这种刺激会降低多巴胺活性，并且与刺激性的 DA-2 受体相比，它对更低剂量的药物就会产生反应。从临床应用的角度来看，如果为了避免过度兴奋而降低喹吡罗的剂量，可能会导致患者出现比治疗前更为严重的性功能障碍。

四、延迟射精、不射精与性高潮障碍的门诊管理

对于存在延迟射精、不射精以及性高潮障碍等问题的男性患者，医生需要开展全面且细致的评估工作。其中涵盖了详细的病史询问环节，不仅要了解患者过往的医疗经历，还要深入探究其性经历方面的情况；同时，体格检查必不可少，另外还需借助适当的检查手段，以此来精准确定患者的真实主诉内容。在此过程中，要着重留意识别那些较为明显的生理致病因素，例如患者是否正在使用某些特定药物，或者近期有无接受盆腔手术等情况，并且要尽可能地挖掘出足够丰富的细节信息，从而为患者制定出最为适宜的治疗方案。具体而言，需要从患者那里获取以下几方面的相关信息：

（一）患者的基本病史情况

这其中包括是否正在使用处方药物，以及有无使用娱乐性药物的经历。了解这些信息有助于判断药物是否对患者的射精功能产生了影响。例如，某些抗抑郁药物可能会引

发射精延迟等问题，若患者正在服用此类药物，那么在制定治疗方案时就需要综合考虑药物因素。

（二）深入了解该障碍所涉及的文化背景以及其发展历程

要明确患者的射精功能障碍是在所有情境下都会出现，还是仅在特定情境中发生；是从出生起就存在的先天性问题，还是近期才逐渐发展形成的。比如，一些特定的社会文化观念可能会对患者的性心理产生影响，进而导致射精功能障碍；又或者患者近期经历了某些重大生活事件或心理创伤，从而引发了射精方面的问题。

（三）对性反应周期的三个重要阶段

即性欲望阶段、性唤醒阶段和射精阶段，分别进行质量评估。因为前两个阶段的状态往往会对射精反应产生直接或间接的影响。如果患者在性欲望阶段或性唤醒阶段存在问题，如长期压力过大导致性欲低下，或者性唤醒困难，那么这都可能是导致射精障碍的潜在因素，需要在治疗方案中予以考虑。

（四）详细询问患者的射精反应具体情况

比如是否能够体验到性高潮，在射精前是否有那种射精不可避免的前驱感觉，以及实际的正向射精情况如何；了解患者对自身性状况的不满程度和由此产生的困扰程度，还有性活动的频率高低等。这些细节信息能够帮助医生更全面地了解患者的病情严重程度和具体表现形式。

（五）仔细的体格检查

确定患者的睾丸和附睾是否处于正常状态，同时检查两侧的输精管是否存在。这一步骤对于判断患者的生殖系统是否存在先天性发育异常或后天性病变至关重要。例如，如果发现睾丸体积过小或者质地异常，可能提示存在睾丸发育不良或其他疾病，这与射精功能障碍之间可能存在某种关联。

（六）了解患者伴侣对当前情况的评估看法

包括伴侣自身是否患有女性性功能障碍。因为伴侣之间的性互动是相互影响的，如果伴侣存在性功能方面的问题，可能会对患者的心理和性反应产生连锁反应，进而影响到射精功能。例如，伴侣之间的沟通不畅、性技巧不协调或者一方的性需求长期得不到满足等，都可能成为诱发射精障碍的因素。

（七）对患者的性及整体关系进行综合评估

性不仅仅是生理层面的活动，还涉及情感、心理和人际关系等多个层面。患者在家庭、工作等方面的压力，以及与伴侣之间的感情亲密度、相处模式等，都会对其性健康产生影响。例如，长期处于紧张的家庭关系或工作压力巨大的环境中，男性可能会出现心理性的射精障碍。

五、治疗方案

治疗方案应当紧密围绕特定病因来制定，对于处于育龄期的男性患者，还需要着重考虑解决不育问题。对于那些从未体验过性高潮和射精的男性，其病因可能是生理性的射精失败，也可能是心因性的射精功能障碍。针对这类患者，治疗的关键在于精准确定病因，然后实施针对性的疾病治疗措施。偶尔能够达到性高潮和射精的男性通常是患有心因性射精功能障碍，或者是由于阴茎传入神经随着年龄增长而发生退化，进而导致阴茎感觉减退。对于前者，一般采用行为疗法和心理疗法进行治疗；对于后者，即患有与年龄相关的阴茎感觉减退的男性，医生需要对其进行相关知识的教育普及，给予心理上的安抚，并指导他们学习一些经过改进、优化的性技巧，这些性技巧能够最大限度地提升性唤醒水平，从而改善射精状况。

在临床中，大多数男性患者虽然总是能够顺利达到性高潮，但却从未有过正向射精的经历，或者正向射精量出现了大幅减少的情况，这类患者往往患有逆行射精。若在患者射精后排尿并经过离心处理后的尿液中检测到精子和果糖，就可以确诊为逆行射精。针对这类患者的管理措施主要包括对患者进行疾病知识的教育普及，给予心理上的安抚，采用药物治疗手段，在极少数极为严重的情况下，才会考虑进行膀胱颈重建手术。倘若在上述离心后的尿液中未检测到精子，则提示可能存在睾丸或输精管的先天性缺失或发育不全，又或者是获得性的射精管阻塞问题。对于这类情况，管理措施主要是通过超声或影像学检查手段，精准确定阻塞的部位，然后再实施针对具体疾病的相应治疗。

在射精功能障碍的治疗领域，其发展趋势极有可能朝着综合治疗的方向迈进，也就是将药物治疗与性治疗有机结合起来运用。从当前的治疗情况来看，IE 的有效治疗模式或许会效仿勃起功能障碍的治疗范例。在 ED 的治疗进程中，药物治疗与性治疗相融合正逐步成为主流的治疗方法。此外，性咨询与药物治疗相互配合的模式，对那些因身患多种疾病而期望在性健康方面得到调整与康复的患者具有极为重要的辅助作用。比如，一些患者在经历前列腺手术后出现了逆行射精的情况，此时单纯依靠药物治疗或者性治疗可能都无法达到理想的效果，而将两者结合起来，就能够从生理和心理多个层面为患者提供全面的帮助。不仅如此，对于那些存在多种性功能障碍的夫妇，这种综合性的治疗模式同样能够带来显著的益处。在夫妻关系中，性健康不仅涉及个体的生理功能，还与双方的情感交流、心理状态以及彼此之间的互动关系密切相关。当一方或者双方都存在性功能障碍时，往往会引发一系列的心理问题和人际关系矛盾，而将性治疗与药物治疗相结合的模式，则能够有效地解决这些个体内部以及人际关系方面的重要心理问题。倘若忽视了这些问题，它们很可能会对治疗的成功产生不利影响，甚至导致治疗失败。

目前，已有一些病例报告展示了在治疗夫妇多种性功能障碍时，成功整合性治疗和药物治疗的案例。然而，为了能够精准地确定一套科学合理、行之有效的治疗方案，还迫切需要开展大规模的对照前瞻性研究。随着医学研究的不断深入，新药物的研发工作也在持续推进。可以预见，这些新药物的出现将会进一步优化现有的治疗方案，为我们在改善患者性高潮功能方面提供更多的可能性和更好的机会，从而使更多患者受益于先进的治疗手段，提升他们的生活质量。

六、总结

射精功能障碍包含延迟射精、不射精与性高潮障碍等情况，其在男性性健康领域是较为复杂且重要的问题。IE 的病因多样，涉及心理与生理多方面。药物诱发因素中，许多药物和酒精可致性高潮延迟或缺失，精神类药物尤甚，如部分抗抑郁药会干扰神经传导影响性反应。生物变异性因素方面，性唤醒阈值存在生物差异，易出现PE或IE的个体可能有先天易感性，需特定外部因素，了解此可缓解患者及其伴侣焦虑并有助于治疗。文化和心理病因因素涵盖社会因素、精神病理学、性唤醒不足、自慰及混合病因等方面。社会广泛认可可能限制个体性经历，进而诱发IE；怀孕恐惧等心理因素也受关注；部分男性性唤醒不足却有阴茎勃起，易被误认做好性准备；自慰方式及幻想差异也可致IE，且其病因常是多种因素相互作用。诊断与评估IE时，需回顾男性射精情形，记录问题历程，留意影响因素，询问性能力相关问题，了解病史、文化背景、性反应周期各阶段情况、射精反应细节，进行体格检查及必要的实验室检查等。对于血精、射精困难等情况，需进一步检查确定病因，如通过超声扫描、精液分析、尿液检查等排查前列腺、睾丸、附睾、输精管、射精管等部位的疾病或异常，还可借助影像学检查及电生理评估辅助诊断。

　　干预措施方面，心理治疗有多种方法，如性感集中训练、非性交阴茎刺激、性交技巧调整、认知行为性治疗等，虽有一定成功率，但因数据有限难以确切定论，且近年来西地那非在改善相关性功能障碍方面有一定效果，未来可能有更多化合物用于降低性高潮阈值。药物治疗虽无针对射精失败的手术，但药物可使部分患者转为逆行射精并产生精子以结合人工授精受孕，多种药物如赛庚啶、金刚烷胺、育亨宾、丁螺环酮、喹吡罗等可通过不同机制作用于神经递质系统来改善射精功能，但各有其优点与限制。在门诊管理中，要全面评估患者，包括病史、文化背景、性反应各阶段、射精反应、体格检查、伴侣情况及性与整体关系等，依病因制定方案，考虑育龄男性不育问题。如生理性射精失败或心因性射精功能障碍需确定病因治疗；心因性射精功能障碍可行为或心理治疗，阴茎感觉减退者需教育、安抚与指导改进性技巧；逆行射精可教育、安抚、药物治疗或膀胱颈重建；无精子情况需超声或影像学检查确定阻塞部位后治疗。IE治疗趋势是药物治疗与性治疗结合，多学科联合模式对多种疾病或夫妇性功能障碍治疗有重要意义，虽已有整合治疗案例，但仍需大规模对照前瞻性研究确定精准方案，新药物研发也将推动治疗发展，提升患者生活质量。

（刘春辉）

第四节　男性性高潮与射精功能障碍

　　射精功能障碍，也就是男性性高潮障碍，是男性性功能障碍中极为常见的一种。男性性高潮障碍的表现形式多样，从早泄开始，到射精延迟，再到完全无法射精，甚至逆行射精都涵盖其中。性反应周期通常可划分为4个阶段，分别是性欲、性唤醒、性高潮与消退期，这几个阶段相互作用且并非线性发展。性功能障碍，简单来讲，就是这4个阶段中的任意一个出现了问题。性高潮作为第3个阶段，一般会和射精同步发生，但它其实是一种独特的大脑皮质活动，在认知与情感层面都能让人有所感受，是一种很特殊的体验。这种4阶段模型和泌尿学领域的整体范式转变相契合。器质性因素和心理性因素都会对性功能产生影响，把性反应周期概念化为4个阶段的意义重大，它为我们理解射精功能障碍提供了一个很好的思考框架。因为射精功能障碍往往是射精过程中某个阶段受到干扰而产生的继发性问题，我们从这个4阶段模型出发，就能更有针对性地制定出恰当的治疗方案。

性高潮和射精处于性反应周期的最后阶段。射精本质上是一种反射行为，这里面涉及很多复杂的人体结构与神经传导机制。它包含了感觉感受器和特定的感觉区域，这些区域会通过传入通路把信号传输到大脑的感觉区，然后大脑的运动中枢以及脊髓运动中枢会发挥作用，最后再通过传出通路来完成整个射精过程。在这个过程中，中枢神经系统里的5-羟色胺能神经元和多巴胺能神经元之间的相互作用起了主要的控制作用，同时，胆碱能、肾上腺素能、催产素能以及γ-氨基丁酸能神经元也会间接地参与进来，共同完成射精反射。

一、射精生理学

正常的顺行射精主要涉及3种基本机制，分别是发射、排出与性高潮。射精功能障碍的出现，往往是因为在这一系列连锁事件的某个环节出了问题。先来说说发射，它是由生殖器官或者大脑受到性刺激后，引发交感脊髓反射所产生的结果。在发射过程中，附属性器官会按顺序进行收缩，而此时男性会感觉到后尿道有扩张感，这就是发射的感觉。发射在很大程度上是可以由男性自主控制的。随着射精那种难以避免的感觉越来越强烈，男性对它的自主控制能力就会逐渐下降，直到最后完全无法阻止射精。接着是排出机制。排出同样依赖交感脊髓反射，不过男性对它的自主控制比较有限。在这个过程中，膀胱颈会关闭，这样就能防止精液逆行流回膀胱。同时，球海绵体肌、尿道球腺肌还有其他盆底肌肉会有节律地收缩，而尿道外括约肌则会松弛。另外，尿道括约肌还会间歇性地收缩，这是为了避免精液逆行流入近端尿道。

性高潮是大脑对阴部神经感觉刺激进行处理之后产生的结果。这些刺激一方面是后尿道压力升高带来的，另一方面是精阜产生的感觉刺激，还有尿道球腺以及附属性器官收缩也会产生刺激。通过连续的生化分析，我们可以把精液分成几个不同的部分。精液里包含了精囊、前列腺和尿道球腺的分泌物以及精子。来自精囊的液体把前列腺分泌物和输精管壶腹部的内容物混合在一起，然后从尿道排出，这就形成了精液。精子平时都储存在附睾的尾部以及输精管壶腹部。在整个精液量里，大概50%~80%是精囊贡献的，前列腺的贡献量在15%~30%之间，还有一小部分来自尿道球腺，它里面富含酶和纤溶酶原激活剂。正常情况下，精子在精液里所占的比例还不到10%。精液的第一部分所含的精子数量是最多的，越往后精子数量就越少。前列腺分泌的酸性磷酸酶、柠檬酸和锌在精液最开始的部分浓度是最高的。后面的部分就会含有精囊分泌的果糖，而且果糖的浓度在射精快结束的时候会升高。这是因为随着射精过程进行，前列腺提供的酸性成分会和精囊富含果糖的碱性液体逐渐混合，这样精液各部分的pH值就会逐渐升高。

二、射精与性高潮的神经控制

射精反射由多个部分组成，包括感觉受体和区域、传入通路、大脑感觉区、大脑运动中枢、脊髓运动中枢以及传出通路。

（一）感觉受体和区域

阴茎龟头的黏膜中含有特殊的感觉受体。当对阴茎龟头进行重复且累积的刺激超过兴奋阈值时，这些小体会沿着传入神经向脊髓和大脑放电。此外，来自阴茎体、会阴、睾丸以及一些额外生殖器性感区的感觉信息，会对来自感觉受体的传入信息起到调节作用，通常是增强作用。

（二）传入通路

来自阴茎龟头的感觉信息会通过传入通路传至脊髓。具体来说，阴茎背神经中的阴部神经感觉纤维可延伸至S_4水平，而下腹下丛中的自主神经纤维则会将信息传至沿脊髓分布的交感神经节。

（三）射精和性高潮的大脑控制

1.关键区域及作用

精液射出和射精主要由下丘脑前部的室旁核和内侧视前区控制。内侧视前区位于下丘脑前部的嘴侧，在增强交配行为方面似乎起着关键作用。例如，对猴子和大鼠的内侧视前区进行电刺激，可以引起精液射出或射精。而且，对大鼠的内侧视前区进行电刺激还能引起尿道生殖器反射，这可能类似人类的性高潮。这种反射在没有生殖器刺激的情况下也可能发生，通常是在麻醉且脊髓横断的大鼠中，通过用生理盐水扩张尿道然后突然释放压力来诱发。这会导致下腹下神经、盆神经和阴部运动神经有节奏地放电，以及会阴肌肉有节奏地收缩，与人类性高潮时的情况相似。向内侧视前区微量注射中等剂量的混合D1/D2多巴胺激动剂或纯D1激动剂，可促进雄性大鼠的阴茎勃起和交配，这显然是通过增加副交感神经张力实现的。较高剂量的混合D1/D2激动剂或选择性D2激动剂，则有利于精液射出和射精。在射精不应期，性欲降低可能是由于中脑边缘多巴胺通路的主要终端伏隔核中多巴胺释放减少所致。当有发情雌性存在时，雄性大鼠的内侧视前区中会释放多巴胺，并且在交配期间释放量会更多。内侧视前区中的细胞外多巴胺水平可能调节交配阶段，高水平的多巴胺会触发射精。

2.相关实验结论

在一系列针对大鼠的精巧实验中，通过选择性药理学或射频损伤的方法证明，下丘脑室旁核的小细胞神经元介导大鼠的勃起功能，而大细胞下丘脑室旁核神经元则介导射精。催产素能下丘脑室旁核神经元可能调节雄性性行为，表现为射精后脑脊液中催产素浓度增加、向脑室内给予催产素后雄性性行为增强，以及小细胞下丘脑室旁核神经元受损的大鼠精液射出减少。内侧视前区对胆碱能对性行为的影响也很重要。注射胆碱能激动剂氧震颤素和卡巴胆碱会刺激雄性大鼠的性行为，表现为射精前插入次数减少。而注射东莨菪碱则会减少插入和射精的动物数量。延髓腹侧的巨细胞旁网状核是对雄性大鼠介导射精反射的脊髓核起下行抑制作用的上位位点。大约78%来自nPGi的下行神经元是血清素能的。nPGi的损伤会促进尿道生殖器反射和反射性阴茎勃起的诱发。nPGi的选择性血清素神经毒素损伤或脊髓横断会使尿道生殖器反射从这种紧张性抑制中释放出来，从而使反射可通过尿道扩张诱发。不过，即使nPGi和脊髓完好无损，刺激内侧视前区也能诱发反射，这表明内侧视前区可能抑制nPGi，同时刺激一个兴奋位点。

（四）脊髓运动中枢

有两个脊髓中枢在射精过程中发挥作用：一个由交感神经系统控制，位于$T_{12} \sim L_1 \sim L_2$脊髓水平，负责射精；另一个由躯体神经系统控制，位于$S_2 \sim S_4$水平，负责排出。

（五）传出通路

射精主要由交感神经系统控制。交感神经元的细胞体位于脊髓胸腰段灰质的外侧柱中。传出的交感神经从$T_{12} \sim L_2$的脊髓腹根发出，到达双侧交感神经链。神经通过胸交感神经链到达尾侧（下）肠丛、主要内脏神经、腹腔/肠系膜上丛和肠系膜间神经。来自这些神经节的下行神经在每一侧环绕主动脉，然后在中线处汇合形成刚好在主动脉分叉下方的下腹下丛。接着，神经通过腰交感神经链和腰内脏神经到达肠系膜下丛。肠系膜间神经和所有腰内脏神经合并入肠系膜下丛和上腹下丛。前者主要通过结肠神经支配结肠，后者发出成对的腹下神经。腹下神经和盆神经的连接处构成骨盆中的盆丛，这是交感神经和副交感神经系统的整合。来自这个神经丛的分支支配附睾、输精管、精囊、前列腺、膀胱颈和尿道。去甲肾上腺素会从输精管节后神经元的轴突末端释放，以响应通过下腹下神经传递的交感神经信号。去甲肾上腺素激活平滑肌α_1肾上腺素能受体，导致细胞内钙升高、肌动蛋白-肌球蛋白相互作用、输精管平滑肌收缩、附睾尾/近端输精管管腔内压力显著升高，并将精子推进至壶腹。壶腹壁扩张和神经信号都可能触发壶腹收缩，将内容物排入后尿道。此外，许多物质，如乙酰胆碱和神经肽Y，可能调节神经递质的释放和输精管平滑肌的静息张力。

逆行轴突追踪方法显示，分布在输精管中的大部分节后神经元源自盆丛。盆丛会接收来自腹下神经和盆神经的神经输入。对腹下神经进行电刺激可引发输精管收缩，然而刺激盆神经却不会产生可察觉的运动反应。输精管的组织化学研究也表明，肾上腺素能纤维主要对平滑肌层进行支配，而胆碱能纤维主要支配上皮下层。

几乎所有的腰内脏神经都发源于L_2和L_3腰交感神经节。在睾丸癌的腹膜后淋巴结清扫手术中，若保留L_2和L_3腰内脏神经，就能够保留射精功能。如果从脊髓到输精管的通路部分中断，很可能会导致膀胱颈关闭不充分，进而引发逆行射精。而通路完全中断则可能致使射精失败。外周交感神经系统的解剖结构提示可能存在交叉神经支配，这一点在狗和大鼠中已得到证实。腰内脏神经中的一些信号会在肠系膜下丛和盆丛的位置交叉至身体的另一侧。腹下神经中的节前轴突或许会为盆丛中的节后神经元提供双侧神经支配，并且盆丛也会对双侧输精管表现出交叉支配。阴部神经起源于骶骨脊髓的$S_{2\sim 4}$节段，它不进入盆丛，而是先通过坐骨大孔离开骨盆，再经由坐骨小孔重新进入骨盆，并对会阴横纹肌进行支配。包括球海绵体肌和坐骨海绵体肌在内的这些会阴横纹肌有节奏地收缩，能够推动精液排出。骶骨脊髓损伤的患者由于缺乏这些肌肉的作用，通常会出现滴沥状射精的情况。排出过程由副交感神经系统控制。传出的躯体纤维从$S_2 \sim S_4$脊髓节段的前角发出，沿着阴部神经的运动分支前行，从而支配包括球海绵体肌和坐骨海绵体肌在内的盆底横纹肌。球海绵体肌、坐骨海绵体肌以及其他盆底横纹肌有节奏地收缩，可将精液推进尿道。这些肌肉由阴部神经支配，并且在射精期间会表现出兴奋状态。

由阴茎龟头振动诱发射精的过程中，球海绵体肌、坐骨海绵体肌和尿道外括约肌的肌电图反应，证实射精机制由两个不同的反射组成。其中，龟头-输精管反射负责射精的射出阶段，而尿道肌肉反射则负责射精的排出阶段。在对狗的进一步研究中，在电刺激射精期间，盆底肌肉以及肛门外括约肌和尿道括约肌的电活动会增加。耻骨直肠肌活动的增加可能会将前列腺分泌物排入后尿道；肛提肌收缩会抬高前列腺，并部分拉直在阴茎勃起期间可能出现的前列腺-膜性尿道弯曲；并且，肛门外括约肌和尿道括约肌的收缩能够阻止排便或排尿的冲动，防止在性交过程中粪便、屁或尿液泄漏。射精时尿道括约肌的有节奏收缩可能起到"抽吸-喷射泵"的作用，在放松时将生殖液吸入后尿道，在收缩时将其喷射到球部尿道。伴随射精出现的血压显著升高、心动过速、呼吸急促和出汗等现象，很可能是由肾上腺髓质分泌的儿茶酚胺所引发。肾上腺髓质通过胸交感神经链和主要内脏神经接收交感神经。

三、射精的神经化学调控

(一) 多巴胺能控制

长久以来，人们知晓使用多巴胺能药物治疗会对啮齿动物的性行为产生显著影响。多巴胺能系统，尤其是下丘脑中的该系统，具有促进性行为的作用。多巴胺与5-羟色胺的平衡更为复杂，比如某些选择性5-羟色胺再摄取抑制剂类抗抑郁药物会引发自发的不自主性高潮，呈现出反常的性欲亢进现象。目前已确定了5种类型的多巴胺能受体。基于药理学，这些亚型可分为两个家族：D1家族和D2家族。D2家族在治疗中具有最为重要的作用，而D1家族可能对D2受体起着重要的调节作用。当有发情雌性存在时，雄性大鼠的内侧视前区会释放多巴胺，且在交配期间逐渐增多，最终触发射精。这表明多巴胺可能在性反应调节中发挥作用。此外，即便没有生殖器刺激，对内侧视前区进行电刺激也能在大鼠中引发尿道生殖器反射，使得下腹下神经、盆神经和阴部运动神经依次放电，会阴肌肉有节奏地收缩，这与人类性高潮时的情形相似。

(二) 血清素能控制

虽然通过D2受体，多巴胺可促进精液射出，但血清素却具有抑制作用。100多年前，人们在血液中首次发现了一种强力的血管收缩剂，1940年，在肠道的肠嗜铬细胞中发现了一种内源性肠胺，随后被鉴定为5-羟色胺（5-HT），与血清血管收缩剂相同，故而被称为血清素。身体中80%的血清素存在于胃肠道的肠嗜铬细胞中。外周5-HT在从血小板释放时可作为血管收缩剂和血小板聚集剂，在肠道的肠神经丛中充当神经递质，并且在胃肠道、胰腺等部位的肠嗜铬细胞分泌时作为自分泌激素。循环中的5-HT无法进入大脑，因为它不能穿过血脑屏障。借助组织化学技术首次定位了大脑的血清素能系统。近来，抗5-HT抗体的研发以及放射自显影技术使得确定详细的5-HT受体位置成为可能。目前，至少已确定了16种不同的受体，例如5-HT1a、5-HT1b、5-HT2a、5-

HT2b等。尽管这些受体的功能和定位日益清晰，但仍有诸多未知之处。血清素能神经元广泛分布于大脑和脊髓中，主要存在于脑干、中缝核和网状结构里。有2组不同的血清素能神经元。一组前端的神经元，其细胞体位于中脑和脑桥前端，它们的轴突投射到前脑。另一组后端的血清素能神经元，细胞体在延髓中，其轴突投射到脊髓。5-HT系统的前端部分包含尾状线性核、中缝背核和中缝正中核以及脑桥和中脑的网状结构。后端系统则有中缝大核、中缝苍白核和中缝隐核、邻近的网状结构、孤束核和蓝斑下核。

来自前端5-HT神经元的上行投射包括2个平行但在功能和形态上不同的通路。从中缝正中核发出的投射被称作"篮状轴突"系统，包含粗纤维，这些纤维会分支成短而细的纤维，并形成多个大而圆的膨体以及广泛的突触。第二个系统来自中缝背核，具有细纤维，这些纤维广泛分支，并以多个梭形样膨体为特征，似乎不含有任何突触结构。这两个系统广泛分布于整个大脑。在大脑皮层中，M纤维和D纤维共存，而纹状体只接收细D纤维，齿状回主要接收粗M纤维。尾侧中缝核投射到脑干尾部和脊髓。中缝大核主要投射到脊髓的背角。中缝苍白核和中缝隐核投射到胸腰段和骶段脊髓的腹角、中间带以及中间外侧细胞柱。大多数投射到尾侧中缝核的传入纤维来自中脑导水管周围灰质区域和下丘脑及视前区的内侧细胞群，即所谓的"边缘系统"。血清素能神经元通过各种不同机制来自我调节自身活动。突触间隙中的5-HT和5-HT神经传递受到树突-胞体5-HT1A自身受体、突触前5-HT1B/1D自身受体以及5-HT转运体再摄取系统的调节。这些机制中的每一个都是负反馈系统，能够减少突触间隙中的5-HT，防止突触后受体过度刺激。树突-胞体5-HT1A自身受体在中缝核的血清素能神经元的细胞体和树突上高度集中。它们被内源性5-HT激活后，会导致5-HT神经元的放电率降低以及5-HT神经传递减少。这种内源性5-HT可能来自树突-胞体释放，而非突触释放。向大鼠施用选择性5-HT1A受体激动剂8-OH-DPAT，会降低其中枢5-HT水平，并使雄性大鼠在第一次或第二次插入时射精。5-HT1A受体的激活会被5-HT2C受体的激活减弱或阻断。突触前5-HT1B/1D自身受体也能抑制5-HT释放到突触间隙中。该受体与抑制性转导机制相连，可阻止5-HT的释放以及5-HT从轴突小泡中释放，其确切机制尚未确定。

大量的5-HT转运体（5-HTT）主要位于轴突末端，但也存在于血清素能细胞体及其树突和神经胶质细胞上。当5-HT从突触前轴突小泡释放到突触间隙中时，5-HT转运体会将5-HT再摄取并从突触间隙中移除，从而防止突触后受体过度刺激。在被选择性血清素再摄取抑制剂类药物阻断5-HT转运体后，突触间隙中的5-HT会增加，但会被激活的5-HT1A自身受体抵消，5-HT1A自身受体可抑制进一步的5-HT释放。在大鼠模型中，大脑血清素能（5-HT）系统对射精和雄性性行为起抑制作用。雄性大鼠射精时，血清素会在外侧下丘脑前部（Lateral Hypothalamic Area，LHA）释放。将选择性血清素再摄取抑制剂微注射到LHA中，既会延迟交配的开始，也会延迟交配开始后的射精。这与选择性5-羟色胺再摄取抑制剂类抗抑郁药物的不良影响相似，包括性欲降低和射精/性高潮延迟。雄性大鼠射精后，外侧下丘脑前部和内侧视前区中观察到的细胞外5-HT增加，可能抑制随后的射精，并对射精不应期负责。射精后性欲降低可能部分是由于中脑边缘多巴胺通路的主要终端伏隔核中多巴胺释放减少所致。伏隔核中的多巴胺与许多行为的动机和奖励有关，包括进食、饮水、交配和药物成瘾。因此，选择性5-羟色胺再摄取抑制剂药物可能抑制性欲和射精的一个部位是LHA。虽然伏隔核可能介导选择性5-羟色胺再摄取抑制剂引起的性欲降低，但它可能并不直接影响射精。介导这种作用的结构尚不清楚；然而，来自LHA的神经元确实会下降到腰脊髓，那里是控制生殖器反射的神经元所在之处。

（三）γ-氨基丁酸能控制

多项研究表明，γ-氨基丁酸（Gamma-Aminobutyric Acid，GABA）在大鼠的性功能中发挥着抑制和调节作用。给予GABA或能促使脑脊液中GABA水平升高的化合物，会抑制大鼠的性行为。在雄性大鼠射精后的间隔期以及雌性大鼠断奶期间，脑脊液中的GABA水平会升高，这也暗示了其抑制性功能的作用。用于治疗焦虑的苯二氮䓬类药物被认为是通过增强GABA能神经传递来发挥作用。中枢神经系统中30%～40%的神经元以GABA作为主要神经递质。GABA受体在药理学上分为GABAA和GABAB两类。GABA受体广泛分布于中枢神经系统，且有30%～40%的中枢神经系统神经元以GABA为主要神经递质。GABAA受体可能持续被激活，而GABAB受体仅在特定生理情况下才被激活。激活GABA受体对目标神经元有抑制作用，因此需要更高浓度的其他神经递质才能实现相同强度的神经传递。GABAA激动剂会抑制性行为，表现为当这些药物全身给药或局部注入内侧视前区时，大鼠的骑跨和插入次数减少。相反，GABAA拮抗剂全身给药对性行为无影响，但通过微注射直接注入内侧视前区，会产生积极的性作用并缩短射精潜伏期。不进行交配的雄性大鼠也能从GABA拮抗剂中获益。GABAB受体亚型在介导GABA对性行为的抑制中也起着重要作用。全身注射GABAB激动剂巴氯芬会导致大鼠骑跨、插入和勃起的次数减少。

（四）胆碱能控制

胆碱能受体分为毒蕈碱受体和烟碱受体两类。虽然这两种受体在人体几乎所有部位都有分布，但烟碱受体在神经肌肉接头、自主神经节和大脑中的浓度尤其高。尼古丁通过影响前脑胆碱能系统来调节认知和血流，从而调节和协调大量的中枢神经系统功能。给予烟碱受体激动剂会增强胆碱能神经传递，并导致大鼠性行为减少。有报道称，低剂量的尼古丁会使大脑中的血清素水平升高。如前文所述，增强的血清素能神经传递通常会抑制性行为。胆碱能拮抗剂对性行为有抑制作用。向大鼠脑室内微注射东莨菪碱会延长交配开始时间，并减少插入和射精的次数。向内侧视前区微注射胆碱能激动剂氧震颤素或卡巴胆碱会刺激雄性大鼠的性行为，表现为射精潜伏期缩短。

（五）肾上腺素能控制

肾上腺素能受体广泛分布于周围神系统和中枢神经系统，使得肾上腺素能神经系统成为控制许多生理功能的重要机制组成部分。在中枢神经系统中，α-肾上腺素能受体遍布整个大脑，而β_1受体和β_2受体仅在皮质和小脑中出现。虽然去甲肾上腺素对勃起和射精都有影响。胆碱能与肾上腺素能的平衡对于维持性功能平衡至关重要。使用α_1拮抗剂哌唑嗪阻断α-肾上腺素能会导致阴茎异常勃起，这是一种不良反应，特别是在同时胆碱能活性降低或被消除时。哌唑嗪也被证明会增加大鼠和人类的射精潜伏期和射精后间隔时间。

（六）一氧化氮

一氧化氮（NO）正逐渐被认为是大脑中重要的细胞内信使之一。NO可能参与情绪和行为的调节。有可能大脑中的NO参与调节雄性大鼠的性行为。向内侧视前区微注射NO前体L-精氨酸会引起细胞外NO水平显著升高，并增加雄性大鼠的交配行为，骑跨率显著增加。微注射NO合酶抑制剂N-单甲基-L-精氨酸会显著降低NO水平并抑制交配行为。内侧视前区细胞外NO的增加促进了雄性大鼠的交配行为，而NO的减少则降低了它们的交配行为。NO通过加速多巴胺释放来促进雄性大鼠的交配行为。向内侧视前区微注射NO前体L-精氨酸会提高细胞外多巴胺水平。NO可能通过调节单胺释放在雄性大鼠交配行为和体温调节中发挥作用。L-谷氨酸在内侧视前区引起海绵体内压升高。它通过激活NMDA受体增加NO的产生。这表明内侧视前区的NO直接促进阴茎勃起，并支持内侧视前区NO在雄性性行为的正向调节中具有生物学作用。

注射NO合酶抑制剂N-硝基-L-精氨酸甲酯会减少阴茎勃起次数，但也会增加精液射出次数并减少首次精液射出的潜伏期。结果表明，一氧化氮不仅在完整的雄性大鼠中促进勃起，而且可能通过降低交感神经系统活性来抑制精液射出。腹腔注射毛果芸香碱会引起成年雄性大鼠剂量相关的精液射出。在使用阿托品处理的动物中，对毛果芸香碱的精液射出反应大大降低，这表明有胆碱能作用。一氧化氮合成抑制剂N-硝基-L-精氨酸甲酯会抑制毛果芸香碱诱导的精液射出，而L-精氨酸或与硝普钠共同注射可逆转这种抑制作用。这些结果表明，一氧化氮介导了对毛果芸香碱刺激的大鼠负责精液射出的抑制性神经传递。特定的V型同工酶磷酸二酯酶抑制剂西地那非会改变大鼠中枢多巴胺介导的行为。西地那非会减少正常大鼠的射精潜伏期和插入间隔时间。在去势后，西地那非对交配功能的影响消失，但在睾酮替代后恢复。睾酮对于正常的交配模式至关重要，去势会完全破坏这种模式，而激素替代可以恢复。睾酮诱导的激活与大脑中多巴胺的合成和释放增加有关，而NO可能是睾酮和多巴胺之间在交配行为中的桥梁。

四、药物对性高潮及射精的影响

（一）药物动物使用

在雄性大鼠的相关研究中，已经证实5-羟色胺（5-HT）以及5-HT受体在射精过程中起着重要作用。5-HT2C和5-HT1A受体能够决定射精的速度。使用麦角酸二乙酰胺和喹哌嗪进行的研究发现，刺激5-HT2C受体可以延迟射精。2,5-二甲氧基-4-碘苯基-2-氨基丙烷能同时刺激5-HT2A和5-HT2C受体，也会增加射精潜伏期。选择性5-HT1A受体激动剂8-羟基-2-二正丙基氨基四氢萘能够激活雄性大鼠的突触后5-HT1A受体，结果导致射精潜伏期缩短。如果给雄性大鼠使用选择性5-羟色胺再摄取抑制剂，由于会对突触前膜中的5-HT转运体进行有效阻断，所以会使突触中的5-HT水平升高。开始时，5-HT水平只是稍微有所增加，但是因为5-HT1A和5-HT1B/1D自身受体发生脱敏，所以突触中的5-HT水平会大幅度升高。较高水平的5-HT就会激活突触后5-HT2C受体和5-HT1A受体。给予氯米帕明并不会让雄性大鼠的性行为发生明显变化，然而，长期给雄性大鼠使用氟西汀和帕罗西汀，会显著延迟其射精潜伏期。但长期使用氟伏沙明的话，雄性大鼠的性行为只会产生轻微的变化。

（二）特定药物对射精的影响

1.多巴胺

具有中枢作用的神经递质多巴胺因参与控制雄性大鼠性行为而广为人知。以骑跨和插入频率以及射精潜伏期作为衡量交配活动的参数，大多数研究报告指出，多巴胺通过D2受体对射精有刺激作用。一些多巴胺受体激动剂，如阿扑吗啡等，可能会使雄性大鼠在与雌性大鼠相处时更快地射精且插入次数更少。产生这种"早泄"现象的雄性大鼠，其所需的多巴胺激动剂剂量处于刺激DA自身受体所需的低剂量范围内。由此可见，大鼠的这种现象可能是由于多巴胺神经传递受到抑制所致。

2.γ-氨基丁酸

神经递质GABA存在于脑组织中，有GABAA和GABAB两种不同类型的受体。有研究表明，GABAB受体激动剂如巴氯芬可抑制雄性大鼠的性行为，且与对运动系统的影响无关。但也有研究发现，巴氯芬对降低雄性大鼠性行为无效，而将GABAA受体激动剂毒蝇蕈醇给予下丘脑室旁核时，可剂量依赖性地降低雄性大鼠的性行为。

3.育亨宾

α_2肾上腺素受体阻滞剂育亨宾在大鼠和人类中以催情特性而闻名。在雄性大鼠的研究中，它能增加骑跨行为，无须生理水平的血清睾酮。同时，育亨宾还能缩短射精潜伏期、交配间隔和射精后间隔。其他α_2肾上腺素受体拮抗剂如萝芙素和咪唑克生在动物模型中也对射精功能有刺激作用。

4.单胺氧化酶抑制剂

单胺氧化酶抑制剂主要用于治疗神经性或非典型抑郁症，可提高肾上腺素、去甲肾上腺素、多巴胺和5-羟色胺的水平。单胺氧化酶抑制剂因性方面的副作用而闻名，发生率高达20%～40%。例如，异卡波肼、苯乙肼和反苯环丙胺会导致射精延迟或抑制射精。

5.赛庚啶

赛庚啶是一种抗组胺药，曾用于治疗库欣病和神经性厌食症。它还能提高大脑中的5-羟色胺水平。有报告指出，赛庚啶能够逆转男性和女性药物引起的性高潮障碍。

6.苯二氮䓬类药物

许多用于治疗广泛性焦虑和惊恐发作的苯二氮䓬类药物也会抑制一些男性的射精，可能是通过增强γ-氨基丁酸起作用。这些药物包括地西泮等，但对射精的影响不如其他精神药物强烈，使用这些抗焦虑药物出现射精抑制的男性不到10%。

7.多巴胺拮抗剂

多巴胺拮抗剂能够阻断中枢多巴胺受体，在临床上常作为抗精神病药物或神经阻滞剂使用。例如匹莫齐特、舒必利和氟哌啶醇等作用于中枢的多巴胺受体阻滞剂，有可能阻止射精。硫利达嗪和氯丙嗪也会延迟射精，不过它们同时还会阻断肾上腺素能受体。还有一些非典型抗精神病药物，如利培酮和氯氮平，它们能够阻断多巴胺和血清素受体，据报道也会延迟射精。

8.α₁受体阻滞剂

强效的α-肾上腺素能阻滞剂，如盐酸酚苄明、阿夫唑嗪和特拉唑嗪等，可以通过抑制射精反射的交感神经激活来抑制射精。

9.一氧化氮供体

硝普钠、S-亚硝基谷胱甘肽、S-亚硝基-N-乙酰半胱氨酸、S-亚硝基-N-乙酰半胱氨酸乙酯和吗多明等一氧化氮供体，已被证实能够降低分离的人类精囊条制剂中的肾上腺素能张力。这些药物在早泄治疗中或许具有潜在作用。

10.抗抑郁药对射精的影响

选择性5-羟色胺再摄取抑制剂类抗抑郁药能增加突触间隙中的5-羟色胺水平，可能通过作用于5-HT2和5-HT3受体来延迟射精。而抗抑郁药奈法唑酮（5-HT2拮抗剂）和米氮平（5-HT2和5-HT3拮抗剂）会拮抗这些受体，在临床上不会产生明显的射精延迟。三环类抗抑郁药由于具有抗胆碱能和α-肾上腺素能拮抗特性，会以剂量依赖的方式抑制射精。

五、总结

本节深入探讨了男性性高潮与射精功能障碍。射精功能障碍作为常见的男性性功能障碍，表现形式多样，涵盖从早泄到完全无法射精及逆行射精等情况。性反应周期分为性欲、性唤醒、性高潮与消退期4个阶段，性功能障碍往往是其中某个阶段出现问题所致。正常顺行射精包含发射、排出与性高潮3个基本机制，涉及复杂的人体结构和神经传导机制。其中，发射由性刺激引发交感脊髓反射，附属器官收缩产生后尿道扩张感；排出依赖交感脊髓反射，膀胱颈关闭防止精液逆行，盆底肌肉有节奏收缩；性高潮是大脑对阴部神经感觉刺激处理的结果。射精与性高潮的神经控制涉及感觉受体和区域、传入通路、大脑控制、脊髓运动中枢和传出通路等多个部分。内侧视前区和下丘脑室旁核等关键区域在其中起着重要作用，多种神经元如多巴胺能、血清素能、胆碱能、肾上腺素能、γ-氨基丁酸能和一氧化氮能等相互作用，共同调节射精反射。在药物对性高潮及射精的影响方面，众多药物在雄性大鼠研究中表现出不同的作用。5-羟色胺及受体相关药物、多巴胺相关药物、γ-氨基丁酸相关药物、育亨宾、单胺氧化酶抑制剂、赛庚啶、苯二氮䓬类药物、多巴胺拮抗剂、α1受体阻滞剂、一氧化氮供体和抗抑郁药等，对射精潜伏期、性行为等方面产生不同程度的影响，为进一步研究和治疗男性射精功能障碍提供了参考。

（吴瑞鹏）

第五节　勃起功能障碍

正常的勃起功能需要多个调节系统的参与和协调，因此会受到心理、激素、神经、血管和海绵体等因素的影响。这些因素中的任何一个发生变化都可能足以导致勃起功能障碍，但在许多情况下，是多种因素共同作用的结果。勃起可由大脑发起和跟随生殖器刺激产生。性活动可能涉及两者的结合。扰乱参与性功能的中枢神经网络或外周神经的事件可导致勃起功能障碍。这种形式的勃起功能障碍被称为"神经源性勃起功能障碍"。据估计，10%～19%的勃起功能障碍源于神经问题。如果将医源性病因和混合性勃起功能障碍包括在内，神经源性勃起功能障碍的患病率可能会高得多。虽然存在神经系统疾病或神经病变并不排除其他病因，但要确定勃起功能障碍源于神经问题可能颇具挑战性。

一、神经源性勃起功能障碍的病因

1.外周性（外周性勃起功能障碍）；

2.脊髓性（骶部外周性勃起功能障碍、骶上中枢性勃起功能障碍）；

3.脊髓上性（骶上性勃起功能障碍）。

外周性勃起功能障碍可能继发于将局部信息传至大脑并构成反射性勃起传入通路的感觉神经的中断，或者继发于介导动脉扩张和小梁平滑肌松弛的自主神经的中断。源于中枢的勃起功能障碍可能由于中枢自主神经通路缺乏兴奋或抑制增强而发生。

二、脊髓损伤中的勃起功能障碍

脊髓损伤的男性有几种相关的性功能障碍，包括射精、性高潮和勃起功能的改变。患者通常很年轻，并且在性和生殖能力方面面临着终身的困难前景。损伤的完全程度和水平决定了患者的勃起功能。一般来说，骶部副交感神经中枢以上损伤的患者可维持反射性勃起。在这些患者中，轻微的触觉刺激就能触发勃起，尽管持续时间很短，需要持续刺激才能维持勃起。如果损伤不完全，患者可以接收心理性勃起的输入并维持勃起功能。严重影响骶部副交感神经中枢的患者没有反射性勃起，并且有严重的勃起功能障碍。

三、根治性盆腔手术后的勃起功能障碍

根治性前列腺切除术或膀胱前列腺切除术后勃起功能障碍的机制通常是神经性的，但也可能是血管性的（由于穿过前列腺前侧的异常阴部动脉中断）。神经损伤发生在盆腔神经丛或位于前列腺后外侧的海绵体神经中。过去，根治性膀胱手术后或前列腺手术后勃起功能障碍的发生率接近100%，但随着保留神经手术的引入，情况有所改善。采用这些技术维持勃起能力的比例在35%～68%之间，具体取决于手术技术、肿瘤的临床和病理分期以及患者的年龄。根治性盆腔手术后勃起功能的恢复可能在12～18个月的过程中较为缓慢。对这些患者进行早期治疗已被证明可以提高恢复勃起功能的可能性。人们认为，药物诱导的勃起可防止与长期缺血相关的组织结构变化，而长期缺血又与神经恢复过程中勃起不频繁或无勃起相关。

四、血管性勃起功能障碍

多项研究表明，阴部动脉的病变在ED男性中，相较于同年龄段的普通人群更为常见。此外，勃起功能障碍在患有动脉粥样硬化疾病其他症状的患者中更为频发，并且勃

起功能障碍与心血管疾病有着共同的风险因素，如高血压、糖尿病、高胆固醇血症以及吸烟等。这就引出了一种观点，即勃起功能障碍是血管疾病的另一种表现形式。较低的阴茎肱动脉压力指数似乎能够预测诸如心肌梗死和脑血管意外等重大血管事件。

（一）勃起功能障碍与动脉粥样硬化

1940年，法国外科医生勒里什（Leriche）发现，在主动脉分叉形成髂总动脉的两大主要动脉干处出现闭塞性动脉疾病的大多数患者存在勃起功能障碍。这些患者勃起功能障碍的成因，很可能是由于大动脉中的动脉粥样硬化病变导致了限流性狭窄，这使得勃起时流向阴茎海绵体的血流减少。在一项兔子实验中，通过对髂动脉进行球囊去内皮化操作并喂食富含胆固醇的食物，诱导出了近端动脉粥样硬化病变，随后这些兔子出现了血管性勃起功能障碍。这些兔子的勃起功能障碍，大概是因为髂血管内血流受限，以及小梁平滑肌扩张性降低所引发的阴茎海绵体静脉闭塞功能障碍共同作用的结果。研究人员后来在同一动物模型中证实，近端髂动脉狭窄所引发的慢性缺血，还与阴茎脉管系统远端部分的功能变化相关联，例如海绵体组织中一氧化氮合酶活性降低，内皮依赖性和神经源性一氧化氮介导的舒张功能减弱。一氧化氮能够抑制内皮类花生酸和超氧化物的生成。这一观察结果或许可以解释，在兔子模型中，一氧化氮生成受损还与收缩性血栓素和前列腺素生成增加，以及海绵体平滑肌神经源性收缩增强有关。在后续的研究中，这些兔子体内一氧化氮合酶活性降低，其原因要么是一氧化氮合酶的表达减少，要么是该酶存在缺陷。上述研究虽然较为全面，但关注的是高胆固醇血症和缺血的综合影响，难以区分单纯慢性缺血对勃起器官的单独作用。而且，在喂食胆固醇的兔子模型中，血浆胆固醇含量极高，肝脏质量也有所增加，这极有可能导致类固醇激素代谢发生改变，进而影响勃起组织中一氧化氮合酶的表达。

（二）勃起功能障碍与高胆固醇血症

与大动脉或传导性动脉中的动脉粥样硬化病变对阴茎血管床造成的改变有所不同，高胆固醇血症似乎本身就会对血管系统产生影响。氧化型低密度脂蛋白会抑制兔子大动脉中内皮依赖性一氧化氮介导的舒张功能，但在小体循环动脉或小梁平滑肌中却并非如此。在后一项研究中，脂蛋白并不会干扰一氧化氮/环磷酸鸟苷通路，不过氧化型低密度脂蛋白会引发收缩，这些收缩很可能是通过细胞内磷酸肌醇和钙离子的增加来介导的。相反，慢性高胆固醇血症会降低阴茎海绵体内皮依赖性舒张功能，但对内皮非依赖性舒张功能没有影响。此前就有研究发现，内皮依赖性舒张功能仅在存在动脉粥样硬化病变的体循环动脉中受损。在兔子阴茎海绵体的超微结构研究中，还发现了海绵体窦状隙存在早期动脉粥样硬化的迹象。与内皮一氧化氮/环磷酸鸟苷通路不同，在高胆固醇血症的兔子中，神经元性血管舒张功能似乎并未受到影响。高胆固醇血症中内皮一氧化氮/环磷酸鸟苷通路受到选择性影响，这可能是由于超氧化物生成增加，或者是内源性一氧化氮合酶抑制剂生成增多所致。补充L-精氨酸能够逆转内皮依赖性舒张功能的受损情况，这一观察结果支持了内皮功能障碍是由于内源性一氧化氮合酶抑制剂生成增多这一观点。不过，还需要进一步的研究来明确，在勃起功能障碍患者中，高胆固醇血症是否已经导致了阴茎血管床远端部分出现结构和功能方面的变化。

（三）降血脂药物对勃起功能障碍的影响

在患有高脂血症并接受他汀类药物治疗、因原发性高脂血症前来就诊的患者中，有报告称勃起功能障碍的风险有所增加。此外，有5名冠状动脉疾病患者在开始使用他汀类药物治疗1周后，出现了勃起功能障碍，停止治疗后性功能得以恢复，而且，其中2名患者再次接受该药物治疗时，勃起功能障碍再次出现。不过，在后一项研究中并未设置对照患者。与之相反，在另一项针对22名高胆固醇血症男性进行的交叉研究中，这些男性被随机分配接受安慰剂、他汀类药物治疗，研究发现，经过2周治疗后，夜间阴茎勃起次数有所增加，尽管在治疗6周后这一增加并不显著。在他汀类药物生存研究中，对勃起功能障碍的发生频率进行了评估，该研究将4340名冠心病患者随机分配接受他汀类药物或安慰剂治疗，为期长达6年，结果发现，在接受安慰剂治疗的患者中有28人出现勃起功能障碍，其中8人情况得到缓解；而在接受他汀类药物治疗的患者中有37人出现勃起功能障碍，其中14人情况得到缓解。因此，在接受他汀类药物治疗的患者中，潜在的血管病变而非药物本身，似乎才是导致勃起功能障碍的真正原因。对高胆固醇血症患者进行降脂治疗，能够改善高胆固醇血症患者前臂测得的内皮依赖性血管舒张功能，这很可能是由于一氧化氮的生物利用度增加所致。这表明，高胆固醇血症中内皮一氧化氮/环磷酸鸟苷通路的功能障碍是可逆的。然而，对于阴茎血管系统是否也是如此，仍有待进一步的研究来阐明。

（四）勃起功能障碍与高血压

高血压是引发勃起功能障碍的一个独立风险因素。由高血压引发的心血管并发症，如缺血性心脏病和肾衰竭，与更高的勃起功能障碍患病率紧密相关。然而，到目前为止，只有少数几项研究对高血压患者中勃起功能障碍的潜在决定因素展开了调查。在接受治疗的高血压患者中，勃起功能障碍的发生也更为频繁。高血压男性出现的勃起功能障碍，很可能是正常性功能所涉及的多个过程发生改变的结果，这些过程涵盖了心理因素、神经因素、激素以及血流动力学因素等。研究人员对32名连续的高血压性勃起功能障碍男性和78名血压正常的勃起功能障碍男性的多项潜在决定因素进行了检查，评估了年龄、体重指数、激素水平、阴茎动脉血流、动脉疾病的危险因素以及神经和心理异常情况。总体分析显示，除了高血压男性患缺血性心脏病的比率略高以及睾酮水平较低之外，高血压男性和血压正常男性之间几乎没有差异。这些研究结果意味着，高血压勃起功能障碍患者的致病因素和血压正常的勃起功能障碍患者的致病因素似乎并无明显不同。目前已有多项关于动物模型中勃起功能的研究。例如，糖尿病大鼠以及髂动脉存在动脉粥样硬化病变的兔子，其勃起功能均出现下降。通过测量以平均动脉压百分比表示的阴茎海绵体内压来评估勃起功能，据报道，自发性高血压大鼠的勃起功能也有所降低。然而，在这些研究中，阴茎海绵体内压的绝对增加值似乎并没有明显差异。利用阿扑吗啡诱发勃起，在年轻和年老的自发性高血压大鼠中，经过2周血管紧张素转换酶抑制剂依那普利治疗后，勃起功能有所改善，但研究中并未报告正常血压大鼠的勃起功能情况以供对比。因此，似乎还需要开展更多的研究和采用其他方法，来证实这些动物中是否确实存在勃起功能障碍。

五、血管性勃起功能障碍的病理机制

（一）动脉重塑与勃起功能障碍

勃起功能障碍可被视为一个包含三重过程的情况：先是动脉供血不足，接着由于阴茎海绵体充血障碍而无法勃起，以及静脉闭塞功能异常，不过，阴茎海绵体的初始改变和原发性静脉漏也可能是导致勃起功能障碍的原因。动脉供血不足很可能先于阴茎海绵体功能障碍和静脉闭塞功能缺陷出现。例如，在一个兔子模型中，通过对髂动脉进行球囊去内皮化操作并喂食富含胆固醇的食物，诱导出近端动脉粥样硬化病变，随后出现了血管性勃起功能障碍，这可能是由于阴茎海绵体缺血所致。在因动脉供血不足导致的器质性勃起功能障碍中，与心因性勃起功能障碍患者相比，其海绵体血液中的氧分压更低。前列腺素 E1 和前列腺素 E2 的生成依赖氧气，氧分压升高会使未受刺激的前列腺素 E2 迅速增加，进而抑制转化生长因子-β_1 诱导的兔和人阴茎海绵体中的纤维状胶原合成，反之亦然。最后，海绵体小梁平滑肌减少和结缔组织增加与弥漫性静脉漏以及静脉闭塞机制失效相关，从而导致勃起功能障碍。所以，动脉供血不足，继而引起的阴茎海绵体氧合作用降低、前列腺素 E2 生成减少和纤维化增加，在勃起功能障碍中起到了一定作用。

除了近端狭窄限制血流外，阴茎血管舒张功能受损也可能是阴茎脉管系统结构改变的结果。在高血压患者中，动脉管腔变窄或管壁与管腔比值增加，会导致外周血管阻力增加。在自发性高血压大鼠（Spontaneously Hypertensive Rat，SHR）的阴茎脉管系统中也发现了阻力增加的情况，这些改变归因于动脉和勃起组织的结构变化。例如，用马松三色染色法和抗 α 平滑肌肌动蛋白对 SHR 和正常血压大鼠（Wistar Kyoto Rats，WKY）的勃起组织进行染色后发现，SHR 的海绵体和平滑肌增殖评分以及纤维化评分均较高。细胞外基质扩张的增加似乎不仅影响间质，有趣的是，还会影响阴茎的神经结构。因此，确实有必要进行更多的形态学研究，以阐明高血压患者和实验动物模型中勃起组织所发生的变化。

（二）血管收缩增强与勃起功能障碍

在高血压大鼠的动脉中，观察到基础张力和肌源性张力增强。目前尚不清楚肌源性收缩增强是导致高血压状态的原发性病理缺陷，还是保护交换血管免受高压影响的继发性适应过程。尽管肌源性张力在阴茎血管勃起中的作用仍有待明确，但血管收缩增强可能会导致肾性高血压大鼠的动脉流入减少和勃起反应降低。对肾性高血压大鼠的股薄肌和提睾肌微循环的研究表明，在肾性高血压初期，小动脉的血管收缩很重要，而后期管壁与管腔比值增加等结构变化则更为关键。进一步的研究必须探讨在肾性高血压晚期，肌源性张力增强是否会导致阴茎脉管系统的结构变化。肾上腺素能神经的活动会使勃起的阴茎消退，而且这种活动可能也会使阴茎保持疲软状态，注射 α-肾上腺素受体拮抗剂后诱导的阴茎勃起就说明了这一点。因此，肾上腺素能活动增强使阴茎平滑肌持续收缩，可能会导致勃起功能障碍。在人类和高血压动物中，交感神经活动伴随着高血压。然而，在 SHR 的阴茎海绵体中，交感神经递质的含量并未发现改变。此外，在 SHR 中，

苯肾上腺素输注引起的阴茎脉管系统血管收缩增强归因于血管壁肥大。与正常血压大鼠相比，肾性高血压大鼠的动脉或勃起组织中，α_1肾上腺素受体激动剂苯肾上腺素引起的收缩以及电场刺激引起的收缩均未增强。鉴于这些发现，外周交感神经效应器接头的变化或对α-肾上腺素受体激动剂的反应性不太可能是高血压大鼠勃起功能下降的原因。

（三）神经源性血管舒张功能受损与勃起功能障碍

动脉血管舒张和阴茎海绵体的松弛在阴茎勃起中起着关键作用，因此，阴茎平滑肌的神经源性松弛功能受损预计会导致勃起功能障碍。在非血浆肾素依赖性高血压中，肠系膜血管床的神经源性血管舒张功能要么未改变，要么在肾性高血压大鼠中有所下降。对分离的阴茎小动脉进行的免疫组织化学和功能研究表明，一氧化氮是介导电场刺激下这些非肾上腺素能非胆碱能舒张的主要神经递质。初步数据表明，肾性高血压大鼠阴茎动脉中的神经源性舒张功能降低，非肾上腺素能非胆碱能血管舒张神经的功能发生改变。

（四）内皮依赖性血管舒张功能受损与勃起功能障碍

在原发性高血压患者中，通过输注乙酰胆碱、缓激肽或利用血流引发的内皮依赖性血管舒张功能有所减弱。内皮依赖性血管舒张功能受损被认为是导致高血压患者外周阻力增加以及出现血管并发症的原因之一。近期有证据显示，冠状动脉循环中严重的内皮功能障碍能够预示重大冠状动脉事件的发生。关于原发性高血压患者小动脉内皮细胞功能的研究存在争议，因为有报道称乙酰胆碱诱导的内皮依赖性血管舒张功能要么没有改变，要么受到了损害。皮下动脉的内皮依赖性舒张与肱动脉的血流介导性舒张密切相关。在肾血管性高血压患者的小动脉中，以乙酰胆碱血管舒张功能减弱为衡量指标的内皮细胞功能障碍较为明显。然而，目前明显缺乏针对高血压男性阴茎循环中内皮依赖性血管舒张功能是否改变的研究。大量研究表明，在实验性高血压中存在内皮依赖性血管舒张功能受损的情况，但在高血压类型、所研究动脉的大小以及用于研究内皮依赖性血管舒张功能的实验方案等方面存在差异。在自发性高血压大鼠中，乙酰胆碱在大动脉和小动脉中的舒张作用均减弱，并且内皮功能障碍似乎随着高血压的出现而发展。然而，内皮依赖性舒张功能减弱似乎取决于用于增加张力的激动剂，因为在去甲肾上腺素激活的动脉中，乙酰胆碱的舒张作用消失，但在血管加压素激活的动脉中则不然。在去甲肾上腺素激活的SHR小血管和主动脉中，高剂量的乙酰胆碱不会导致血管舒张，反而会导致张力增加。在大鼠吲哚美辛试验中，WKY和SHR动脉中乙酰胆碱反应的差异消失，并且最近的研究表明，SHR动脉中血栓素和超氧化物的释放增加。乙酰胆碱诱发的内皮依赖性舒张在SHR的阴茎海绵体条带中也受到损害，而在存在吲哚美辛的情况下，这些舒张功能得以恢复。因此，影响SHR阴茎勃起组织中内皮依赖性舒张功能的病理生理机制似乎与体循环动脉中的机制相似。内皮依赖性舒张功能受损可归因于血管紧张素Ⅱ，因为血管紧张素会增强NADPH氧化酶和超氧化物的产生，超氧化物通过促进一氧化氮分解并缩短其半衰期来使其失活。因此，在SHR、肾素依赖性肾血管性高血压以及血管紧张素Ⅱ输注诱发的高血压中，发现超氧化物产生增加会导致内皮依赖性舒张功能降低和血管收缩增强。然而，在人类中，内皮细胞功能障碍被认为与血流动力学负荷有关，压力本身会损害人类小动脉的内皮依赖性舒张功能。在通过喂食醋酸脱氧皮质酮-盐诱导的非肾素依赖性高血压中，内皮依赖性舒张功能也受到损害。这些变化表明，内皮功能障碍是高血压的一个后果。

（五）盆腔、会阴创伤与勃起功能障碍

盆腔或会阴区域遭受钝性创伤，一直被视为后续持续性勃起功能障碍发生的风险因素。创伤性勃起功能障碍的病理生理学是多因素的。一项为期9年的回顾性研究显示，海绵体静脉闭塞功能障碍的患病率为62%，海绵体动脉供血不足的发生率为70%。另一项研究报告称，在创伤前自认为性功能正常的患者中，创伤后勃起功能障碍的发生率为52%。有人提出，创伤性海绵体静脉闭塞功能障碍是由于局部创伤引起的阴茎海绵体组织顺应性改变所致。

六、糖尿病与勃起功能障碍

糖尿病（Diabetes Mellitus，DM）是全球范围内常见的慢性疾病，患病率在0.5%至2%之间。其主要特征是因胰岛素缺乏或胰岛素不敏感导致葡萄糖生成过剩，进而引发许多细胞和器官系统的病理变化。有充分的流行病学证据表明，糖尿病与勃起功能障碍之间存在因果关联。糖尿病男性勃起功能障碍的患病率比非糖尿病男性勃起功能障碍的患病率高出3倍，发病年龄更早，且随病程延长而增加，在30岁时约为15%，到60岁时升至55%。合并神经病变的糖尿病男性中，勃起功能障碍更为常见，但与血管疾病的关系不太明确。糖尿病男性中冠状动脉疾病的患病率（20%）和外周血管疾病的患病率（5%）远高于普通人群的患病率，而这两者都是导致勃起功能障碍常见的身体健康风险因素。然而，在有和没有动脉粥样硬化血管疾病证据的糖尿病患者中，阳痿的发生似乎同样普遍。糖尿病可能通过多种病理生理变化导致勃起功能障碍，这些变化会影响心理功能、中枢神经系统功能、雄激素分泌、外周神经活动、内皮细胞功能和平滑肌收缩能力。对于某个具体的患者，问题可能是由这些可能因素中的一个或多个共同引起的。本节将探讨糖尿病与阴茎血流动力学、内皮功能和平滑肌功能障碍之间关系的相关证据。

（一）动物实验研究进展

由于糖尿病患者勃起功能障碍的病因是多因素的，因此很难将血流动力学因素与其他变化（尤其是外周神经病变）区分开来。相关数据来源于对患有勃起功能障碍的糖尿病男性的阴茎血流血管检查结果、分离的人类海绵体组织的反应以及组织学研究。间接证据则来自对前臂血流的研究以及使用其他内皮组织或细胞制剂进行的实验。使用链脲佐菌素诱导的糖尿病大鼠和四氧嘧啶诱导的糖尿病兔子等动物模型，有助于设计针对该问题特定方面的实验，但将动物实验结果外推至人类情况存在问题。此外，由于这些动物的寿命有限，它们往往不会像人类疾病那样出现长期的动脉粥样硬化损伤。大量关于糖尿病患者血管疾病病因的研究集中在内皮细胞功能的变化上，尤其是一氧化氮-环磷酸鸟苷信号转导通路。虽然这些研究主要不是针对阴茎勃起，但有理由认为，从其他血管平滑肌制剂中获得的结果也适用于阴茎海绵体内皮细胞与平滑肌之间的相互作用。

（二）血流动力学变化

阴茎勃起依赖流入阴茎海绵体的血流量大幅增加，而这又取决于灌注压力、供应动脉的舒张以及海绵体平滑肌的松弛。通过血管造影等解剖学研究或双功能超声等功能学研究，可以在临床上检测到这些机制的紊乱。

1.解剖学成像

糖尿病男性中大血管动脉粥样硬化疾病的患病率是非糖尿病男性的40倍，且更常与勃起功能障碍相关。唯一一项主要针对糖尿病患者的血管造影研究发现，在糖尿病和非糖尿病的勃起功能障碍男性中，阴部内动脉以及程度较轻的髂内动脉狭窄在患有勃起功能障碍的男性中更为严重。其他不太明确的研究表明，糖尿病男性在较年轻时就出现更严重的动脉粥样硬化。

2.功能学研究

糖尿病男性在睡眠期间夜间勃起的次数有所减少且阴茎硬度更小。虽然这提示可能存在器质性病因，但该测试存在许多缺陷，其预测价值较低，且无法区分血管性病因和神经性病因。在使用血管活性药物之前的早期诊断研究中，依靠阴茎与肱动脉血压的比值作为阴茎动脉供血不足的指标。与性功能正常和患有勃起功能障碍的非糖尿病男性相比，糖尿病男性的该比值明显更低，这表明存在阴茎动脉供血不足。然而，由于该方法仅测量阴茎背动脉压力且是在阴茎疲软状态下进行的，结果存在很大的重叠，因此价值有限。关于使用人工药物诱导勃起作为检测阴茎血管完整性的方法，仅有几个未设对照的病例系列报道。在一项研究中，40%患有勃起功能障碍的糖尿病男性在海绵体内注射罂粟碱后达到完全勃起状态，而在未经过选择的患有勃起功能障碍的非糖尿病男性中，这一比例为70%。使用双功能超声在海绵体内注射血管活性药物后进行的研究发现，患有勃起功能障碍的糖尿病男性中阴茎动脉供血不足的患病率很高，范围在75%至100%之间。这些研究均未发现1型糖尿病男性和2型糖尿病男性之间存在任何差异。总体而言，可以说动脉粥样硬化疾病在糖尿病男性中更为常见，而阴茎动脉中的此类疾病与勃起功能障碍相关。

（三）糖尿病对海绵体组织的影响

1.结构变化

一项利用电子显微镜进行的研究显示，与对照组相比，糖尿病男性的海绵体组织存在超微结构变化。这些变化包括平滑肌含量减少、胶原沉积增加、基膜增厚以及内皮细胞缺失。尽管这些变化在糖尿病男性的组织中最为显著，但在其他非糖尿病病因的患者组织中也能观察到。多项针对糖尿病动物模型的研究证实，海绵体中存在平滑肌和内皮细胞缺失、胶原沉积增加、白膜厚度增加以及勃起副交感神经纤维的神经退行性变化。

2.功能变化

许多研究测试了分离的人类海绵体组织对收缩剂和舒张剂的反应，发现糖尿病男性和非糖尿病男性的组织反应存在差异。这些实验通常测量用α-肾上腺素能激动剂预收缩的组织条带的舒张反应。研究一致发现，糖尿病性勃起功能障碍男性和糖尿病动物的海绵体中，由内皮和神经源性一氧化氮介导的舒张反应降低。与性功能正常男性的对照组相比，糖尿病男性的标本显示出与患有严重动脉疾病或静脉闭塞功能障碍的非糖尿病患者类似的舒张反应受损情况，这表明存在共同的病因。在患有勃起功能障碍的糖尿病男性组织中，硝普钠等硝基血管舒张剂诱发的舒张反应与非糖尿病性勃起功能障碍患者和对照组相似，这表明一氧化氮释放后的细胞事件未受损害。在一项已报道的研究中，与对照组相比，前列腺素E1通过环磷酸腺苷介导的舒张反应明显受损。一项研究直接观察了患有糖尿病的勃起功能障碍男性组织和未患有糖尿病的勃起功能障碍男性组织在舒张神经刺激后一氧化氮的形成情况，并与对照组进行了比较。与非血管性勃起功能障碍患者和对照组相比，患有糖尿病和血管性勃起功能障碍的男性神经源性一氧化氮的形成明显受损。这与舒张反应幅度的降低相呼应。随后的环磷酸鸟苷形成也减少，尽管差异不太明显。这些研究表明，一氧化氮合成或释放存在特定的损伤，这在有血管性勃起功能障碍临床证据的糖尿病男性中和非糖尿病男性中似乎很常见。使用各种药物（激动剂）直接引起的平滑肌舒张似乎未受损害。一种可能的病因解释是，糖尿病患者体内晚期糖基化终末产物（Advanced Glycation End products，AGE）水平升高，这些产物作为氧化自由基，在一氧化氮释放时将其清除，从而阻止了其对平滑肌的舒张作用。一项研究发现，与非糖尿病性勃起功能障碍对照组相比，患有勃起功能障碍的糖尿病男性海绵体组织中AGE水平升高。研究人员进一步推测，AGE可能会增加诱导型II型一氧化氮合酶的表达，进而下调内皮型一氧化氮合酶。

患有勃起功能障碍的糖尿病男性组织和非糖尿病男性组织对α-肾上腺素能激动剂的收缩反应相似。记录对内皮素-1的反应显示，无论是否患有糖尿病，性功能正常男性和勃起功能障碍男性的平滑肌反应性均无变化，这表明内皮素不太可能在糖尿病性勃起功能障碍中起作用。对海绵体平滑肌收缩动力学的进一步研究表明，1型糖尿病男性的组织对α-肾上腺素能激动剂的反应性较高，但2型糖尿病男性的组织反应性未改变，不过这仍有待其他研究证实。总体而言，仅有有限且不明确的证据表明，糖尿病男性海绵体组织对肾上腺素能刺激的平滑肌收缩性可能受损。所有使用人体组织进行的此类研究报告的都是一组异质性的勃起功能障碍男性，通常患有严重的勃起功能障碍。此外，样本量，尤其是在性功能正常对照组中，较小，这阻碍了对所呈现数据得出确切结论。看起来，糖尿病性勃起功能障碍男性的海绵体生理舒张途径确实受损，并且功能障碍的主要区域似乎在一氧化氮合成和释放层面，而不是平滑肌细胞内的转导途径。

3. 动物模型

在链脲佐菌素诱导的糖尿病大鼠中，用低浓度硝普钠孵育海绵体组织，其环磷酸鸟苷水平比健康对照组高。同样，用前列腺素E1孵育时，糖尿病组的环磷酸腺苷水平更高。在糖尿病兔中，患糖尿病3个月后，对一氧化氮供体的cGMP生成以及对PGE1或腺苷酸环化酶激活剂福斯高林的cAMP生成均未改变。患糖尿病6个月后，在PGE1或福斯高林存在的情况下，cAMP生成显著减少。糖尿病会损害由一氧化氮介导的内皮和神经源性舒张反应。多个研究小组认为，糖尿病阴茎中一氧化氮可用性降低是由于神经元型一氧化氮合酶和内皮型一氧化氮合酶蛋白含量减少所致，尽管也有一些研究发现没有变化或nNOS增加。nNOS的减少归因于氮能神经退行性变或糖尿病诱导的nNOS表达改变，而胰岛素可逆转这种改变。为了理解糖尿病期间nNOS表达变化所涉及的分子机制，还需要进一步研究。在糖尿病兔和糖尿病大鼠中，还发现涉及前列腺素类物质前列环素释放的另一种舒张途径也受到损害。平滑肌张力增加可能是由于内皮素受体表达的改变。在糖尿病兔的海绵体组织中，发现ETB受体以及最近的ETA受体上调。后一项研究报告称，糖尿病阴茎海绵体对内皮素的敏感性增加，导致张力增加。在高糖溶液中，兔阴茎海绵体对乙酰胆碱的反应受损。吲哚美辛和超氧化物歧化酶均可逆转这种效应，这表明前列腺素和氧自由基参与其中。在这项研究中，硝血管舒张剂诱发的反应没有变化，这表明机制是通过内皮型一氧化氮合酶活性降低实现的。在另一项使用四氧嘧啶诱导的糖尿病兔的研究中，对硝普钠的舒张反应同样未受影响，但神经源性舒张功能受损，且即使经过胰岛素治疗仍未恢复。相比之下，胰岛素或L-精氨酸治疗可逆转乙酰胆碱通过eNOS诱导的舒张功能受损。

动物研究的数据还远远不够完整，但尽管结果存在矛盾，仍可以得出一些初步结论，这些结论可以纳入广义糖尿病血管病理生理学病因的主流观点中。似乎有一个一致的发现，即来自神经和内皮的内源性一氧化氮诱发的舒张功能受损。海绵体平滑肌本身的收缩性似乎未受影响。这与上述人体组织中的发现一致，表明一氧化氮的形成或释放存在缺陷，而不是平滑肌细胞内的信号转导途径存在问题。这些事件的一个可能的病理机制是晚期糖基化终末产物水平升高对一氧化氮的清除作用。

（四）糖尿病中的全身性内皮功能障碍

内皮细胞形成一个调节层，调节营养物质的流动以及血液中循环的生物活性分子对下层组织的作用。这是通过广泛的膜结合受体和连接蛋白实现的。内皮还分泌血管活性分子，通过诱导血管平滑肌张力的变化，以旁分泌的方式调节血流。关于糖尿病中内皮细胞生理学和病理生理学的知识，主要来源于对人类受试者和实验动物体内血流的测量以及使用来自各种动物和人类组织的内皮细胞培养物进行的细胞生物学研究。糖尿病患者内皮功能障碍的主要临床标志物是微量白蛋白尿，这表明存在肾脏微血管病变。大约50%的糖尿病患者会出现这种情况，其余患者未出现的原因尚不清楚。

1.血管调节

一氧化氮通过位于细胞膜内的Ⅲ型一氧化氮合酶的作用从内皮细胞中释放出来。该酶通过凝血酶、5′-二磷酸腺苷、缓激肽、P物质和乙酰胆碱等各种激动剂与特定膜受体的结合而被激活，也可通过剪切应力刺激的基因扩增而被激活。释放的一氧化氮使下层血管平滑肌舒张，也可能参与损伤后内皮的修复。内皮还分泌内皮衍生的超极化因子，增强毒蕈碱受体介导的平滑肌舒张。内皮表达的另一种主要血管活性分子是强效血管收缩剂内皮素-1。它是由缺氧、剪切应力和缺血刺激基因转录形成的。内皮素通过G蛋白偶联的ET-A受体激活起作用，使血浆钙升高，从而导致血管收缩。类花生酸前列环素也由内皮产生，并作为旁分泌信号分子，通过IP受体诱导血管平滑肌舒张。它主要参与损伤或疾病区域的血管张力调节。

2.糖尿病对内皮细胞更新的影响

暴露于高血糖环境会诱导胶原蛋白表达增加、增殖减少和程序性细胞凋亡增加。这对修复机制产生不利影响，加剧与动脉粥样硬化损伤相关的进行性损伤。细胞因子肿瘤坏死因子-α（Tumor Necrosis Factor-α，TNF-α）的表达也增加，导致进一步的内皮细胞破坏。

3.糖尿病对一氧化氮合酶的影响

胰岛素被认为通过增加L-精氨酸进入细胞的运输并提供更多的必需辅因子烟酰胺腺嘌呤二核苷酸磷酸来增强一氧化氮合酶的活性。在糖尿病的胰岛素缺乏或胰岛素抵抗状态下，这些作用会逆转。糖尿病大鼠的血浆L-精氨酸浓度和血管L-精氨酸含量降低。精氨酸酶是一种与一氧化氮合酶竞争底物L-精氨酸的酶。糖尿病患者阴茎海绵体中诱导型精氨酸酶Ⅱ过度表达，抑制精氨酸酶可恢复一氧化氮合酶的活性。糖尿病患者海绵体组织中L-精氨酸的细胞内可用性可能不仅由于运输障碍而降低，还可能由于精氨酸酶途径的过度代谢而降低。暴露于强效循环血管舒张剂腺苷后，一氧化氮合酶的活性也会增强。一些研究表明，妊娠期糖尿病患者的内皮细胞对腺苷的反应性降低。糖尿病患者中还原酶辅因子烟酰胺腺嘌呤二核苷酸/烟酰胺腺嘌呤二核苷酸的比值增加。这会降低一氧化氮合酶的必需辅因子NADPH的水平，并增加二酰甘油和蛋白激酶C等钙升高的第二信使的水平，从而增加平滑肌的收缩性。在兔阴茎海绵体平滑肌细胞中，葡萄糖诱导的PKC升高似乎是由氧化应激介导的。

4.糖尿病对一氧化氮介导的内皮依赖性血管舒张的影响

许多使用手臂静脉体积描记法的人体研究得出了相当一致的结果。基础水平的一氧化氮介导的内皮依赖性血管舒张似乎与正常对照组相似。对外源性硝血管舒张剂和一些生理激动剂的反应减弱，而输注毒蕈碱激动剂产生的血流增加程度与对照组相似。一项研究表明，在控制良好的糖尿病患者中，血管活性似乎正常。在实验动物中，疾病早期血流反应似乎增强，但随着疾病持续时间的增加，反应降低变得普遍。个别报告还表明，非胰岛素依赖型糖尿病患者的内皮素水平升高，这可能间接降低舒张反应。

5.糖尿病对内皮源性超极化因子（EndotheLium-Derived Hyperpolarizing Factor，EDHF）介导的内皮依赖性血管舒张的影响

在人类阴茎动脉中，EDHF在内皮依赖性舒张中起着重要作用。在糖尿病动物的血管中，发现归因于EDHF的反应受损，有趣的是，在糖尿病患者的阴茎阻力动脉中，EDHF介导的内皮依赖性舒张明显减少。EDHF介导的反应缺陷可能导致糖尿病阴茎组织中的内皮功能障碍。

6.糖尿病中氧自由基产生的增强

有大量证据详细说明了糖尿病中氧自由基水平可能升高的各种机制，这些自由基会清除释放的一氧化氮，从而降低血管舒张反应。最重要的似乎是蛋白质非酶糖基化产物的形成。葡萄糖与蛋白质的氨基发生非酶反应，形成席夫碱和阿马多里产物，最终产生晚期糖基化终末产物。这个过程，即美拉德反应，已知会产生活性氧（Reactive Oxygen Species，ROS）。事实上，糖化蛋白质是活性氧的一个来源。糖化血红蛋白会损害糖尿病大鼠主动脉和阴茎海绵体的内皮依赖性舒张功能，超氧化物歧化酶可逆转这种效应。在人类阴茎组织中，糖尿病与AGE含量增加有关。在动物模型中，抑制AGE形成可改善糖尿病大鼠的内皮依赖性舒张功能并恢复勃起功能。这些证据表明，中间和晚期糖基化

产物在糖尿病对阴茎内皮功能的损害中起作用。在人类糖尿病血管组织中，NADPH氧化酶活性增加被认为是损害一氧化氮生物活性的重要ROS来源，但这种机制在糖尿病阴茎组织中的相关性需要证实。然而，无论ROS的来源如何，氧化应激都会干扰糖尿病勃起组织中的内皮功能。分别在兔和小鼠中，超氧化物歧化酶或天然抗氧化剂维生素E对阴茎海绵体内皮依赖性舒张的增强作用支持了这一点。在糖尿病大鼠中，用另一种抗氧化剂α-硫辛酸进行预防性治疗可防止海绵体组织中内皮功能障碍的出现，而用这种抗氧化剂进行恢复性治疗只能部分逆转内皮依赖性舒张功能的损害。这一观察结果表明，一旦形成，尽管随后进行了抗氧化治疗，ROS在内皮细胞中诱导的部分损伤仍然存在。它们还可能通过增加炎症细胞活性在内皮细胞功能障碍中发挥进一步的作用。PKC水平升高也可能诱导过量的游离氧化自由基的形成。糖尿病状态下山梨醇生成增加会促进过氧化氢的形成，这再次增强了对一氧化氮的清除，导致氧化应激损伤。

七、原发性勃起功能障碍

（一）原发性勃起功能障碍的病因

维持阴茎勃起的基本解剖结构是成对的阴茎海绵体，它们在胚胎发育的第三个月开始从生殖结节分化而来。作为这种分化的一部分，会诱导生长出与最终勃起功能相适应的脉管系统和神经供应。因此，显而易见，原发性勃起功能障碍的生理病因很可能与阴茎海绵体或其血液和神经供应的发育不良有关。此外，在胎儿期或儿童期也可能发生血管或神经损伤。原发性心理功能障碍也可能出现，这通常与因童年不良事件或早期创伤性性经历而产生的对性表现的焦虑有关。内分泌异常，尤其是睾酮水平低，也可能与原发性ED有关，尽管性欲低下可能是主要症状。

（二）小阴茎

阴茎的对称性发育不全，即小阴茎，通常与尿道发育异常有关，如尿道下裂和尿道上裂，或者可能有内分泌或特发性病因。在这种情况下，勃起组织通常功能正常；性功能障碍通常与阴茎长度不足或阴茎下弯程度有关，而非ED。

（三）血管异常

在阴茎外观正常的情况下出现原发性勃起功能障碍是不常见的，我们对其可能病因的了解来自孤立的病例报告。有学者描述了海绵体组织的结构异常，如海绵体缺失或被纤维组织替代。其他研究发现了血管异常，包括海绵体动脉发育不全或由于海绵体静脉引流异常导致的静脉闭塞功能障碍。这些先天性异常的根本原因尚不清楚，但可能是基因突变或局部生长因子缺乏的结果。大多数已报道病例的治疗方法是植入阴茎假体。

（四）遗传因素

细胞生物学和基因组研究的进展激发了对ED病因中遗传因素的探索。可能的例子包括小鼠的短粗基因突变和人类的遗传多态性。这些证据表明，由于特定的遗传环境，一部分男性在晚年可能更容易受到海绵体损伤的影响。

八、慢性肾衰竭与勃起功能障碍

患有慢性肾衰竭且需要肾脏替代治疗的男性，性功能障碍的患病率较高，在20%～50%之间。近期一项横断面研究显示，在接受血液透析的男性中，自述存在严重勃起功能障碍的比例达到45%。年龄增长、患有糖尿病以及未使用血管紧张素转换酶（Angiotensin Converting Enzyme，ACE）抑制剂等因素，会使这种风险进一步增加。持续性尿毒症的许多病理生理效应，包括下丘脑-垂体-睾丸性激素轴紊乱、高泌乳素血症、动脉粥样硬化加速以及心理因素等，都有可能导致勃起功能障碍。慢性尿毒症引发勃起功能障碍的潜在病理生理学机制，一直是人类和实验动物研究的课题。

（一）动物研究

对红细胞中L-精氨酸—一氧化氮途径的研究表明，尿毒症会导致生物可利用的一氧化氮减少。这些发现促使人们开展实验，以确定慢性尿毒症对动物模型中海绵体平滑肌的影响。通过对从兔子模型获取的海绵体条带进行体外实验，萨里奥格鲁（Sarioglu）及其同事证实，慢性尿毒症状态会损害海绵体平滑肌的神经和内皮介导的舒张功能，而一氧化氮供体诱导的舒张功能则得以保留。这些发现意味着内源性一氧化氮的生成减少或生物利用度降低。在一组类似的实验中，这些作者发现，嘌呤能系统激活后，海绵体舒张反应没有变化。在一项大鼠模型研究中，早期的一篇论文指出，尿毒症动物的低血清睾酮水平与睾丸内低锌水平有关，并认为这可能是导致性功能障碍的一个因素。最近使用该模型的一项研究表明，功能性一氧化氮的缺乏可能是由于氧化应激导致氧自由基使一氧化氮失活所致。有趣的是，使用抗氧化剂维生素E进行治疗后，这种效应得到了逆转。因此，来自慢性尿毒症动物模型的证据表明，功能性一氧化氮的减少可能是包括勃起功能障碍在内的血管副作用的原因。导致这种缺乏的可能机制有几种，例如一氧化氮底物（L-精氨酸）的生物利用度降低、相关器官中一氧化氮合酶异构体的表达减少、已知在慢性肾衰竭中增加的活性氧物质对一氧化氮的快速清除，以及尿毒症对一氧化氮合酶抑制剂的积累。

（二）人类研究

关于慢性肾衰竭男性勃起功能障碍病理生理学的实验研究较少。现有的研究样本量小，且缺乏对照数据，因此无法得出确切结论。有3项研究发现血管和球海绵体反射异常的发生率较高，提示海绵体神经功能障碍，从而证明自主神经病变是导致这些男性勃起功能障碍的一个因素。高泌乳素血症和锌缺乏被认为是降低透析男性和女性性及生殖功能的因素，这促使研究人员去探究其机制。结果存在争议，一项随机对照试验发现，使用泌乳素抑制剂或锌进行治疗均无益处，而其他研究则发现，使用促红细胞生成素降低泌乳素或补充锌，可改善尿毒症患者的性和生殖功能。一项病例对照研究表明，与患有类风湿关节炎但肾功能正常的年龄匹配男性相比，接受肾脏替代治疗的男性勃起功能障碍发生率相似，这提示与慢性疾病状态相关的非特异性因素的重要性。对20名接受肾脏替代治疗的男性进行的海绵体血管功能调查显示，80%的患者存在动脉供血不足和静脉闭塞功能障碍。目前的知识表明，这种情况代表着由于海绵体平滑肌的功能或结构改变，导致海绵窦松弛、功能失效。尿毒症患者中一氧化氮合成内源性抑制剂的血清水平升高，这一发现提示了与海绵体松弛功能失效相关的一氧化氮–环磷酸鸟苷途径可能受损。

九、药物对勃起功能障碍的影响

勃起功能障碍在老年男性中较为常见，并且不可避免地会与这一人群中普遍存在的其他身体状况同时出现，而这些疾病本身就是勃起功能障碍的风险因素。此外，与药物相关的性功能症状可能涉及性欲、性唤醒和性高潮等方面的问题，而不仅仅是勃起功能障碍。因此，对于药物副作用导致勃起功能障碍的自述和问卷调查数据，应当谨慎解读。为了确切地确定因果关系，需要满足三个条件。首先，根据安慰剂对照数据和对已知勃起功能障碍风险因素的分层分析，服用该药物的男性中勃起功能障碍的患病率应较高。其次，使用来自随机对照试验的数据，与具有相同治疗效果的另一种药物相比，目标药物导致的勃起功能障碍患病率也应更高，同时要考虑到混杂变量。最后，应该推测出特定药物导致勃起功能障碍的合理生理机制，并通过实验研究加以证实。在这一方面，动物模型可能会有所帮助，通过对离体海绵体组织的实验或对完整动物性行为的影响研究，可以提出有关处方药对勃起功能抑制作用的假设。就临床效果而言，勃起功能障碍的发生很少作为治疗试验的主要终点，因此上述证明因果关系的条件不太可能完全满足。

（一）抗高血压药物

目前高血压的治疗建议将噻嗪类利尿剂和β肾上腺素能拮抗剂作为一线药物，而钙通道拮抗剂、血管紧张素转换酶抑制剂和α肾上腺素能拮抗剂作为二线药物。所有这些药物都将勃起功能障碍列为潜在的副作用，但对照临床试验对于因果关系的结果却相互矛盾。动物实验确实通过体外和体内方法提出了可能的机制。

（二）利尿剂

这类药物在早期试验显示出自述勃起功能障碍患病率较高后，受到了广泛研究。可能的机制包括血管阻力降低和锌水平下降，导致雄激素生成减少。以勃起功能障碍为终点的适当对照研究给出了一致的结果。使用较高剂量噻嗪类药物的旧治疗方案显示，与安慰剂相比，勃起功能障碍显著增加。在现有的普萘洛尔或甲基多巴治疗基础上添加噻嗪类药物，也会增加勃起功能障碍的患病率，而当噻嗪类药物与ACE抑制剂联合使用时，这种影响并未出现。一项大型试验的数据显示，服用噻嗪类药物治疗轻度高血压的男性中，报告勃起功能障碍的人数是服用普萘洛尔或安慰剂男性的2倍，这也是该研究中受试者从苄氟噻嗪组退出的最常见原因。轻度高血压治疗研究也记录了类似的发现，在服用低剂量噻嗪类药物的男性中，2年时勃起功能障碍的患病率是安慰剂组和其他药物组的2倍。在治疗4年后，安慰剂组的勃起功能障碍患病率接近噻嗪类药物组的勃起功能障碍患病率，这一发现不能完全用退出研究的情况来解释。可能是噻嗪类药物治疗更早地揭示了潜在的勃起功能障碍，而不是直接导致其发生。一项比较噻嗪类药物治疗的高血压患者与安慰剂或阿替洛尔治疗患者的性副作用的研究也发现，噻嗪类药物组的勃起功能障碍发生率较高，不过体重减轻可缓解这种影响。非噻嗪类利尿剂被认为是勃起功能障碍的一个独立因素，因为这些药物尚未被系统地评估其不良性影响，尽管已知螺内酯具有抗雄激素特性。此外，它们很少单独用于治疗高血压。总之，噻嗪类利尿剂可能与高血压男性的勃起功能障碍有关，尽管这可能是揭示了已存在的问题，而且通过生活方式的改变可以减轻这种影响，但其病理生理机制尚不清楚。

（三）β-肾上腺素能拮抗剂

受体研究表明，只有10%的肾上腺素能受体是β型，其刺激被认为介导舒张反应。在体外，非选择性药物如普萘洛尔会减弱这种反应，可能是通过突触前β$_2$受体的作用，但心脏选择性药物如普拉洛尔则不会。然而，在完整动物中直接向海绵体注射普萘洛尔没有效果。β拮抗剂也可能在中枢神经系统内发挥抑制作用，可能导致性激素水平降低。MMAS数据证实，勃起功能障碍男性中这类药物的使用率较高，不过当考虑到混杂变量时，这种关联的显著性就消失了。在这项研究中，男性使用的主要是心脏选择性阻滞剂。在先前引用的早期试验中，与安慰剂或ACE抑制剂组相比，非选择性药物如普萘洛尔与更高的勃起功能障碍患病率相关。后来使用对β$_1$肾上腺素能受体具有更高选择性的新型药物的试验表明，作为副作用的勃起功能障碍显著减少，与安慰剂组和ACE抑制剂组相比没有差异。这也适用于选择性β受体阻滞剂在预防心绞痛中的应用。因此，临床证据表明，像普萘洛尔这样的旧的非选择性药物与较高的勃起功能障碍患病率相关，但新型的β$_1$选择性药物则没有这种影响。

（四）α-肾上腺素受体药物

动物研究表明，α拮抗剂，特别是作用于α$_1$受体的拮抗剂，通过增加或延长海绵体平滑肌的舒张反应，对阴茎勃起有积极作用。此外，突触前α$_2$受体的激活可调节去甲肾上腺素的释放，这表明α$_2$阻滞剂可能具有舒张作用。在实验动物和人类中，直接向海绵体注射α$_1$拮抗剂已被证明可导致阴茎勃起，尽管α$_2$选择性药物没有这种效果。这些实验结果在临床研究中得到了证实，例如用于治疗高血压或下尿路症状的多沙唑嗪等药物，与勃起功能障碍的主诉无关，实际上其发生率比安慰剂组的发生率还低。刺激α$_2$受体的药物如可乐定，通过外周和中枢机制，在临床和实验中都会导致勃起功能减弱。在随机对照试验中，与安慰剂和其他抗高血压药物相比，中枢作用药物甲基多巴也与勃起功能障碍有关，它可能通过拮抗下丘脑α$_2$肾上腺素能受体起作用。

（五）血管紧张素转换酶抑制剂

这些药物没有任何容易察觉的外周或中枢作用，不会潜在地干扰性功能。在正常血压大鼠体内进行的一系列实验支持了这一点，这些实验表明，ACE抑制剂卡托普利对清醒大鼠的性功能没有任何显著的不良影响。高血压治疗的临床研究也支持了这一观点。所有3项研究都发现，与安慰剂相比没有差异，或者与其他药物相比，性功能从基线水平有所改善。根据早期的一份报告，最新的抗高血压药物血管紧张素Ⅱ受体拮抗剂，对基线时存在的性功能障碍有有益作用，并且在12个月的治疗期间没有不良性影响。

（六）钙通道拮抗剂

平滑肌收缩需要来自细胞内储存和细胞外液的胞质钙增加。因此，可以预期钙通道拮抗剂对阴茎勃起有促进作用，但可能会抑制射精时球海绵体肌的收缩。体外研究的结果支持了这一观点，这些研究表明，钙通道拮抗剂对离体海绵体平滑肌有适度的舒张作用。临床研究表明，其对阴茎勃起没有不良影响，射精方面的主诉似乎是短暂的。在轻度高血压治疗研究研究中，与安慰剂相比，氨氯地平组的勃起功能障碍风险没有显著增加。另一项研究也表明，单独使用地尔硫草或与ACE抑制剂联合治疗高血压时，勃起功能障碍的患病率没有增加。一项对两种钙通道拮抗剂的比较研究表明，尽管有两名患者因性欲减退而从硝苯地平组退出，但这两种药物对性功能都没有显著影响。

（七）精神类药物

与高血压的药物治疗类似，精神类药物所针对的潜在疾病，可能比药物本身对治疗期间出现的任何性功能障碍更具相关性。另一方面，中枢神经系统内神经元受体的复杂性和通路的相互关联性，使得参与性功能的神经元和神经节不可避免地会受到精神类药物的作用，从而导致可能是正面或负面的功能变化。一项比较研究说明了这种区别，该研究发现，未服用药物的精神分裂症患者中，性欲丧失较为常见，而服用抗精神病药物的患者性欲较强，但阴茎勃起和射精障碍有所增加。这些变化背后的机制证据主要来自动物模型的实验室研究。

1.抗精神病药物

这类药物在中枢神经系统内有许多与神经元受体相互作用相关的作用，也可能有外周作用。它们的治疗效果被认为与大脑边缘系统和前额叶区域的多巴胺能受体阻断有关。其不良作用是由于β肾上腺素能阻断、抗胆碱能特性以及基底神经节内的抗多巴胺能作用导致锥体外系副作用，这些副作用通常会产生性症状。锥体外系副作用的出现将典型的抗精神病药物与非典型的抗精神病药物区分开来。这种差异可能与对特定类别的受体的亲和力不同或对大脑皮层特定区域的亲和力不同有关。多巴胺阻断的另一个作用是高泌乳素血症，它也会通过减少大脑许可中枢的多巴胺释放来改变性功能，这在典型药物中更为常见。该领域的一位主要研究人员最近回顾了主要在大鼠身上进行的关于中枢神经系统多巴胺能通路在阴茎勃起和交配行为中作用的动物实验结果。似乎下丘脑内侧视前区的D_1受体激活通过中间的催产素能和脊髓胆碱能通路促进阴茎勃起。也有可能该区域的D_2受体激活会产生相反的效果。像氟哌啶醇和氟奋乃静这样的老一代药物都已被证明通过D_1受体拮抗作用减少实验动物中阿扑吗啡诱导的阴茎勃起。此外，在兔子身上全身给予抗精神病药物会通过局部非多巴胺能作用产生阴茎勃起，可能涉及α_1肾上腺素能受体的拮抗作用。因此，可以预期抗精神病药物对性功能的临床效果会因其对特定受体的亲和力而异。在一项非随机比较研究中，性功能障碍的患病率在40%～70%之间。较新的药物如氯氮平对性欲的降低较少，尽管服用利培酮组的勃起频率下降最多。一项早期研究发现，非典型药物硫利达嗪导致射精问题而非勃起功能障碍。这些药物有合理的作用机制，但由于中枢神经系统的整体作用不同，其临床效果各不相同。

2.抗抑郁药物

这些常用处方药在男性和女性中的性副作用各不相同，但却是影响依从性的重要因素，因为这些药物通常开给年轻人和中年人。因果关系的临床证据因缺乏对照数据和动物研究而受到限制，最近有所改善，尤其是对于较新的药物。

3.三环类抗抑郁药

这类药物通过抑制中枢神经系统中儿茶酚胺的再摄取起作用。它们的性副作用特征被认为与外周抗胆碱能和β肾上腺素能作用有关。也有可能它们拮抗5-羟色胺受体。确认这些假定作用所需的动物研究尚未进行。对照临床研究表明，男女两性的性高潮障碍最为常见，这也解释了这些药物被用作射精抑制剂的原因。与此相反，一项病例对照研究表明，服用三环类抗抑郁药的患者没有过多的性功能障碍。总之，这些药物最常导致性高潮障碍，其潜在机制尚不清楚。

4.单胺氧化酶抑制剂

这些药物现在很少使用。与三环类抗抑郁药一样，在随机对照试验中，它们与较高的性高潮障碍发生率相关，所涉及的中枢或外周机制的性质尚不确定。

5.选择性5-羟色胺再摄取抑制剂

这是目前治疗抑郁症最常用的一类药物。它们抑制5-HT被中枢神经系统神经元的再摄取，因此可以对各种5-HT受体产生刺激作用。服用这些药物的患者中高达50%会经历性功能变化。可能的机制包括刺激5-HT2和5-HT3受体，这可能会抑制脊髓内的勃起促进通路、减少下丘脑内侧视前区的多巴胺释放以及抑制一氧化氮合酶。一项对照临床研究表明，SSRI治疗临床抑郁症所带来的性功能改善超过了药物的任何负面影响。然而，另一项安慰剂对照随机研究确实揭示了治疗组的性功能障碍增加，主要是性高潮障碍。进一步的研究表明，这些不良反应可以通过与其他药物联合治疗来改善。SSRI导致勃起功能障碍的能力各不相同。在接受帕罗西汀治疗的患者中观察到勃起功能障碍的发生率较高，而在接受西酞普兰治疗的患者中，据报道对性功能的影响较小。这一事实表明，与抑制5-羟色胺再摄取不同的其他机制可能是SSRI治疗相关勃起功能障碍的原因。有证据表明，急性或慢性帕罗西汀通过抑制一氧化氮的产生在大鼠中导致勃起功能障碍。急性帕罗西汀对大鼠勃起功能的抑制作用可以通过用伐地那非抑制剂PDE5或与一氧化氮合酶底物L-精氨酸共同给药来预防。另一方面，文拉法辛是一种5-羟色胺和去甲肾上腺素再摄取的混合抑制剂，通过提高去甲肾上腺素水平在大鼠中导致勃起功能障碍，因为酚妥拉明可以预防其对勃起反应的抑制作用。因此，产生勃起功能障碍的能力以及SSRI导致勃起功能障碍的机制可能因具体的SSRI化合物而异。

6.新型抗抑郁药

动物实验表明，中枢神经系统内5-HT1受体的刺激有助于调节性功能，其中5-HT1a亚型增加射精，5-HT1c亚型改善阴茎勃起。这与最近开发的抗抑郁药物的使用有关，这些药物往往对性功能有有益作用，可能是通过激活5-HT1c受体来增强性反应，尽管它们也可能拮抗5-HT2c受体。关于原型药物曲唑酮导致阴茎异常勃起，尽管它减少了快速眼动睡眠，但已被证明可增加阴茎夜间勃起活动，这可能与其主要代谢产物间氯苯基哌嗪在实验动物中产生的5-HT1c勃起促进作用有关。

（八）抗焦虑药物

尽管此前抗焦虑药物未被认为与勃起功能障碍的成因有关，但MMAS结果表明，这类药物与男性队列报告的性问题存在关联。苯二氮䓬类药物被认为可增强网状和边缘系统中神经递质 γ-氨基丁酸的作用，但也可能影响 5-羟色胺和多巴胺能通路。实验研究显示，GABA 能药物会抑制多巴胺激动剂阿扑吗啡诱导的阴茎勃起。临床相关性的研究较少，但一项对照研究确实表明，锂和苯二氮䓬类药物的联合使用与仅使用锂治疗相比，性功能障碍的发生率显著更高。较新的抗焦虑药物，如主要通过抑制多巴胺再摄取起作用的安非他酮，以及作用于 5-HT1a 受体的丁螺环酮，在安慰剂对照试验中未显示出性副作用，并且可用于缓解其他抗抑郁药物引起的性症状。

（九）抗雄激素药物

这些药物通过抑制雄激素的产生或拮抗雄激素受体（AR），导致循环雄激素部分或几乎完全被阻断。因此，它们会对性功能产生与循环或组织雄激素水平下降相应的继发性影响。在成年人中，雄激素主要通过调节中枢神经系统内 AR 的性欲来改变性行为。雄激素缺乏对性活动的影响因人而异，从完全丧失到功能正常不等。人体实验研究表明，快速眼动睡眠期间的自发性勃起依赖于雄激素，而视觉性刺激产生的心理性勃起则不依赖于雄激素。动物实验还显示了一种外周作用，即去势会降低大鼠阴茎海绵体中的一氧化氮合酶活性，从而导致勃起活动减少。补充睾酮可恢复阴茎活性，但用非那雄胺治疗会阻止这种恢复，这表明双氢睾酮可能是阴茎勃起等外周性反应中的重要雄激素。对循环睾酮影响最小的抗雄激素药物是 5α-还原酶抑制剂非那雄胺，它用于治疗良性前列腺增生和男性型秃发。在每日服用 5 mg 非那雄胺治疗良性前列腺增生的随机安慰剂对照研究中，约 5% 的男性抱怨性欲下降和 ED 等性症状，而安慰剂组为 1%。在用于治疗男性型秃发的每日 1 mg 较低剂量下，与安慰剂相比，未发现过多的性功能障碍。鉴于动物实验结果，这种影响可能是由于阴茎中双氢睾酮可用性降低所致。通过 AR 的竞争性拮抗作用可实现更完全的雄激素消融，从而阻止对循环睾酮和双氢睾酮的反应传导。非甾体类药物如氟他胺和比卡鲁胺对 AR 具有相对纯粹的作用，而甾体类抗雄激素药物醋酸环丙孕酮对下丘脑也有抑制作用。这些药物用于局部晚期和转移性前列腺癌的姑息治疗，可单独使用，也可与促黄体生成素释放激素激动剂联合使用。单独使用时，非甾体类抗雄激素药物会导致血清睾酮水平升高，而与促黄体生成素释放激素激动剂联合使用会将其降至去势范围。同样，预计它们主要通过中枢作用降低性欲，这种影响在多达70% 的接受治疗的男性中出现。随着这些药物在疾病早期的使用，这种不良影响正受到越来越多的关注。在一项小型随机对照试验中，对接受去势或比卡鲁胺治疗男性的性活动进行了比较，未发现自我报告的性活动或夜间阴茎勃起有差异。在随后样本量更大、持续时间更长的试验中，单独使用比卡鲁胺治疗导致性欲下降的程度较小。在另一项大型对照试验中，使用氟他胺或醋酸环丙孕酮治疗，两组中约 80% 的男性在 2～6 年内逐渐丧失性欲。在一项安慰剂对照研究中，即使是 50 mg 的低剂量比卡鲁胺治疗也导致一半的患者出现勃起功能障碍。通过 LHRH 激动剂进行药物去势实现的近乎完全的雄激素剥夺，会导致性欲严重丧失，在对照试验中通常伴有 ED。一项小型研究通过在治疗前后进行夜间阴茎勃起监测客观证实了这一点。这些最新发现使人们对最初希望这些药物可用于治疗 ED 的想法产生了怀疑。抗雄激素药物会产生与所达到的雄激素消融程度相应的性欲和勃起方面的预期效果。

（十）其他药物

1.地高辛

在一项使用离体人类阴茎海绵体的实验研究中，发现地高辛会减弱对乙酰胆碱和内在神经刺激的舒张反应，这与男性在视觉性刺激后阴茎硬度低于安慰剂组的结果相关。一项随机临床研究证实，地高辛对总体性功能有负面影响，与血浆睾酮水平下降有关。

2.他汀类药物

这类药物越来越多地用于降低血脂水平，以预防心血管疾病。因此，他汀类药物主要用于有这些疾病风险的人群，而这些人可能已经存在性功能障碍的既定风险因素。MMAS研究显示，低水平的高密度脂蛋白胆固醇是ED的独立风险因素。在高脂血症动物模型中，超生理水平的总胆固醇浓度会导致神经和内皮依赖性阴茎海绵体平滑肌舒张反应降低。通过饮食改变降低胆固醇水平以及使用一氧化氮底物L-精氨酸，可部分恢复这些反应。与这些实验研究相反，一项安慰剂对照试验发现，尽管高脂血症内皮病理生理学的其他参数有所改善，但服用他汀类药物的男性ED的发生率是对照组的2倍。

3.组胺H_2受体拮抗剂

西咪替丁和雷尼替丁以前广泛用于预防和治疗消化性溃疡，随着新的治疗方案的产生，它们的使用有所减少，但作为非处方药越来越容易获得。病例报告表明西咪替丁与ED有关，推测的机制包括抗胆碱能作用和雄激素抑制。一项体外动物研究表明，H_2受体刺激可能通过内皮释放一氧化氮导致阴茎海绵体舒张。

4.逆转录病毒药物

最近的一项回顾性队列研究表明，服用蛋白酶抑制剂的男性ED的患病率约为对照组的2倍，其中以洛匹那韦导致的发生率最高。

十、总结

本书围绕勃起功能障碍的病理生理学展开，涵盖多种因素。神经源性ED病因多样，脊髓损伤和根治性盆腔手术可致其发生。血管性ED与动脉粥样硬化、高胆固醇血症、高血压等相关，涉及动脉供血不足、血管舒张功能受损等机制，盆腔会阴创伤也是风险因素。糖尿病患者ED患病率高，通过血流动力学、海绵体组织及内皮功能等方面的变化致病。原发性ED与阴茎发育不良、损伤、心理及内分泌异常、遗传等有关。慢性肾衰竭患者ED患病率为20%～50%，动物和人类研究揭示了相关潜在机制。抗高血压药物中，各类药物对ED的影响不同，如噻嗪类利尿剂、β-肾上腺素能拮抗剂等。精神类药物包括抗精神病药物、抗抑郁药物、抗焦虑药物，其对性功能的影响因药物种类而异。其他药物如抗雄激素药物、地高辛、他汀类药物、组胺H_2受体拮抗剂、逆转录病毒药物等也可能与ED有关，但研究结论存在差异和不确定性。总之，ED的病理生理学机制复杂，多种因素相互作用，共同影响勃起功能。

（刘春辉）

第六节　阴茎异常勃起

一、分类

阴茎异常勃起是一种持续的、非自愿的勃起状态，与性欲或性刺激并无关联。在男性中，此现象相对少见，而在女性中则更为罕见。对三种不同类型的阴茎异常勃起进行区分具有重要意义。

（一）低流量、缺血性或缺氧性阴茎异常勃起

这是最为常见的类型，倘若未经治疗，将会致使海绵体肌肉发生坏死，进而引发纤维化以及阳痿等后果。此类型属于间隔综合征的一种表现形式，需予以紧急治疗。

（二）高流量、氧合充足的阴茎异常勃起

从传统情况来看，这种状况往往在阴茎血管重建手术之后出现，然而后续研究发现，当阴茎及会阴部遭受损伤，致使海绵体动脉受损时，也可能引发该病症。它还有可能是特发性的，而且这种形式或许与复发性或间歇性阴茎异常勃起存在一定的关联。

（三）复发性或间歇性阴茎异常勃起

复发性或间歇性阴茎异常勃起在患有镰状细胞病的男性群体中较为常见，但并非仅局限于这一群体。此类阴茎异常勃起通常呈现高流量状态，但也有可能转变为低流量并出现缺氧情况。

二、阴茎异常勃起的初始治疗

阴茎异常勃起的主要治疗方法是基于对低流量阴茎异常勃起和高流量阴茎异常勃起之间差异进行的，同时考虑到缺血所带来的破坏性影响，以及肌肉收缩对于维持阴茎疲软状态的关键作用。依据临床病史以及检查结果，便能够对这两种主要类型的阴茎异常勃起加以区分。在等待泌尿科医生前来的过程中，可以尝试采取一些急救措施。倘若根据病史和检查判断有可能是高流量阴茎异常勃起，那么进行抽吸操作并不是必要的。

三、缺血性阴茎异常勃起

（一）病理生理学

这种情况可被看作是正常勃起的一种延长状态，就特发性的情形而言，常常在患者睡醒时被察觉。海绵体内药物治疗与这种类型的阴茎异常勃起鲜有关联，而这一点也极大地增进了我们对该病症的了解程度。在勃起阶段，海绵体动脉以及组织内的平滑肌会呈现松弛状态，这会使得动脉血液流入量增加，而血液流出量相应减少。体内压力有可能会升高至超过平均动脉压，进而导致动脉血液的流入受到限制。勃起的持续存在以及消退功能的失效，与缺氧状况的加剧、二氧化碳分压的升高以及酸中毒现象密切相关。这些变化在相关研究中均有详尽的记录。长时间的勃起在初始阶段并不会引发疼痛，但

经过一段不确定的时长后，便会产生疼痛感。目前，通常会告诫患者，一旦勃起持续超过 4 h，就必须寻求紧急医疗救助。随着勃起持续时间的延长，疼痛程度会不断加剧，这是由于组织缺氧状况愈发严重所致，直至最终发生肌肉坏死。由此可见，为了扭转这一不利局面，降低海绵体内压力、使组织重新获得充足的氧合，以及促使海绵体肌肉收缩以恢复阴茎的疲软状态，便成为必要的应对措施。在阴茎异常勃起持续 12 h 后，便能够观察到阴茎海绵体平滑肌出现超微结构的变化，而当持续时间达到 24 h 后，这些变化将会变得更为显著。组织坏死在初期呈现出斑片状的形态，这或许与进入阴茎体的动脉血的分布位置存在一定的关联。不过，将缺氧性低流量阴茎异常勃起视作间隔综合征的一个典型范例，是一个极具价值的理念。在早期阶段实现缓解，往往与阴茎恢复正常的疲软状态紧密相连，然而，倘若缺血状况持续的时间更为长久，那么将会引发组织水肿，甚至出现坏死情况，从而导致无法实现阴茎的消退。阴茎异常勃起后所引发的肌肉坏死，最终会导致纤维化，其分布状况可能呈现出斑片状的特征。

（二）缺血性阴茎异常勃起的评估

凭借病史和检查，便足以对该病症做出准确的诊断。实际上，病史的主要作用在于评估是否存在任何可能的致病因素，以及大致推断缺血状况的持续时长。而检查的目的则在于评估疼痛的严重程度、阴茎的硬度情况，以及龟头和尿道海绵体是否被累及。通过检查，还能够识别出那些阴茎异常勃起是由阴茎继发性肿瘤所引发的患者。应当对血液样本进行分析，以排除镰状细胞病、重型地中海贫血以及白血病等疾病的可能性。这些疾病在早期阶段就需要进行恰当的治疗。在镰状细胞病患者中，阴茎长时间勃起以及阴茎异常勃起的情况并不鲜见，后续将会在单独的章节中对此进行深入讨论。

（三）阴茎异常勃起的急救处理

采取急救处理措施既可以由患者本人启动，也可以在医生进行评估之前由相关工作人员来实施。传统的冰敷或冷水淋浴疗法在病症的早期阶段可能会发挥一定的作用，其作用机制或许是通过诱导反射性血管收缩来实现的。偶尔，排尿这一行为也能够对阴茎异常勃起起到一定的缓解作用。以往所使用的健身自行车的方法，如今已被更为便捷的爬楼梯运动所取代，不过在进行爬楼梯运动时，需要格外留意避免给冠状动脉施加过大的压力。

在口服治疗方面，在药物性长时间勃起的情况下，尝试使用特布他林是具有一定价值的。目前，口服治疗在很大程度上已经取代了海绵体内注射治疗勃起功能障碍的方法，而使用特布他林也仅仅只是一种急救措施而已。伪麻黄碱在上述试验中，效果几乎与特布他林相当，因此使用伪麻黄碱也可以被视作一种急救措施来加以考虑。依替福林是一种 α 肾上腺素能受体激动剂。它是一种具有实用价值的药物，无论是口服还是通过海绵体内注射的方式使用，都能够发挥其活性作用。在海绵体内注射治疗时代到来之前，静脉注射丙环定或者可乐定有时能够成功终止特发性阴茎异常勃起的状况。

（四）泌尿外科评估与治疗

病史和检查的主要方向是探寻致病因素。一旦血液学检查发现异常情况，就需要按照相关指示进行恰当的评估和治疗。一旦依据临床症状确诊为低流量阴茎异常勃起，那么尽快对阴茎体进行减压就显得至关重要。通常情况下，抽出 5 mL 血液便有可能立即缓解疼痛并促使阴茎消退。这种情况在药物性长时间勃起的早期阶段尤为常见。应当考虑实施局部阴茎麻醉，局部麻醉并非必要之举，此时，仅插入一根 19 号蝶形针即可。倘若后续需要进一步的镇痛措施，那么可以考虑实施阴茎环阻滞。在低流量阴茎异常勃起的情况下，所抽出的血液颜色近乎黑色，而血气分析结果将能够证实缺氧状况的存在。在注射 α-肾上腺素能受体激动剂以尝试促使平滑肌收缩之前，有必要缓慢地进行抽吸操作，直至抽出含氧的红色血液为止。这一过程可能需要耗费 1 h 左右的时间，在此期间，应当对脉搏和血压进行密切监测。一旦血管收缩剂进入体循环，便表明阴茎的静脉流出已经恢复，与此同时，可能会出现干呕以及反射性心动过缓等症状。随后，阴茎消退现象将会很快出现，并且可能会出现心动过速以及高血压等情况。至于对阴茎体进行冲洗是否能够带来益处，目前还存在一定的争议。为了尽可能降低对心脏的有害影响，最好选择使用具有纯 α 受体作用的肾上腺素能药物。正是基于这一原因，去氧肾上腺素成为首选药物（将 10 mL 的溶液用 9 mL 生理盐水进行稀释，每次注射 2 mL）。如果经过至少 1 h 的反复抽吸操作，仍然无法实现阴茎消退，那么这便暗示着平滑肌可能已经遭受了永久性的损伤，此时就应当考虑采取手术治疗的方式。不过，在这种情况下，手术的有效性仍然存在一定的疑问，尽管出于医疗法律方面的考虑，分流手术可能仍然会被实施。建议在进行此类手术时，对阴茎体肌肉进行活检操作。

（五）治疗

在一项针对 105 例阴茎异常勃起患者的回顾研究中发现，有半数患者在经历阴茎异常勃起后，会出现 ED 的状况，而这往往是疾病本身的发展结果，并非治疗手段所导致。在手术治疗的选择上，首先推荐龟头分流术，若术后 12 h 仍未达到预期的阴茎消退效果，则会考虑实施海绵体-尿道海绵体分流术。倘若这一阶段的手术依然未能成功解决问题，那么海绵体-大隐静脉分流术便成为最后的选择。不过，现今已经明确，分流手术未能使阴茎恢复正常疲软状态，其原因并非是分流部位发生凝血现象，而是由于长时间的异常勃起引发了肌肉坏死，致使平滑肌失去了正常收缩的能力。目前面临的主要难题在于，难以精准判断不可逆肌肉坏死究竟何时发生，因为这一时间节点并非固定不变。通常情况下，在最初的 24 h 内，阴茎的部分功能仍有恢复的可能性，但随着时间的推移，这种恢复的希望愈发渺茫。手术治疗有时能够取得成效，可能的原因在于，在进行分流手术的过程中，不仅为肌肉重新构建了血液循环通路，即实现了血管再通，而且使得积聚在闭合腔隙内的血液能够顺利流出，从而缓解了局部的压力和异常状态。部分学者建议，对于那些在阴茎异常勃起发作后许久才前来就医，并且经过保守治疗后未见明显改善的患者，在初次治疗方案中，可以考虑对海绵体肌肉进行活检，以便更准确地了解病情，同时植入阴茎假体，这一措施在某些情况下或许是较为合理且有效的应对方法。在成功实施阴茎异常勃起治疗后的初期阶段，对治疗效果的评估往往存在一定难度。因为此时阴茎可能依然会有程度不一的疼痛感，并且呈现肿胀状态。不过，若与间隔综合征紧密相关的剧烈疼痛逐渐停止，这或许是一个积极且关键的信号，尤其是在能够抽出含氧血液的情况下，这通常预示着治疗正在朝着好的方向发展。

（六）预后情况

如果阴茎异常勃起未能得到及时治疗，或者治疗时间延误较久，其最终的结果往往是肌肉组织发生纤维化，进而引发一系列后续的纤维变性问题。整个过程的时间跨度可能有所差异，但大致的病理变化进程是有规律可循的。一般来说，在阴茎异常勃起持续12 h后，阴茎内部会开始出现间质水肿的情况；当时间延长至24 h，内皮衬里将会遭受破坏；而一旦超过48 h，肌肉坏死的现象就会逐渐显现。当患者在长时间勃起过程中感受到疼痛时，这便是一个明确的信号，提示需要立即采取紧急干预措施，以防止病情进一步恶化。阴茎异常勃起后出现ED的概率与阴茎异常勃起持续的时长之间存在着紧密的关联。当阴茎异常勃起持续时间达到24 h，高达90%的患者将难以恢复正常的性交能力，这一数据直观地反映了病情的严重性以及及时治疗的重要性。

四、阴茎异常勃起后的勃起功能障碍问题

在阴茎异常勃起后的早期恢复阶段，给予患者充分的安慰以及专业的心理咨询是极为关键且不可或缺的。应当及时告知患者，不要对性功能的快速恢复抱有过高的期望，因为这一过程往往是渐进且缓慢的。当患者恢复性高潮的体验时，这在很大程度上表明此前可能伴随的主要心理障碍已经逐渐消除，此时，根据患者的具体情况，进一步深入的检查以及针对性的治疗或许就显得必要，以便更全面地评估和改善患者的性功能。需要注意的是，阴茎异常勃起后出现的勃起功能障碍，多数情况下并非是由于分流手术未完全闭合所导致。因此，单纯地尝试关闭这些分流或瘘管，往往无法有效地恢复患者的性功能。在实际临床治疗中，我们发现，对于那些在阴茎异常勃起后口服药物或接受海绵体内治疗，但性功能依然未能得到明显改善的患者，尝试使用真空装置辅助治疗是一种可行的选择，但是，这种方法的治疗效果往往不尽如人意，无法满足患者的期望。在这种较为棘手的情况下，植入阴茎假体成为一种可以考虑的解决方案，但需要明确的是，此类手术具有相当大的难度和复杂性，对手术医生的专业技能和经验要求极高，因此最好由经验丰富、技术精湛的外科医生来主刀，以确保手术的安全性和有效性，最大限度地提高患者术后的生活质量。

五、高流量阴茎异常勃起

相较于其他类型的阴茎异常勃起，高流量阴茎异常勃起的预后相对较好。一般来说，对于这类患者的治疗干预并非十分紧急，甚至在很多情况下，并不需要进行特殊的治疗，因为部分患者的症状有可能会自行缓解并恢复正常。高流量阴茎异常勃起在临床上的发生频率远低于缺血性低流量阴茎异常勃起，这也在一定程度上增加了我们对其深入研究和积累治疗经验的难度。

（一）先天性因素

虽然较为罕见，但某些先天性的动脉畸形确实有可能与阴茎异常勃起的发生存在关联。

（二）创伤性因素

外部因素为会阴部受到外部的直接撞击、损伤等情况，有可能引发阴茎异常勃起的症状。内部因素较为典型的是海绵体动脉受到针刺等意外伤害，这可能会对阴茎的血液循环系统造成直接的干扰，从而导致阴茎异常勃起的出现。

（三）肿瘤性因素

体内存在的肿瘤，尤其是与生殖系统或血液循环系统相关的肿瘤，可能会通过影响局部的血液供应或神经调节机制，进而引发阴茎异常勃起的现象。

（四）医源性因素

主要是指在进行某些医疗操作，特别是阴茎血管重建手术后，由于手术过程中的各种因素，可能会导致阴茎出现高流量异常勃起的情况。

（五）特发性因素

即经过详细的检查和分析后，仍然无法明确具体病因的阴茎异常勃起情况，这也是临床上经常遇到的一类较为棘手的问题。

（六）诊断要点

对于高流量阴茎异常勃起的诊断，关键在于医生的敏锐洞察力和专业的诊断意识。与缺血性阴茎异常勃起显著不同的是，疼痛在高流量阴茎异常勃起的症状表现中并非突出特征，即使患者感觉到疼痛，其程度也相对较轻，不会像缺血性阴茎异常勃起患者那样遭受剧烈的疼痛折磨。在创伤性高流量阴茎异常勃起的病例中，其症状的发作通常会有一定的延迟性，一般可能在受伤后的数小时甚至长达 72 h 后才逐渐显现出来。这可能是因为受伤初期形成的血凝块在阴茎后续勃起过程中，随着血流速度的加快和血流量的增加，发生了位置的移动或状态的改变，从而导致了阴茎异常勃起的出现。从临床表现来看，患者的阴茎勃起状态相对较为柔软，与阴茎正常勃起的硬度有所差异，并且在阴茎表面有时可以观察到明显的动脉搏动，这是高流量阴茎异常勃起的一个较为典型的体征。值得庆幸的是，这种类型的阴茎异常勃起在很多情况下具有一定的自限性，有可能在数天甚至数月的时间内自行恢复正常，而且患者的勃起功能在恢复正常后通常能够得以保留，不会对其今后的性生活造成严重的长期影响。然而，特发性高流量阴茎异常勃起的诊断则相对较为复杂和困难，在临床上往往难以仅凭症状和常规检查手段进行准确判断。这类患者通常具有一定的特殊性，其中较为典型的是患有镰状细胞病的男性患者，但需要注意的是，这并非是特发性高流量阴茎异常勃起的唯一发病群体，其他没有明显基础疾病的患者也有可能出现这种情况。在诊断过程中，如果医生从患者的阴茎体中抽出颜色鲜红的动脉血，是一个重要的诊断线索，高度提示可能为高流量阴茎异常勃起。通过彩色多普勒检查进一步确认诊断的准确性，这一检查手段能够直观地显示阴茎内部的血流情况，为诊断提供有力的依据。在实际操作中，使用简单的彩色多普勒探头进行检查时，有可能初步确定瘘管的大致位置，这对于后续的治疗方案制定具有重要的参考价值。同时，通过手指对阴茎的适当按压，也可以辅助医生更准确地判断损伤部位所在。

选择性阴部动脉造影是一种更为精准的检查方法，能够清晰地显示动脉损伤的具体部位，但在实际临床工作中，由于高流量阴茎异常勃起患者的勃起功能一般不会因为检查的延迟而受到明显影响，所以在进行此项检查时，无须匆忙和急迫。这是因为在高流量阴茎异常勃起的情况下，除了在阴茎同时发生勃起的短暂时间段内，阴茎海绵体平滑肌大多处于正常的收缩状态，并未像缺血性阴茎异常勃起那样出现松弛现象，而且其血液流出的机制也基本保持完整，因此能够在一定程度上维持阴茎的正常生理功能，为诊断和治疗争取相对宽松的时间窗口。

（七）治疗方法

鉴于许多高流量阴茎异常勃起的情况具有自行缓解的可能性，因此在面对这类患者时，并不需要立即采取紧急的治疗措施。其原因可能是随着时间的推移，瘘管内部会逐渐形成凝血块，从而有效地封闭瘘管，使阴茎的血液循环恢复正常，异常勃起的症状也随之消失。对于部分未能自行缓解的患者，即使经过数月的时间延迟后才开始进行治疗，通过合理有效的治疗手段，仍然有可能使患者的阴茎恢复正常的勃起功能，这为患者带来了新的希望和治疗选择。在治疗创伤性高流量阴茎异常勃起方面，目前较为常用且有效的方法是采用自体血凝块进行选择性栓塞治疗。这一方法在临床实践中已经取得了较高的成功率，并且如果一次栓塞治疗未能完全达到预期效果，还可以根据患者的具体情况进行重复操作，以进一步提高治疗的成功率和有效性。手术结扎瘘管也是一种可行的治疗选择，但相比之下，这种方法的操作难度更大，对患者身体的侵入性也更强，可能会带来更多的手术风险和术后并发症，因此在选择治疗方案时，需要医生综合考虑患者的具体病情、身体状况以及患者的意愿等多方面因素，权衡利弊后做出最为合适的决策。

（八）预后

总体而言，高流量阴茎异常勃起的预后是比较乐观的，只要在治疗过程中遵循科学合理的原则，避免采取一些可能对患者造成不必要伤害的措施，大多数患者都能够恢复良好的阴茎功能状态。但需要特别注意的是，特发性高流量阴茎异常勃起存在一定的特殊性，在某些情况下，它有可能会发生转变，发展成为低流量阴茎异常勃起，而一旦出现这种情况，病情将会变得更加复杂和危急，需要立即采取紧急的干预措施，以防止病情进一步恶化，保护患者的生殖健康和生活质量。

六、复发性或间歇性阴茎异常勃起

复发性或间歇性阴茎异常勃起在临床上属于较为少见的病症，其发病群体并不局限于患有镰状细胞病的男性患者，而是具有一定的多样性和复杂性。目前，我们对这一病症的发病机制和病理生理过程的了解还相对有限，从发病特点来看，患者长时间的勃起发作通常发生在睡眠过程中，当患者醒来后，阴茎并不会像正常情况下那样迅速恢复疲软状态，而是持续保持勃起，这给患者带来了极大的困扰和不适。为了缓解这种异常勃起的症状，许多患者会尝试通过日常的锻炼活动来促使阴茎消退，这也成为他们在面对这一病症时的一种无奈之举。在勃起初期，患者通常不会感觉到明显的疼痛，但随着时间的推移，在 1 h 左右，阴茎会逐渐出现疼痛感，并且这种疼痛可能会随着勃起时间的延长而逐渐加剧，严重影响患者的日常生活和心理健康，促使他们不得不寻求专业的医疗帮助，以缓解痛苦并解决这一困扰他们的难题。通过对临床病例的研究和分析发现，在18名患有镰状细胞病且出现缺血性阴茎异常勃起的患者中，有11人在此次发病前就已经有过多次长时间勃起的病史，这一比例相对较高，反映出镰状细胞病与复发性阴茎异常勃起之间可能存在着较为密切的关联。而在另一组33名非镰状细胞病缺血性阴茎异常勃起的患者中，只有11人有类似的病史，这进一步说明了复发性阴茎异常勃起的病因具有多样性和复杂性，不仅与镰状细胞病有关，还可能受到其他多种因素的综合影响。在一项近期的研究中，对130名患有镰状细胞病的男性患者进行了详细的调查和分析，结果发现其中有46人曾经有过阴茎异常勃起的病史，而在这46名患者中，又有33人存在间歇性阴茎异常勃起的情况，这一数据再次凸显了复发性阴茎异常勃起在镰状细胞病患者中的较高发生率，也为我们进一步研究这一病症提供了更为翔实的临床依据。

复发性阴茎异常勃起的具体发病机制尚未完全明确。目前有研究推测，这类患者可能存在夜间阴茎勃起模式的异常，但这种异常究竟是由于中枢神经系统的调节机制出现问题所导致，还是因为海绵体本身的结构或功能异常所引起，目前尚无定论，还需要更多深入的基础研究和临床实践来进一步揭示其内在的机制。由于复发性阴茎异常勃起的发作情况在同一患者身上可能会表现出不同的特点，有时是缺血性的，有时则是非缺血性的，这就使得对其的治疗变得尤为困难和复杂。如果患者同时患有镰状细胞病，那么针对血液系统的专业管理就显得尤为重要，通过有效的血液学管理，有望在一定程度上减少患者阴茎异常勃起的发作频率，减轻患者的痛苦和困扰。雄激素抑制疗法虽然在一定程度上能够缓解症状，但它也会带来一些不良的副作用，最明显的就是可能导致睾丸萎缩，这对患者的生殖健康可能会产生潜在的影响，因此在使用这一疗法时需要格外谨慎，权衡利弊。在面对患有镰状细胞病的年轻男性患者出现急性缺血发作的紧急情况时，肾上腺素被发现是一种较为有效的治疗药物，在缺血性阴茎异常勃起发作中，通过使用肾上腺素可使部分患者有效地控制和缓解，这为临床治疗提供了一个重要的参考和借鉴，但需要注意的是，这并不意味着肾上腺素适用于所有类型的复发性阴茎异常勃起患者，在具体应用时，还需要根据患者的个体情况进行精准的判断和选择。

总体而言，复发性阴茎异常勃起虽然通常不会对患者的生命健康造成直接的严重威胁，但由于其频繁发作且症状较为明显，会给患者的日常生活和心理健康带来极大的困扰，严重影响患者的生活质量。不过，在大多数情况下，复发性阴茎异常勃起属于高流量且非缺血性的类型，相对而言危险性较低。但我们也不能掉以轻心，因为在某些特殊情况下，仍然有可能发生完全的缺血性发作，一旦出现这种情况，就需要立即采取紧急有效的干预措施，以避免病情进一步恶化，保障患者的身体健康和生殖功能。

七、总结

阴茎异常勃起是一种持续且非自愿的阴茎勃起状态，其发生与患者的性欲或性刺激并无直接关联。对于这一病症的治疗方法和要点，我们对发病诱因、病理生理以及治疗方法进行了详细的总结和归纳，旨在为临床医生提供一个系统、全面且直观的参考指南，以便他们在面对不同类型的阴茎异常勃起患者时，能够根据患者的具体情况，制定出最为科学、合理、有效的治疗方案，从而提高患者的治愈率和生活质量，减轻患者的痛苦和困扰，推动这一领域的临床治疗水平不断向前发展。

（吴瑞鹏）

第七节　佩罗尼氏病

佩罗尼氏病，是由法国医生弗朗索瓦·拉佩罗尼发现并命名的，这是一种后天出现的白膜疾病。其主要特征为阴茎白膜处形成纤维组织斑块，这可能会导致勃起功能障碍以及勃起疼痛。由于阴茎发生弯曲，患者在性交时往往会遇到插入困难的问题，而且勃起能力也可能会受到一定程度的损害。在佩罗尼氏病的早期阶段，白膜下会出现炎症反应，使得成纤维细胞开始增殖，进而在白膜内形成增厚的纤维组织斑块，有时还会出现钙化和/或骨化的情况。我们可以将佩罗尼氏病与局限性海绵体纤维化区分开来。局限性海绵体纤维化通常是由阴茎体遭受直接外部创伤、阴茎折断伤，或者海绵体组织因海绵体内注射而受损所引起的。而阴茎脚部位出现的非典型病变区域，大概率是外部创伤导致的。一般来说，通过详细了解患者的临床病史并进行仔细的体格检查，就能够诊断出佩罗尼氏病。不过，需要注意将其与先天性异常以及阴茎上极为罕见的继发性肿瘤进行准确鉴别。目前关于佩罗尼氏病的临床试验数量较少，这给研究工作增加了不少困难。而且，这种疾病的自然病程较为特殊，即便不进行治疗，患者的病情也可能会有所好转，疼痛症状通常也会逐渐消失。

一、病理生理学

佩罗尼氏病的发病率在0.4%～3.2%之间，不过这个数据会因为对疾病的定义方式以及检测手段的不同而有所差异，比如依据阴茎弯曲程度，或是依据斑块情况。现有的数据显示，按照斑块情况来定义佩罗尼氏病时，其发病率则可能更高。现阶段针对佩罗尼氏病的基础科学研究，主要集中在两种模型上：一种是动物模型；另一种是体外成纤维细胞培养模型。这两种模型各有利弊。细胞培养模型的不足之处在于，它可能无法完全模拟体内的真实状况。但从另一方面来看，它有助于我们深入了解组成细胞的病理生物学特性，并且有可能帮助我们找到能够调控这些细胞生物学行为的药物。

目前对佩罗尼氏病的病理生理学机制还没有完全搞清楚，普遍认为它是由多种因素共同作用导致的，其中包括遗传易感性、创伤以及组织缺血等因素之间的相互影响。在这种疾病中，存在伤口愈合异常的现象，这与转化生长因子β、细胞周期调节因子、诱导型一氧化氮合酶以及基因异常等因素都有关系。最终，这些因素可能会通过共同的通路，导致白膜内出现由致纤维化细胞因子诱导的纤维化过程。然而，由于缺乏一种被广泛认可的动物模型，而且对于目前所采用的细胞培养模型的适用性也存在一定的担忧，这都在很大程度上阻碍了相关研究的深入开展。

二、评估

通过详细的病史询问，以及全面的体格检查，就足以对佩罗尼氏病做出准确的诊断。只有在部分特定的患者中，才需要进行进一步的检查。斑块大小通常是在阴茎处于疲软状态时进行测量的。通过超声、计算机断层扫描或磁共振成像，对疲软或勃起状态下的阴茎进行斑块大小测量，以及斑块内结构分析，可以提高诊断的准确性和更多的鉴别诊断依据。在临床上，医生对阴茎畸形程度的预估与手术中实际观察到的情况往往比较吻合。采用锝-99m标记人免疫球蛋白G进行的阴茎闪烁显像检查，或许有助于区分病情稳定和不稳定的佩罗尼氏病。但就目前而言，这种检查方法主要在对阴茎畸形进行手术矫正时具有一定的参考价值。

三、非手术治疗

即使不对佩罗尼氏病患者进行治疗，患者的病情也有很大的可能性会自然改善。Meta分析指出，在未经治疗的患者中，疼痛症状的改善率在35%~100%之间，斑块大小的改善率为11%~100%，阴茎弯曲角度的改善率则在10%~82%之间。总体来说，目前关于佩罗尼氏病非手术治疗的证据质量有限，而且相关的临床试验数量也比较少。

四、口服药物治疗

（一）丙卡巴肼

关于丙卡巴肼的初期研究呈现出不同结果。早期一项研究显示，在17名患者中，有9人经治疗被治愈；另一项研究表明，21名男性患者里，11人治愈，还有3人病情好转。然而在同年的第三项研究中，10名男性患者接受丙卡巴肼治疗后，仅有1人病情有所改善。在一项开放标签研究中，34名男性被随机分组，在最初的3个月分别接受丙卡巴肼（每日2次，每次20 mg）或维生素E（每日3次，每次200 mg）的治疗，之后两组交叉用药。研究人员对患者的疼痛、阴茎畸形、肿块、勃起插入难易程度以及能否正常性交等症状进行评估，并按0、1、2三个等级打分。每月对患者进行随访检查，每3个月做一次综合评估。结果表明，维生素E的治疗效果优于丙卡巴肼。而且，丙卡巴肼的副作用较为常见，有6名男性因此中断治疗。这项研究的背景资料详细阐释了设立对照组的必要性，具有一定的参考价值。不过，该研究存在一定局限性，未采用盲法，且只有67%的患者完成了全程研究，最终结果显示丙卡巴肼对佩罗尼氏病的治疗作用不明显。

（二）维生素E

自1948年首次被推荐使用后，维生素E作为一种抗氧化剂，在临床上应用较为广泛。1978年的研究发现，维生素E的疗效优于丙卡巴肼，基于此开展了一项双盲、随机分配的临床试验。该试验将60名男性患者随机分为2组，分别接受维生素E（每日3次，每次200 mg）或安慰剂治疗，每个疗程为3个月。研究人员在每月随访时记录患者的症状严重程度，最终只有40名患者完成了整个研究过程。从结果来看，除了在缓解疼痛方面维生素E可能存在一定优势，在其他方面，维生素E与安慰剂相比，并没有表现出明显的差异。总体而言，虽然目前尚无确凿证据证明维生素 E 对佩罗尼氏病的有效性，但因其使用广泛、无明显副作用且价格低廉，临床上仍有一定的应用。

（三）对氨基苯甲酸

对氨基苯甲酸的第一项临床试验为多中心研究，研究人员将60名男性患者随机分为2组，一组接受每日12 g对氨基苯甲酸治疗，另一组使用安慰剂，整个疗程为12个月。当41名患者完成研究时，初步结果报告对外公布，但最终的完整报告却一直未见发表。从已有的结果来看，除了在减轻疼痛方面可能有一定作用外，用药组75%，安慰剂组43%，对氨基苯甲酸的整体治疗效果并不理想，而且该药物口感不佳，患者服用后副作用频发。一篇研究摘要公布了另一项关于对氨基苯甲酸的随机、双盲、安慰剂对照、前瞻性多中心试验结果，数据显示用药组与安慰剂组在缓解疼痛方面无显著差异，但用药组的症状恶化情况相对较轻。不过，该研究的完成度不高，103名患者中只有75人完成了全部疗程。综合来看，对氨基苯甲酸对佩罗尼氏病的治疗优势不明显。

（四）他莫昔芬

他莫昔芬的作用机制被认为是通过调节成纤维细胞分泌转化生长因子-β，从而抑制佩罗尼氏病中的炎症反应。在最初的研究中，36名男性患者每日服用2次他莫昔芬，每次20 mg，治疗后20名患者的病情有所改善，且所有患者均未出现病情恶化的情况。尤其在疾病早期，药物的反应效果更佳。研究人员对12名患者的白膜进行了活检，发现在有炎症反应的8名患者中，6名对药物反应良好；而在未观察到炎症反应的4名患者中，则无明显改善。因此，研究人员认为他莫昔芬主要对佩罗尼氏病的早期阶段有治疗作用。随后的一项安慰剂对照研究纳入了25名处于疾病晚期的男性患者，分别给予他莫昔芬（每日2次，每次20 mg）或安慰剂治疗，结果显示两组之间无明显差异。在晚期佩罗尼氏病的治疗中，他莫昔芬的疗效并不显著。

（五）秋水仙碱

秋水仙碱具有抗炎特性，能够减少胶原蛋白的合成，并刺激胶原酶的活性，理论上对佩罗尼氏病有潜在的治疗作用。一项针对60名早期佩罗尼氏病男性患者的研究发现，患者每日服用3次秋水仙碱，每次500 mg，治疗后95%的患者疼痛症状得到缓解，30%的患者阴茎畸形情况有所改善。

（六）秋水仙碱和维生素 E

近期的一项研究对比了秋水仙碱（每日2 mg）和维生素 E（每日600 mg）联合用药与抗炎镇痛药布洛芬（每日400 mg）的治疗效果。45名男性患者参与了为期6个月的治疗试验，结果显示，联合用药在改善阴茎弯曲度和减小斑块大小方面具有一定优势。研究人员通过拍照记录阴茎弯曲程度，利用超声检查测量斑块大小。

（七）左旋肉碱乙酰酯

已有2项关于左旋肉碱乙酰酯的安慰剂对照随机临床试验，显示出其在佩罗尼氏病治疗中的潜在益处。在第一项研究中，48名患有急性或早期慢性佩罗尼氏病的男性患者被随机分为2组，分别接受左旋肉碱乙酰酯（每日2次，每次1 g）或他莫昔芬（每日2次，每次20 mg）治疗3个月，并在6个月后进行评估。结果左旋肉碱乙酰酯在治疗效果方面优于他莫昔芬，且副作用相对较少。但该研究的患者分组存在一定问题，被归类为急性佩罗尼氏病的患者症状不典型，其平均病程仅为5周，且疲软状态下阴茎出现自发性疼痛或"阴茎感觉异常"的情况极为罕见。此外，所有患者的初始平均阴茎弯曲度小于15°，治疗后他莫昔芬组无变化，而左旋肉碱乙酰酯治疗组改善了7°，但这样的改善程度在实际功能上的意义可能不大。同一研究团队后续使用丙酰左旋肉碱开展了进一步研究，原因是左旋肉碱乙酰酯难以获取。此次研究将75名男性患者随机双盲分为3组，分别接受向斑块内注射维拉帕米（每周1次，每次10 mg）联合丙酰左旋肉碱（每日2次，每次1 g）、他莫昔芬（每日2次，每次20 mg）治疗，疗程为3个月。在完成研究的60名（占比80%）患者中，6个月后的评估结果显示，97%的患者疼痛得到缓解，且治疗组在斑块大小和阴茎畸形方面有统计学意义上的改善，但实际改善程度有限。

五、斑块内注射疗法

（一）类固醇

类固醇斑块内注射被应用于佩罗尼氏病的治疗，然而其疗效却参差不齐。有一项研究是这样进行的：选取30名佩罗尼氏病患者，将他们随机分为2组，一组接受病灶内倍他米松注射，另一组则注射安慰剂（生理盐水），整个疗程持续24周，之后在12个月时对所有患者进行随访观察。研究人员最终得出的结论是，这种治疗所产生的积极效果，可能更多地源于注射行为本身的机械作用，而非类固醇药物的药理作用。

（二）胶原酶

有将梭菌胶原酶注射到斑块内治疗佩罗尼氏病的相关报道，一项针对49名佩罗尼氏病患者的临床试验得以开展，为期3个月。研究人员依据患者勃起畸形的角度以及斑块的大小，将这49名患者大致分为3个组别，然后随机对他们进行胶原酶或者氯化钠的注射治疗，注射剂量会根据斑块大小有所调整。3个月的疗程结束后，对治疗结果进行评估。研究人员由此得出结论：仅在阴茎畸形程度小于30°的患者中，出现了尚可接受的临床改善情况，不过即便如此，最大的改善幅度也仅仅在15~20°之间。他们认为，这样的改善程度在临床实践中，并没有实际的应用价值。

（三）维拉帕米

自1994年起，维拉帕米就被尝试用于佩罗尼氏病的治疗。有研究对患者开展每周2次向斑块内注射维拉帕米的治疗方案，持续6周后，发现有60%患者的阴茎弯曲程度得到了一定程度的改善。在一项单盲对照研究中，研究人员对一组共计18名男性患者进行试验，每周分别向他们的斑块内注射维拉帕米或者生理盐水。最终结果显示，在接受维拉帕米注射治疗的男性患者中，有57%患者的斑块体积出现了减小，而在对照组中，这一比例仅为28%，并且患者的阴茎畸形状况也有所好转。研究人员基于此得出结论：对于那些阴茎畸形程度小于30°的男性患者，维拉帕米注射不失为一种合理的治疗选择。另外，在一项观察性研究中，研究人员将单纯的维拉帕米注射治疗结果与维拉帕米注射联合冲击波治疗的结果进行了对比分析。联合治疗较单独用药具有一定的治疗价值。综合上述研究可以发现，维拉帕米注射治疗确实存在一定的益处，然而，并没有确凿的证据能够表明，对于大多数佩罗尼氏病患者，它的治疗效果要优于其他的治疗方式。

六、其他非侵入性疗法

（一）经皮电动疗法

"电动药物给药"是一种被报道能够提升药物经皮渗透效果的方法。在佩罗尼氏病的治疗领域，该技术已经通过药物组合的形式进行了尝试应用。在第一项相关研究中，患者每周会接受 3 次治疗，每次治疗时长为 20 min，整个疗程为 3 周。所使用的药物组合为奥古蛋白 8 mg、地塞米松 8 mg 以及利多卡因 120 mg，还有一组患者使用的是安慰剂。一开始使用安慰剂的患者，后续也接受了上述的药物组合治疗。最终的研究结果显示这种治疗方式具有显著的疗效。需要注意的是，奥古蛋白此前已在佩罗尼氏病的间歇治疗中使用多年，但后来退出了市场。于是，又有一项针对 25 名男性患者的进一步研究展开，此次采用的药物组合是地塞米松 8 mg 与维拉帕米 10 mg。除此之外，也有其他研究报道了相同药物组合但剂量不同的情况。在这 2 项研究过程中，都运用了彩色多普勒技术进行检查，并且在治疗前后分别对患者的阴茎畸形程度以及斑块大小进行了精准测量。治疗效果明显，而且考虑到许多患者此前已经接受过其他治疗，同时又有详尽记录的客观治疗结果测量数据作为支撑，这一系列情况都表明该技术具有进一步深入研究的价值。

（二）体外冲击波疗法

自 1989 年起，体外冲击波疗法就开始被应用于佩罗尼氏病的治疗，近期也对其治疗效果进行了相关综述。但在实际应用过程中，所采用的冲击波剂量以及所使用的设备都存在较大差异，尽管从总体上看，其治疗结果往往是比较乐观的。截至目前，尚未有完善的对照试验来明确其确切疗效。

（三）放射治疗

放射治疗在佩罗尼氏病的治疗中已经被运用了很多年，然而在一项回顾性研究中发现，其治疗效果并不理想。从安全性的角度考虑，放射治疗或许应当避免使用，这主要是因为其可能会带来一定的恶性肿瘤风险，而且对老年男性患者来说，还可能会增加其勃起功能障碍的发生风险。

七、佩罗尼氏病非手术治疗总结

在临床实践中发现，许多佩罗尼氏病患者即便没有接受任何治疗，其症状也会出现一定程度的自行改善。因此，在开展所有关于佩罗尼氏病治疗的研究时，设立对照组就显得尤为关键。通过对那些设立了对照组的研究进行分析可以发现，其结果常常显示出治疗组与对照组之间并没有明显的差异。即便偶尔存在一些差异，这些差异通常也非常微小，在临床实践中并没有显著的实际意义。从专业治疗小组的成员所采用的治疗方案来看，目前在佩罗尼氏病的治疗方面，显然还没有一种被广泛认可的最佳治疗方法。相对而言，维生素 E 和秋水仙碱的联合使用，似乎是一种操作简单、患者耐受性良好且有一定证据支持的治疗选择。

八、佩罗尼氏病的手术治疗

（一）手术适应症

目前已存在多种针对佩罗尼氏病的手术方法，尽管形式多样，但多数专家在手术适应症这一方面已基本达成共识。勃起功能的状况对于手术方式的选择起着关键作用，一般可将其细分为以下几类：一是勃起质量良好；二是虽存在一定程度的勃起功能受损，但在使用磷酸二酯酶抑制剂后，能够达到令人满意的勃起效果；三是即便经过治疗，勃起功能仍然较差。对最后一类男性患者而言，植入阴茎假体是一个较为理想的选择，而且实际治疗效果也十分显著。特别是对于年龄偏大，同时还伴有其他血管疾病迹象的患者，在手术时间的安排上不必像其他患者那样受到诸多限制。然而，在各类手术治疗中，严格意义上的对照研究数量稀少，佩罗尼氏病的手术治疗领域更是如此。衡量手术治疗效果的方式也各不相同，这进一步加大了评估工作的复杂性。

（二）斑块切除与皮肤移植

斑块切除与皮肤移植手术最早在瑞典和美国被同时提出，并且在相当长的一段时间内，该手术在部分医疗中心被视作标准治疗方案，直至近期才有所改变。直到1995年，才有关于此手术长期治疗效果的研究报告问世。在一项涉及418名男性患者的研究中发现，术后有17%的患者因阴茎弯曲问题不得不再次接受手术矫正，同时，还有20%的患者出现了较为棘手的术后勃起功能障碍。鉴于这些不理想的结果，如今该手术已逐渐被视为一种过时的治疗手段。

（三）内斯比特手术

内斯比特手术最初是为治疗先天性阴茎弯曲而设计开发的，后来经过改良被应用于佩罗尼氏病的治疗。长期的临床实践表明，该手术能够持续取得较为稳定且良好的治疗效果，也因此被广泛认可为佩罗尼氏病的标准手术方式之一。从并发症的角度来看，内斯比特手术相对较少，但部分专科医生指出，术后阴茎缩短是一个不容忽视的潜在问题。不过，从大多数临床研究系列的数据来看，这一问题并未普遍出现。实际上，在手术治疗过程中，如同其他许多外科手术一样，患者对手术效果的合理预期是确保最终获得满意治疗效果的关键因素之一。因此，在手术前，医生务必向患者详细解释清楚，由于疾病本身的发展以及疤痕组织的形成，阴茎已经出现了一定程度的缩短，而手术过程中通过在阴茎相对的另一侧进行特定的褶皱处理操作，能够有效地使阴茎恢复挺直状态。同时，关注内斯比特手术可能出现的不良结果也是十分必要的，这些不良结果的发生率大致在4%～26%之间，相关研究人员也曾对这些不良结果进行过深入的回顾分析。通常情况下，内斯比特手术后即刻出现勃起功能障碍的情况并不常见，而且即便出现，多数患者的勃起功能也会在后续的恢复过程中逐渐得到改善。这主要是因为内斯比特手术在操作过程中，并不会对阴茎的勃起组织造成直接的严重干扰。然而，如果患者术前的勃起功能障碍是由心理焦虑因素导致的，那么术后这种情况可能会有所好转。对于那些存在潜在血管性疾病因素导致勃起功能障碍的患者，单纯依靠内斯比特手术可能无法达到理想的治疗效果，此时应借助药物测试以及彩色多普勒检查等手段，准确诊断出潜在的血管性缺陷问题，并考虑为患者植入阴茎假体，以获得更好的治疗效果。此外，还应当意识到，随着术后时间的不断推移，由于患者本身潜在的血管问题并未得到根本解决，勃起功能障碍的发生率可能会逐渐上升。在一项针对359名男性患者的临床研究系列中，术后阴茎缩短超过2 cm的患者比例约为4.7%；而在另一项研究中，14%的男性患者术后阴茎缩短超过了1.5 cm。不过，在这39名出现阴茎缩短情况的患者中，仅有6人出现性交困难，这表明大部分患者的性功能并未受到严重的实质性影响。当然，在部分患者中确实会出现较为严重的阴茎缩短现象，这可能是由于术后感染引发的疤痕组织增生，或者是手术过程中未能成功将远端的皮下组织重新良好附着所导致的。

另外，内斯比特手术后阴茎畸形的复发情况也需要引起关注。如果术后畸形立即复发，通常是由于手术缝线断裂或脱落所致；若在术后2～3个月出现复发，则很可能是缝线愈合失败造成的；而术后1年左右才出现的复发情况，多数是因为疾病本身的持续进展所引发的。总体而言，根据不同的研究报告以及所采用的复发定义和随访时间长度的差异，内斯比特手术后阴茎畸形复发的发生率大致在1.3%～10.6%之间波动。

（四）折叠技术

除了上述手术方法外，内斯比特还提出了一种用于治疗先天性勃起畸形的阴茎折叠技术。在此基础上，1985年又有2种新的折叠技术被相继报道。相较于其他一些手术方式，折叠技术的操作过程更为简便，因此也陆续有一些相关的临床研究报告发表。不过，这些报告中所涉及的研究对象大多是先天性和后天性阴茎弯曲患者的混合群体，且样本数量相对较少。综合来看，折叠技术在治疗效果方面，总体上不如标准的内斯比特手术。也正是由于这一原因，部分外科医生在实际临床工作中，已经逐渐放弃使用折叠技术，转而采用标准的内斯比特手术来治疗佩罗尼氏病。

（五）海绵体成形术

海绵体成形术最初是由莱姆伯格在1984年提出并描述的。该手术的核心操作要点在于，医生并不直接切除阴茎白膜的椭圆形部分，而是在白膜上精心制作一个纵向的切口，然后将其横向缝合起来，通过这种方式来有效缩短阴茎较长一侧的长度，从而达到矫正阴茎弯曲的目的。近年来，这一手术技术在临床实践中取得了较为满意的总体治疗效果。在一项比较研究中，研究人员分别对每组30名患者实施了内斯比特手术、莱姆伯格-亚希亚手术或其改良手术。虽然这几种手术方式在治疗效果上并没有非常显著的差异，但从个人经验和偏好来看，他们更倾向于使用自己改良后的手术方法。

（六）斑块切开与移植

斑块切开与移植技术于1991年首次被应用于临床实践，当时所采用的移植物是颞筋膜。此后，又有学者提出使用阴茎背静脉或一段大隐静脉作为移植物，从目前的临床研究数据来看，这种移植方式似乎能够取得相对较好的治疗效果。然而，该技术也并非完美无缺，在实际应用中发现，对许多患者而言，术后阴茎的长度并未能得到有效的延长，这无疑是一个较为明显的不足之处。此外，斑块切开与移植手术还存在一个较为突出的问题，即术后勃起功能障碍的发生率相对较高，这给患者的术后生活质量带来了一定的负面影响。需要特别注意的是，在众多的斑块切开与移植手术案例中，常常还需要额外为患者实施折叠手术，以进一步优化手术效果。鉴于以上种种情况，目前业内普遍认为，斑块切开与移植手术应谨慎选择使用对象，较为适宜的患者群体是那些阴茎明显缩短、身体肥胖且术前勃起功能良好的特定男性患者。除了上述提到的几种移植物外，临床上也尝试使用了其他各种各样的移植物，如使用脱细胞异体真皮，但这些移植物的应用案例数量普遍较少，术后随访时间也相对较短，不过从已有的研究结果来看，总体治疗效果基本能够令人满意。

（七）阴茎假体

对于那些年龄较大、同时伴有血管损伤、勃起功能障碍以及勃起畸形等多种问题的男性患者，植入阴茎假体是一种可靠且有效的治疗选择，能够在一定程度上改善患者的生活质量和性功能状况。

九、总结

佩罗尼氏病的治疗方法繁多，但效果却参差不齐。对于患有这种良性疾病的男性患者，在很多情况下，他们首先需要的是医生给予的心理安慰和病情解释，并不一定需要立即采取积极的治疗措施。这是因为从疾病的自然发展过程来看，许多患者的病情会随着时间的推移而自行改善，这无疑是一个较为幸运的现象。同时，这也从侧面反映出一个现实问题，即目前尚未有确凿充分的证据表明，存在某种特效的保守治疗方法能够有效治疗佩罗尼氏病。对于那些因血管缺陷而导致勃起功能受到损害的患者，植入阴茎假体往往能够取得较好的治疗效果，显著改善患者的性功能状况。在各种手术治疗方法中，内斯比特手术相较于折叠技术，似乎能够为患者带来更为理想的治疗效果。而对于斑块切开与移植手术，由于其目前还存在一些有待解决的问题和争议，因此要对其做出最终的确定性评价，还需要更多的临床研究数据和长期的随访观察，现阶段下结论还为时尚早。

（吴瑞鹏）

参考文献

［1］BROCK G，KADIOGLU A，LUE T F. Peyronie's disease：a modified treatment［J］. Urology，1993，42：300-304.

［2］CAVALLINI C，BIAGIOTTI G，KOVERECH A，et al. Oral proprionyl-l-carnitine and intraplaque verapamil in the therapy of advanced and resistant Peyronie's disease［J］. BJU Int，2002，89：895-900.

［3］CHAHAL R，GOGOL N K，SUNDARAM S K，et al. Corporal plication for penile curvature caused by Peyronie's disease：the patients perspective［J］. BJU Int，2001，87：352-356.

［4］CHESNEY J. Peyronie's Disease［J］. Br J Urol，1975，47：209-218.

［5］CIANCIO S J，KIM E D. Penile fibrotic changes after radical retropubic prostatectomy

[J]. BJU International, 2000, 85:101-106.

[6]CIPOLLONE G, NICOLAI M, MASTROPRIMIANO G, et al. Betametasone versus placebo nella malattia di la Peyronie[J]. Arch Ital Urol, 1998, 70:165-168.

[7]DAHM P, RAO D S, DONATUCCI C F. Antiandrogens in the treatment of priapism [J]. Urology, 2002, 59:138.

[8]DE VINE C, HORTON C. Surgical treatment of Peyronie's disease[J]. J Urol, 1974, 111:44-49.

[9]DI STASI S M, GIANNANTONI A, CAPELLI G, et al. Transdermal electromotive administration of verapamil and dexamethasone for Peyronie's disease[J]. BJU Int, 2003, 91: 825-829.

[10] EBBEHOJ J, METZ P. Congenital penile angulation [J]. Br J Urol, 1987, 60: 264-266.

[11] EBBEHOJ J, METZ P. New operation for "krummerik" (penile curvature) [J]. Urology, 1985, 26:76-78.

[12]EL-SAKKA A I, RASHWAN H M, LUE T F. Venous patch graft for Peyronie's disease. Part II : outcome analysis[J]. Journal of Urology, 1998, 160:2050-2053.

第八章　女性性功能障碍与性神经疾病个论

第一节　疼痛相关的女性性功能障碍

性疼痛的治疗向来是一个极为棘手的难题。本节聚焦于性疼痛的诸多层面，将会深入探讨其病理生理学、精神病理学、治疗手段以及预后因素等方面的内容。有关性疼痛预防的研究却阙如。但凡经常接触到性交疼痛患者诉求的专业人士皆深知，女性在面临此类状况时，倘若必要，往往会咬紧牙关坚持继续性交。这一现象不仅会对女性的性与情感层面产生深远影响，还极易导致伴侣双方之间出现隔阂与误解，进而使得性疼痛的治疗过程对于患者和临床医生而言，充满了艰辛与挫败感。

一、专业术语阐释

外阴前庭炎综合征（Vulvar Vestibulitis Syndrome，VVS）被广泛视作当前在部分具有全国代表性的社区研究中所发现的慢性性交疼痛的主要根源，其在相关研究中的发病率约为3%～20%。该综合征主要表现为阴茎-阴道性交时产生疼痛，或者在触碰外阴前庭区域时出现痛感，其体征特征通常局限于程度各异的前庭红斑现象。值得一提的是，外阴感觉过敏现象在患有VVS的女性群体中表现得尤为显著。"外阴痛"这一术语作为一种临床症状的表述在实际应用中常常被宽泛地当作一种综合性的"诊断"概念，其涵盖范围较为广泛，囊括了数种不同类型的疾病，而这些疾病均会引发慢性外阴疼痛症状，诸如VVS、感觉异常性外阴痛、外阴皮肤病、周期性外阴阴道炎、外阴乳头状瘤病等。在1999年国际外阴阴道疾病研究学会世界大会上，外阴感觉异常分类划分为两大类别：全身性外阴感觉异常；局限性外阴感觉异常。其中包含前庭痛、阴蒂痛及其他相关类型。这种新颖的分类方式主要依据疼痛的具体位置来进行划分。与之形成鲜明对比的是，最初的分类体系则更为侧重于对可能病因的探寻与界定。

本节着重对两类性疼痛的临床表征进行深入剖析，即性交疼痛和阴道痉挛。《国际疾病分类》（第10版）以及《精神疾病诊断与统计手册》（第4版）均将性功能障碍视为一个涉及心理或躯体成分，抑或两者相互交织融合的复杂病症，这似乎暗示着这些不同类型的性功能障碍是相互独立的实体，并且其病因通常是能够被明确知晓的。性功能实际上是身心协同作用的一个极为典型的例证。性疼痛与主观性唤醒的缺失以及性欲望/性兴趣的匮乏紧密相连，甚至会进一步导致这些问题的产生。生殖器充血减少的现象虽时常被提及，但截至目前，尚未有确凿的科学依据能够予以证实。虽然性唤醒的缺乏无疑是一个明确的病因要素，但其他相关因素目前仍处于极度模糊不清的状态。基于此，我们并不建议对其病因进行生物性或心理性的简单界定。

二、疼痛综合征的交叉重叠现象

当前的诊断系统在很大程度上过度依赖性反应周期这一理论框架。然而，疼痛、阴道痉挛以及性交疼痛这些类别却并非性反应周期的固有组成部分。此外，一直以来被广泛接受的关于性交疼痛和阴道痉挛是截然不同类型性疼痛的这一假设。相关研究表明，在对这两种现象进行鉴别诊断时，其在敏感性和特异性方面始终存在着诸多难以解决的持续性问题。这两种类型的患者主诉可能在不同程度上涵盖以下几个方面的内容：肌肉紧张问题（涵盖随意性、非随意性两种类型，其紧张范围可能局限于阴道括约肌，亦可能延伸至盆底、内收肌、背部、颌部甚至是整个身体）；对性疼痛的恐惧心理（这种恐惧可能专门与生殖器触碰、性交行为紧密相关，也可能是一种更为宽泛的对疼痛的普遍恐惧，或者是因非疼痛因素而产生的对性交的恐惧）；行为趋近或回避的倾向。

尽管在生殖器触碰、性交过程中经历了疼痛的折磨，但仍有一部分女性会继续接纳性伴侣的主动行为，甚至会主动发起性互动。而另一部分女性则会刻意回避相关机会，尤其是对小阴唇之间的触碰表现出极度的回避态度。在性活动期间，患者主诉在生殖器触碰时产生疼痛，且这种疼痛表面上集中于阴道口部位，有时还会伴随有其他类型的外阴、阴道、盆腔压力症状，这是VVS的典型临床症状表现。那些被视为"阴道痉挛"的典型现象在这类患者中也可能同时存在。性交疼痛被明确界定为：与性交行为密切相关的反复性或持续性生殖器疼痛症状。它可进一步细分为深部疼痛和浅表疼痛两种类型。其中，浅表疼痛类型的性交疼痛，有可能被确诊为VVS，亦有可能并非如此。

阴道痉挛被定义为阴道外三分之一部位的肌肉出现反复性或持续性的非随意痉挛现象，这种痉挛会对阴道插入行为造成严重干扰，并导致患者个人产生明显的困扰。随着人们对性疼痛障碍病因探究以及治疗方法研究的不断深入推进，这些传统定义也在持续不断地进行调整与完善。一个国际共识委员会近期推荐了如下更为精准的定义：尽管女性明确表达了自身意愿，但仍然持续或反复遭遇难以允许阴茎、手指和/或任何物体顺利进入阴道的困境。在此过程中，存在不同程度的回避行为、非自愿的盆底肌肉收缩现象以及对疼痛的预期、恐惧、体验。同时，必须对可能存在的结构性或其他身体异常情况进行全面排查与妥善处理。

三、性疼痛与循证报告的现状

在这一领域，实证性研究数量极为稀少，且总体证据质量不尽如人意。现有的证据往往与特定的某个实验室或研究者紧密相连，并且极少能够得到独立的重复验证。因此，依据相关定义标准，绝大多数证据处于2b级或更低的水平层次。

四、骨盆神经反射

深入理解盆底神经生物学对于深入探究泌尿生殖系统疾病的病理生理学机制，并为罹患此类综合征的患者制定精准且有效的临床管理策略，具有极为关键的核心意义。在过去的15年期间，盆底神经生物学尽管内在体系繁杂，但伴随对盆底功能相关神经解剖学架构及神经化学原理的认知持续精细化演进，其已逐步发展成为一门具有较高成熟度的学科。部分研究证据提示，男性与女性在盆底及会阴区域的神经支配模式与特性方面可能存在显著的差异性表现。

（一）骨盆神经解剖结构

骨盆与盆底由自主神经系统的交感神经及副交感神经分支，连同躯体运动与感觉神经系统共同支配。从宏观解剖学维度审视，脊髓胸腰段与骶段所发出的双重投射承担此项支配使命，这些神经纤维主要汇聚成彼此离散的外周神经丛，进而将神经纤维广泛分布至整个骨盆区域。源于大脑更高层级并经由脊髓传导的交互性神经通路，极大地增添了骨盆内部神经调节的复杂程度。盆腔内各类神经丛、神经节以及神经的命名体系繁杂多样，且时而令人感到困惑不解，其中存在解剖学命名法以及临床应用两种不同的命名方式。包括上腹下丛（骶前神经）、腹下丛（腹下神经）、下腹下丛（盆腔丛）以及盆内脏神经（盆腔神经）。

1.下腹下丛

于骨盆内部，下腹下丛被视作关键的神经元整合中枢。神经解剖学研究业已证实其处于腹膜后的特定位置，紧邻直肠两侧，左、右两侧的下腹下丛在直肠后方相互连接沟通。它负责支配多个盆腔脏器，涵盖膀胱、近端尿道、远端输尿管、直肠与肛门内括约肌，以及生殖与生殖道相关结构。下腹下丛的前部与腹下丛（腹下神经）的远端部分存在关联，此部分被命名为宫颈旁神经节。这些神经节坐落于子宫颈旁的子宫旁组织以及阴道上部区域，并将神经纤维延伸至阴蒂海绵体、阴道以及尿道周围组织。下腹下丛的神经元输入涵盖交感神经与副交感神经系统。交感神经起源于脊髓胸腰段（$T_{10} \sim L_1$），并汇聚形成位于主动脉分叉下方的上腹下丛。节前传出纤维大多源自中间外侧细胞柱，而传入纤维的细胞体则定位于这些节段的背根神经节。神经纤维从上腹下丛以成对的腹下丛（腹下神经）形式向外延伸，并在向两侧分支进入下腹下丛之前于远端相互融合。泌尿生殖器官所接受的额外交感神经支配或许涉及节前神经，其与起源于交感链神经节的节后神经构建突触连接；这些节后神经汇入骶神经，并借助盆腔躯体神经通路抵达各自的目标部位。副交感节前神经传出纤维被认定起源于位于骶脊髓圆锥（$S_2 \sim S_4$）中间外侧灰质的骶副交感神经核的细胞体，并在进入下腹下丛之前融合为盆内脏神经。副交感传入纤维的细胞体位于$S_2 \sim S_4$背根神经节，同样在盆内脏神经内部穿行。除了其副交感传出与传入构成要素之外，盆内脏神经还接纳源自尾侧交感链神经节的节后轴突。

2.盆腔自主神经支配

在泌尿生殖器官层面，盆腔自主神经支配呈现出独特的分布特征。于女性体内，其涉及主要源自该神经丛宫颈旁神经节部分的下腹下丛投射。显著的神经干在阴道外膜之中沿着其长轴延伸，发出向前的分支，这些分支延伸至阴蒂与尿道周围组织，同时还存在进入阴道平滑肌壁的局部分支。神经纤维网络倾向于沿着血管路径分布，并显著终止于上皮下结缔组织与阴道上皮之间的交接区域以及上皮内部。据观察，阴道远端的神经相较于近端区域更为密集。当前，神经穿透泌尿生殖膈以供应因性唤醒而充血的外阴组织的精确路径正在深入探究之中。海绵体或自主神经解剖结构极为细微，难以始终予以清晰界定。其似乎呈现为一种神经网络架构，而非离散的单个神经。

3.躯体神经支配

普遍认为，骨盆的躯体传出与传入神经支配涉及骶神经根（$S_2 \sim S_4$）及其分支体系。躯体传出纤维起始自位于$S_2 \sim S_4$脊髓圆锥腹角的奥努夫核，传入纤维抵达背角，其细胞体位于这些节段的背根神经节。躯体传入纤维的中枢投射在脊髓内部与盆腔神经传入纤维相互重叠，理论上这为躯体与内脏运动活动的协同运作创造了条件。骶神经根自脊髓发出后构建形成骶丛，阴部神经从骶丛中分离而出，与此同时，坐骨神经在骶神经的初始分支与随后与通往下腹下丛的自主盆腔神经相互混合的纤维分支之间分支而出。阴部神经还接收源自尾侧交感链神经节的节后轴突。一般而言，阴部神经沿着坐骨直肠窝的侧壁，于骶棘韧带背侧、阴部内血管内侧通行。阴部神经进一步分化为上干与下干。阴部神经的下干产生支配肛门外括约肌与肛周皮肤的直肠下神经。阴蒂背神经源自阴部神经的上干。阴蒂与会阴神经血管束是阴部神经血管束的成对终末分支。它们起始自骨盆侧壁。阴蒂神经血管束沿着坐骨耻骨支上升，在靠近中线之处与对侧的神经血管束会合。在阴蒂脚相互连接形成联合的阴蒂体之处，阴蒂神经血管束延伸至阴蒂体的上表面并沿着该表面行进，为阴蒂提供神经支配，同时主要以完整的大神经干形式进入阴蒂头。会阴神经血管束为尿道和尿道球供应神经，可见其穿越耻骨弓进入该区域。这些神经血管束极为粗大，肉眼清晰可辨，即便在婴儿体内，神经直径亦可达2 mm。阴部神经的其余分支，即会阴神经，可从上干或下干或者两者共同发出，为坐骨海绵体肌、球海绵体肌、浅横会阴肌、横纹尿道括约肌以及阴唇皮肤提供神经支配。诸多解剖学均描述盆底肌肉接受阴部神经以及第三与第四骶运动神经根直接分支的双重神经支配。然而，近期在女性尸体上开展的一项研究发现，一条径直起源于骶孔$S_3 \sim S_5$的神经穿越盆底的上表面，对三块肛提肌，即髂尾肌、耻尾肌以及耻骨直肠肌予以支配。在该项研究中并未探测到支配肛提肌的阴部神经分支。形成尾丛的$S_4 \sim S_5$神经根分支分布至会阴、肛周以及阴囊皮肤。

4.外阴和阴道区域的神经支配

大多数关于外阴、阴道神经支配的研究均源自动物实验。相较于神经科学的其他领域，对于外阴和阴道区域所产生的从愉悦至疼痛等广泛感觉的功能性神经关联，目前的认知尚显匮乏。外阴由阴部神经的分支予以密集支配，将轻柔及强烈机械刺激的信息传输至骶脊髓。阴道由盆腔神经支配。阴道的宫颈及相邻穹隆区域相较于阴道其余部分，接受来自盆腔神经和腹下神经更为密集的支配。近期有证据表明，迷走神经或许亦能支配女性生殖道的所有组成部分，此点可能具有重要意义。源自外阴、阴道和宫颈的信息被传送至中枢神经系统的广泛区域，这意味着对这些区域的刺激能够对众多生理与感知功能产生影响。支配阴道的纤维可被轻柔和强烈的机械刺激所激活，有害刺激亦包含在内。对阴道和宫颈实施机械探测在大鼠体内产生了抗伤害感受效应，在女性群体中则产生了镇痛效果。胚胎时期的泌尿生殖窦逐步分化为成人的脐尿管、膀胱、尿道和前庭，在成人阶段，前庭呈现为一个由内胚层衍生而来的浅漏斗状结构，夹处于外阴与固有阴道之间。人类外阴前庭含有游离神经末梢，但不存在诸如迈斯纳小体或帕西尼小体等特殊神经末梢。1995年发表了运用泛轴突标记物针对人类阴道神经支配模式的研究成果。仅在阴道口区域检测到游离的上皮内神经末梢。这些位于浅表部位的游离神经末梢被视作具有伤害感受或温度感受功能。有研究均报道外阴痛女性患者存在前庭神经增生现象，这或许能够为这些患者所报告的前庭痛觉过敏症状提供一种形态学层面的解释。

（二）神经电化学

中枢神经系统与外周神经系统的所有构成要素之间，需要进行精密的神经化学协调运作，唯有如此，方能确保骨盆内自主神经活动与躯体神经活动得以顺利执行。下腹下丛在骨盆区域占据着主要神经元中心的关键地位，它不仅为众多相互连接的神经通路构建起了中继站，同时也是骨盆内部神经化学作用得以有效整合的核心枢纽。该结构涵盖了多个依据假定神经递质含量而界定的细胞亚群，并且呈现出高度专业化的突触组织结构以及信号处理体系。胆碱能节前神经元能够为胆碱能节后神经元提供基础性的兴奋性输入，而节后烟碱受体则可针对节前乙酰胆碱的释放过程实施反馈抑制。在下腹下丛中，与胆碱能节后神经元或者中间神经元形成突触连接的去甲肾上腺素能交感纤维，会对胆碱能突触传递产生阻碍作用。神经肽、嘌呤类物质、激肽、单胺类以及氨基酸等成分，连同局部因素，诸如接头前毒蕈碱受体以及非神经内皮素等，均有可能充当经典神经递质释放过程中的共递质或者神经元调节剂。在P2X3基因敲除小鼠实验中，由尿路上皮释放的三磷酸腺苷能够通过P2X3受体，对一部分盆腔传入纤维发挥重要的感觉功能作用。

1.生殖器官充血

阴蒂与阴道部位出现的血管充血现象，一般而言与副交感神经血管舒张机制密切相关。在这一机制中，乙酰胆碱、血管活性肠肽以及一氧化氮等物质，似乎均作为神经递质参与其中。而松弛状态下的生殖器官，其状态调节似乎主要依赖于肾上腺素能机制，并且可能还涉及肽能交感机制。有观点认为，副交感机制除了与血管舒张相关外，还与阴道液体渗出现象存在关联，并且神经肽被视作承担这一调节功能的主要候选物质。躯体神经在激活球海绵体肌、坐骨海绵体肌以及盆底其他肌肉的过程中，同样发挥着不可忽视的重要作用。在性刺激发生期间，这些环绕阴道的肌肉发生收缩，进而有助于产生阴道内压力效应。

2.伤害感受与疼痛

骨盆以及盆底区域内部所产生的伤害感受与疼痛现象，同样涉及多种复杂的神经元机制，尽管这些机制存在一些共通的特征。一般来讲，盆腔内脏器官所产生的感觉信息，主要在骶部传入副交感系统内进行传导，相比之下，来自胸腰段交感神经起源的传入供应则明显较少。会阴部位的感受野，由与阴部神经传入相关联的感觉运动放电活动来实现其功能的。感觉传入之间的相互作用极为复杂，但是这些通路对自主神经传出功能施加影响的可能途径，大致包括对脊髓反射的介导作用，以及对外周自主神经节和外周器官传出释放过程的调节作用。阴道内部的血管平滑肌、非血管平滑肌中的传入神经分布，含有甘丙肽和P物质等神经肽成分，而延伸至上皮组织以及上皮细胞之间的传入神经，则主要包含P物质和降钙素基因相关肽。

五、疼痛生理与性疼痛

（一）神经炎症反应

泌尿生殖系统与盆腔存在数种疼痛综合征，在这些病症中，慢性疼痛综合征似乎与炎症病因存在关联，例如腰痛、血尿综合征、间质性膀胱炎、肠易激综合征、前列腺痛以及外阴前庭炎综合征。尽管科研人员已付出诸多努力进行研究，但截至目前，仍未明确这些炎症变化的确切成因。神经源性炎症或许在其中扮演了某种角色。通常而言，有害刺激能够通过对局部组织造成损伤，进而提升致痛物质的水平。参与伤害感受的物质实际上存在于初级传入伤害感受器的末端，并且当伤害感受器受到刺激时，这些物质可由末端释放。当在脊髓附近对感觉纤维实施电刺激时，电脉冲将从刺激部位朝着两个方向传导：其一为朝向脊髓；其二是朝向周围组织。当逆向脉冲抵达被激活的初级传入伤害感受器所支配的外周区域时，便会诱发神经源性炎症，其主要特征表现为局部皮肤发红、水肿以及痛觉过敏现象。这种神经源性炎症由可扩散物质或者初级传入神经元末端所释放的物质所引发。一般认为，所涉及的初级传入纤维主要为C纤维，不过Aδ纤维同样在其中发挥作用。尽管初级传入纤维的传出作用常常被归因于轴突反射，但背根反射在神经源性炎症过程中也占据着关键地位。神经源性炎症已在众多组织中被发现，包括皮肤、关节、眼睛、中耳、呼吸、生殖以及消化系统、硬脑膜等组织，尤其在泌尿生殖系统中间质性膀胱炎的发病过程中具有重要意义。在正常生理状况下，神经源性炎症似乎是一种适应性反应，它能够促使组织底物快速增加，激活细胞以开展局部防御，并增强液体运输能力，从而对入侵的细菌与毒素进行隔离与稀释。然而，在其他一些情形下，由于目前尚未明晰的原因，神经源性炎症可能会转变为适应不良状态。越来越多的证据显示，神经源性炎症在哮喘、关节炎、偏头痛等多种疾病的病理生理进程中发挥着作用，近期也有研究指出其参与了间质性膀胱炎的发病过程。在内脏疼痛情形下，神经源性炎症不仅在脏器部位的疼痛与炎症反应中发挥作用，而且似乎也是牵涉痛产生的重要机制。由此可以推测，在牵涉区的神经源性炎症机制或许在患有间质性膀胱炎与外阴痛，或者盆腔疼痛与外阴痛的患者身上发挥作用，这些患者在膀胱或盆腔的牵涉区会出现炎症性疼痛症状。在大鼠子宫疼痛动物模型中，已经证实了由脏器炎症引发的躯体牵涉区神经源性炎症的相关证据。

（二）中枢神经相关疼痛

神经病理性疼痛机制可能与外阴前庭炎综合征存在关联。当前，普遍的共识是外周神经系统机制与中枢神经系统机制均在神经病理性疼痛的产生过程中发挥作用。神经病理性疼痛一般具有自发性感觉异常、感觉迟钝以及诱发性疼痛等特征。正常状况下，当冲动借助Aδ纤维或C纤维伤害性传入神经传抵大脑时，疼痛感受便会产生。轻微的组织损伤能够致使伤害感受器阈值降低，进而引发"外周敏化"现象。这种阈值的变化是由化学性炎症介质释放至组织当中所造成的。敏化后的伤害感受器会对微弱的、非伤害性刺激做出反应，这一临床现象即为"痛觉超敏"。此外，伤害性刺激还会引发疼痛反应的过度增强，也就是"原发性痛觉过敏"，如此一来，疼痛感便不再与疼痛刺激的程度相契合。痛觉超敏和痛觉过敏的临床现象也可能源于中枢神经系统内的异常信号放大过程，这一过程被称作"中枢敏化"。在"中枢敏化"存在的情况下，通过非伤害性Aβ触觉传入神经进入中枢神经系统的信号亦有可能诱发疼痛。究竟是何种原因致使下行兴奋性信号增加以及抑制性信号减少，从而使得脊髓背角细胞出现这种中枢敏化现象，目前尚不明晰。即便如此，VVS在经历严重应激时段后所呈现出的典型发病与加重情形，与这种中枢敏化模型相吻合。各类医疗方案均着眼于针对神经感觉过敏展开治疗。尽管运用这些药物实现完全消除疼痛的情况较为少见，但部分药物确实能够在一定程度上缓解疼痛症状。

六、性疼痛的临床表现

（一）性疼痛的病史特点

妇科病症、诊断流程以及治疗手段均有可能对患者的性功能状况，以及其伴侣的性体验产生相应的影响。鉴于此，对处理妇科问题的医生而言，较为明智的做法是，在开展各项操作与治疗之前，向每一位患者询问是否存在性方面的困扰以及可能的负面性经历。医生在措辞提问的过程中，务必要向患者清晰地传达这样的信息：即自身并未对患者是否拥有性关系预先做出任何假定，不存在异性恋倾向的暗示，亦未针对性、性行为或者性经历的诸多方面进行评判。性问题植根于躯体、心理、人际关系以及社会环境等多方面的背景因素之中，唯有对这些背景予以全面评估，才能够在诊断、治疗或者转诊等事宜上做出适宜且正确的决策。

（二）妇科性相关检查

为了检测或排除导致阴道插入时疼痛的身体疾病或异常情况，医务人员需与患者及其家属进行详细的沟通与检查。例如：你哪里疼？你如何描述这种疼痛？是在阴茎接触阴道口时疼痛，还是在阴茎部分进入、完全进入、抽动几次、深度抽动、伴侣射精、抽出后、随后排尿时疼痛？当你或你的伴侣试图插入阴茎时，你是否感觉身体紧张？此时你有什么想法和感受？疼痛持续多长时间？触碰生殖器其他部位是否会引起疼痛？骑自行车或穿紧身衣服时是否会疼？卫生棉条、手指插入阴道时是否会疼？在性接触过程中，你是否能察觉到盆底肌肉紧张的感觉？在其他情况下，你是否能察觉到盆底肌肉紧张的感觉？当你尝试性交时，你主观上是否感到兴奋？你的阴道是否足够湿润？你是否能察觉到干涩的感觉？当你在性接触中感到疼痛时，你会怎么做？你目前是否继续进行性交或尝试性交，还是采用其他方式表达爱意？如果是这样，你们双方是否清楚不会尝试性交？疼痛对你的其他关系有什么影响？疼痛何时开始以及如何开始的？做过哪些检查？接受过哪些治疗？

寻找性交困难原因的检查技术比常规盆腔检查更详细，需要更多技巧。如果操作正确，其治疗效果可能非常显著。当性伴侣也在场时尤其如此。通常被称为"教育性妇科性学检查"，患者通过镜子观看医生收集信息，并听医生讲解她的生殖器解剖结构，明确正常结构。这可以纠正错误信息和由此产生的负面自我形象，并阐明身体变化与性问题的关系。如果疼痛不妨碍，对深度性交困难进行额外的经阴道超声评估可提高检查的敏感性和特异性，特别是对任何卵巢异常的检查。极为重要的是，患者事先知道她完全掌控局面，确切知道将会发生什么，并且由她决定谁在场谁不在场，而且她知道在检查过程中，她的个人隐私将得到尊重和保护。通过这次检查，为之后有意义的讨论奠定基础，在讨论中解释所有检查结果，并且此时可能会发现更多性方面的问题。

七、性疼痛的心理学观察

在确定心理因素与性疼痛的产生根源及持续状态之间究竟是因果关联还是相关联系时，需要有目前所能获取的最高层级的实证依据。当依据前瞻性、随机化且有对照的试验结果时，对所假定关系的可信度才最为可靠，进而能够更为稳妥地推导出因果关系，这是因为在这些试验里，被考察的因素处于极为严格的实验把控之下。尽管相关性、横断面以及回顾性研究，抑或治疗研究这类证据能够提供一定的间接支撑，并可能为后续的对照研究指示方向，但却无法从中得出因果方面的推断结论。与性疼痛的成因或持续状况相关联的心理因素证据可划分成如下几类：心理测量数据，该数据表明患者群体和非患者对照组在精神病理学方面存在着差异；心理测量数据，其展示出患者群体与非患者对照组在人格特质测量结果方面的不同之处；有关心理过程的实验数据；能够精准预测治疗结果的心理测量数据。精神病理学以及心理功能受损状况，既可能是各类性疼痛形式的诱发因素，也可能是性疼痛所导致的结果。

（一）个体心理与人格特性

在患有外阴前庭炎综合征的女性群体中，抑郁症以及焦虑症的精神病理学罹患率呈现出较高水平。于自我报告评测环节可以发现患有VVS的女性在神经质维度的得分处于正常区间范围之内。就自我报告的抑郁症状、状态焦虑、恐惧性焦虑、社交焦虑以及强迫行为表现而言，所获取的结果存在相互矛盾之处，与标准参照群体相较，既有得分偏高的情形，亦存在得分相同的状况。特质焦虑的得分始终处于升高态势。羞怯这一人格特质在该群体中被检测出得分较高。关于患有VVS的女性在敌意得分以及偏执观念方面的研究结果尚无定论，部分研究表明得分较高，而另有研究显示得分相同。精神病态这一人格特质以及躯体化人格特质均存在得分较高与得分相同的研究发现。至于外向性特质方面，患有VVS女性的得分并不高于标准群体。然而，患有VVS的女性似乎更倾向于追求完美，更易于规避伤害，尤其对他人的负面评价怀有恐惧心理。

（二）患有VVS女性的性关系特征

针对那些被认定与性领域存在直接关联的人格特质展开研究，结果显示，与自慰时的性反应功能相比，她们在性恐惧方面的得分显著较高，并且在与伴侣互动过程中自我报告在性唤醒以及阴道润滑方面遭遇更多困境。同时还发现她们常常更难以获得性快感，对性互动持有更多负面情绪体验。不过，她们的婚姻满意度与标准群体相当，积极的性自我图式强度亦无差异。

（三）心理过程剖析

有关致使或维系性交困难的心理过程探究，VVS患者的疼痛评分水准能够借助其婚姻调适水平予以预测，即婚姻调适水平越低，与之对应的疼痛评分则越高。相较于无症状女性，患有VVS的女性其热痛阈值以及不适阈值相对较低，而在超阈值热刺激期间所感知到的疼痛程度却更为强烈。与无症状女性相比对，患有VVS的女性在前庭多个位点、小阴唇以及三角肌的触觉敏感性阈值明显降低，且这种敏感性的降低态势会随着时间的推移保持相对稳定。患有VVS的女性在前庭部位、小阴唇、三角肌以及前臂掌侧的压力痛阈值同样较低。患有VVS的女性反馈在持续超阈值压力作用下所承受的痛苦程度更高，并且相较于对照组，她们能够耐受的压力值更小。与正常对照组相较而言，患有VVS的女性对疼痛相关刺激呈现出注意偏向性，进而导致对疼痛相关刺激的过度警觉状态。这种过度警觉水平在很大程度上可由状态焦虑与特质焦虑水平予以阐释。

（四）心理变量与治疗结果关联

外阴前庭炎的心理治疗成效已在3项对照试验中予以评估。据相关报道，在患者所经历的疼痛感受、性交频率以及其他性功能评测指标方面均呈现出显著的改善效果，并且这些积极效果能够在较长时间跨度内得以维持。在3项研究中针对通过心理或社会心理变量预测外阴前庭炎治疗效果展开了深入调研。预测治疗效果较为理想的社会心理变量涵盖：较高的社会经济地位、较低的教育程度以及无子女状况。而疼痛发作时的心理因素以及心理测试得分则不具备预测价值。患者愿意接受心理评估对有限前庭切除术的积极预后具有高度的预测性，患者在术后咨询过程中的配合程度亦是如此。在测量害怕他人负面评价、阴道插入恐惧以及人格评估筛查的相关量表上得分较高与不良治疗结果存在关联。截至目前，尚未有针对此类预测模型的重复验证研究报道。

（五）关于患有前庭炎所致性交困难女性的综合结论

在患有外阴前庭炎的女性群体中，并发的精神病理学问题呈现出升高趋势。然而，有关心理特征的自我报告研究结果并非确凿无疑地支撑精神病理学研究发现。既有研究表明心理功能存在较多困扰，亦有报道称心理功能未受明显影响，这或许反映出研究样本以及测量工具的差异性，又或者体现了患有VVS的女性群体内部真实存在的异质性。在两项研究中均发现患有VVS的女性特质焦虑有所增加，这极有可能代表着一种相对稳定的个体特征。针对患有VVS的女性的单项研究还发现诸如羞怯发生率升高、完美主义倾向、避免伤害的气质特质凸显、产生灾难性思维的倾向加剧以及对性互动持有负面感受、存在性恐惧心理，并且在与伴侣性互动期间出现主观性唤醒与润滑障碍等问题。精神病理学和心理功能受损既可能是外阴前庭炎的诱发因素，也可能是其引发的结果。研究发现患有VVS的女性对热刺激与触觉刺激更为敏感，这在敏感性阈值降低以及刺激时产生疼痛体验等方面均有所体现。其中一个病因要素可能是对疼痛相关刺激的过度警觉所引发的注意偏向。但需要指出的是，这些后期的实验研究发现尚未得到重复验证与进一步确认。

八、非外阴痛女性心理因素

（一）个体心理与人格特征

在并非由外阴痛综合征引发性交疼痛的女性当中，其出现精神病理学问题的概率较大。具体表现为抑郁和各类焦虑障碍，比如广泛性焦虑障碍、单纯恐惧症、强迫症以及社交恐惧症等。不过，在创伤后应激障碍和进食障碍方面，患有性交疼痛的女性与健康对照组的发生率相差无几。与普通女性群体相比，患有性交疼痛的女性在童年遭受性创伤的频率大致相同。通过自我报告测量可以看出，患有性交疼痛的女性在神经质、抑郁和状态焦虑等方面的得分偏高。这类女性在恐惧性焦虑、强迫行为以及社交恐惧症方面也较为突出。此外，患有性交疼痛的女性还反映出更多的敌意症状、更多的身心不适、更强的偏执观念以及更多的精神病性症状。

（二）患有性交疼痛女性的性关系

就那些被认为与性领域直接相关的人格特质来说，患有性交疼痛的女性在性恐惧方面的得分较高，对性互动往往持有更多负面感受。在性功能方面，她们在性唤醒环节似乎存在更多难题。研究表明，患有性交疼痛的女性其关系不和谐的程度有所增加。

（三）心理过程

谈到导致或维持性交疼痛的心理过程，性交疼痛患者的疼痛程度可以通过其抑郁水平来进行预估，一般来说，抑郁得分越高，疼痛程度也就越厉害。与没有症状的女性相比，患有性交疼痛的女性在面对性交的视听呈现时，生殖器反应会受到损害，但是在观看代表其他形式性互动的视听刺激时，患有性交疼痛的女性与对照组在主观性唤醒方面并无明显差异。目前，对于非VVS性交疼痛的心理治疗还没有在对照比较中进行评估，也没有通过心理或社会心理变量来预测治疗结果。

（四）关于患有性交疼痛女性的结论

患有性交疼痛的女性被发现患有临床相关的共病抑郁和焦虑的比例较高。性创伤在其病因中似乎没有起到重要作用。心理特征的自我报告测量证实了抑郁和焦虑症状在体验和行为层面的存在。敌意和精神病症状的体验和行为迹象在这类女性中似乎也更频繁地出现。在性功能方面，患有性交疼痛的女性表现出更强烈的性恐惧，反映出对性的负面和保守态度以及对性行为的厌恶。她们在体验性唤醒方面存在更多问题。同时，患有性交疼痛的女性关系不和谐的程度明显增加。在实验室调查中，特定的性刺激会导致生殖器反应受损。然而，这种影响目前尚未得到重复验证。

九、阴道痉挛的心理因素

（一）个体心理与人格特征

患有阴道痉挛的女性在无惊恐发作的广场恐惧症和强迫症方面，其精神病理学发生率较高。与普通女性群体相比，对于患有阴道痉挛的女性，一项研究表明其童年性创伤发生频率与一般女性相同，而另一项研究却发现该频率有所升高。在自我报告测量中，结果存在矛盾之处。患有阴道痉挛的女性在神经质、抑郁、状态焦虑、恐惧性焦虑、社交恐惧症、强迫行为、偏执观念、精神病性、躯体化和敌意等方面的得分情况不定，有时与正常人持平，有时则较高。就性格特质而言，患有阴道痉挛的女性在外向性方面与正常人群无异，在负面性自我图式方面也与常人相同。不过，她们表现出较低的自尊特质、不太积极的性自我图式以及歇斯底里人格特质有所增强。

（二）患有阴道痉挛女性的性关系

患有阴道痉挛的女性婚姻不和谐的发生率与一般人群相当。在性功能方面，这类女性自我刺激较少，在性欲和性唤醒方面存在更多问题。

（三）心理过程

关于导致或维持阴道痉挛的心理过程，患有阴道痉挛的女性和未患有阴道痉挛的女性在基线盆底肌肉张力方面并无差异，在进行锻炼时控制盆底肌肉的能力也相差无几。患有阴道痉挛的女性与无症状女性在对威胁性和性威胁性刺激的肌电图测量盆底肌肉反应方面没有不同。色情刺激不会使患有阴道痉挛的女性盆底肌肉活动增加，而对刺激的感知威胁与肌电图测量的肌肉活动显著相关。迄今为止，尚未有关于阴道痉挛心理治疗的随机对照试验发表。

（四）治疗预测

在3项非对照研究中，对通过心理、性心理和社会心理变量预测阴道痉挛的治疗进行了探讨。对治疗效果有较好预测作用的心理变量包括：将问题归因于心理原因、对自己的生殖器持积极态度、强烈希望怀孕、有更好的性知识、在第三次治疗时能出色地完成家庭作业以及女性伴侣对婚姻紧张的治疗前评价较低。与治疗时间长度呈负相关的因素有：治疗前的性欲问题、对性传播疾病的恐惧、父母对性的消极态度、曾因阴道痉挛接受过手术以及有器质性异常的病史。以下因素未发现有预测价值：伴侣双方中存在其他性功能障碍。目前还没有关于预测模型的重复报告。

（五）关于患有阴道痉挛女性的结论

总的来说，患有阴道痉挛的女性被发现共病焦虑障碍显著增加，但抑郁发生率并未升高。童年性创伤在其中的作用尚不明确，因为不同研究得出了不同的频率结果，而且目前尚未对创伤后应激障碍发生率增加的情况进行调查。用自我报告工具测量的心理特征不能确凿地证实焦虑障碍的存在。在这个群体中更常出现的人格特质表明，在阴道痉挛的病因或维持中可能存在自我关注和负面自我评价。在性功能方面，患有阴道痉挛的女性在性欲和性活动中的性唤醒反应可能受损。目前的实验证据记录了感知威胁在增加盆底肌肉张力中的作用，但无法区分患有阴道痉挛的女性和未患有阴道痉挛的女性。因此，虽然对插入的恐惧和相关的注意偏差可能起到一定作用，但心理因素对阴道痉挛的因果关系和维持作用仍未得到确定。

十、女性盆底与性疼痛

盆底肌肉组织的问题与"性疼痛"的诊断及治疗紧密相连。《精神疾病诊断与统计手册》的分类体系中，曾运用阴道肌肉痉挛这一概念对阴道痉挛进行分类。传统的阴道痉挛治疗方法是基于此定义而产生的。盆底肌肉力量较弱以及肌张力增加被视作外阴痛综合征引发的性交疼痛的重要关联因素。基于此观点，盆底生物反馈和物理疗法得以发展成为治疗方式。临床医生和研究人员常常面临令人困惑的术语，这些术语用于描述和定义那些被认为与临床疼痛问题相关的肌肉状态。其中所使用的术语包括：肌张力、挛缩、痉挛、顺应性、僵硬、手足抽搐、肌张力障碍、触发点等。虽然这些术语中的很多都有正式的定义，但在临床或者研究文献中，这些定义却很少被一致地使用。对阴道痉挛和性交疼痛等性疼痛而言，这就导致了诸多混乱。这里需要解决的基本问题是：性疼痛能够被视为盆底功能障碍吗？

（一）阴道痉挛的实质

阴道痉挛这个定义的共识诊断表述如下："阴道外三分之一的肌肉组织反复或持续痉挛，干扰阴道插入并引起个人痛苦。"这个共识定义除了将"干扰标准"从具体干扰性交或阴茎插入改为"一般干扰阴道插入"之外，并没有从根本上改变当前的《国际疾病分类》（第10版）或DSM的诊断陈述。最新对该定义的进一步修订，删除了对痉挛的提及，并指出了该综合征典型的可变内容。关于盆底在阴道痉挛中的作用问题，或许可以有效地分为4个独立的问题：其一，阴道痉挛能否被可靠地诊断？其二，阴道痉挛能否被可靠地评估？其三，患有阴道痉挛的女性与对照组在盆底肌肉的基线肌张力或自主控制方面是否存在差异？其四，基于逐渐放置更大的阴道插入物的自我治疗方法是否有效？

（二）阴道痉挛的诊断

很少有研究去检验诊断的可靠性或有效性。在2项连续的临床病例研究中，通常很难区分阴道痉挛和由VVS引起的性交疼痛。一项基于妇科检查、访谈以及心理测量的回顾性研究和一项前瞻性研究表明，要区分阴道痉挛和性交疼痛非常困难。在一项研究中，尽管妇科医生能够区分患有性疼痛的女性和匹配的对照组，但他们不能根据阴道痉挛、盆底高张力或疼痛可靠地区分被诊断为阴道痉挛的女性和被诊断为VVS的女性。妇科医生之间对阴道痉挛诊断的可靠性相当差。区分阴道痉挛和性交疼痛的部分困难在于一些诊断医生所持的观念，他们将"干扰性交"的概念理解为"完全排除性交"。因此，一个因任何原因患有性交疼痛且"不能忍受疼痛"的女性会被诊断为"阴道痉挛"。只有在排除或处理了结构性或其他身体异常之后，才能诊断阴道痉挛。另外，一个没有VVS或其他类型性交疼痛证据的女性，表现出对阴道插入的恐惧，伴有盆底和腹部肌肉收紧，但尽管互动缺乏性感质量，一个坚持的伴侣仍可能实现完全插入。这样的女性有"阴道痉挛"，但可以勉强忍受完全插入以及一些推进。

（三）阴道痉挛中的阴道"痉挛"

由于以前所有的阴道痉挛定义都是基于阴道痉挛的概念，并且阴道痉挛与性交疼痛的鉴别诊断存在疑问，所以有理由怀疑阴道肌肉痉挛的诊断也可能不可靠。肌肉痉挛概念的普遍有效性已经受到质疑。只有一项研究直接调查了肌肉痉挛是否专门表征阴道痉挛。这项研究的结果强烈表明，阴道肌肉痉挛并不是阴道痉挛的特征，不同的专业人员对痉挛的诊断差异很大。在阴道痉挛组中，只有不到四分之一的女性将她们的性交困难归因于阴道痉挛。

（四）阴道痉挛中的肌肉张力

有4项研究运用了各种测量技术来探究这个问题，包括阴道和非阴道肌电图、盆底物理治疗师和妇科医生的评估。在这些研究当中，只有1项研究里的肌电图测量能够区分阴道痉挛女性与匹配的对照组。这类研究本身存在一些问题。患有典型/严重"阴道痉挛"的女性从来都无法忍受手指、卫生棉条、阴茎、窥器的插入，在进行任何治疗之前，她们不大可能配合这些测试方案。在上述研究中，超过一半患有阴道痉挛的女性在两次测试中的一次拒绝插入肌电图传感器。不过，这项研究中有一致的数据表明，由物理治疗师进行的结构化盆底肌肉手动测量方案是可靠的，并且能够区分患有阴道痉挛的女性和匹配的正常对照组。

（五）治疗结果

阴道痉挛的治疗方法都将阴道"扩张"作为主要的治疗干预手段。最初，女性逐渐适应触摸阴道口，并将自己的手指插入阴道口并部分伸入阴道。接着，她把一系列直径逐渐增大的插入物中的第一个放入阴道。实际上不存在真正的"扩张"，而是逐渐减少反射性保护性的非自愿收紧。尽管这种干预措施通常被认为对治疗阴道痉挛非常有效且必要，但却从未有过一项随机对照治疗研究对其或任何其他治疗方案进行检验。虽然有许多对阴道痉挛治疗结果的控制不佳或半控制研究，但总体证据质量较差。插入物治疗、心理教育、脱敏等尚未被科学证明是有效的治疗方法。对于这些治疗方法的成功标准也存在疑虑。虽然传统的标准是阴道插入，但有学者批评了这个标准，并认为仅仅有插入的体验而没有愉悦感是不够的。还有人提出，阴道痉挛症状有时起到维持两人情感平衡的作用。如果确实如此，那么治疗结果的标准必须考虑去除这种应对机制以及随后的情感和身体调整。临床经验证实，伴侣中经常存在共病情况通常有性方面犹豫的历史，或者具体表现为避免与伴侣进行性亲密。

十一、性不愉悦感

（一）肌肉张力之问

这里的讨论将聚焦于两个问题：其一，患有性交疼痛的女性是否存在可证实的盆底肌肉差异？其二，以盆底为重点的性交疼痛治疗方法是否切实有效？

（二）患有性交疼痛女性的盆底状况

在一系列采用阴道肌电图反馈的非对照连续患者结果研究中，研究者报告称，患有外阴痛综合征和外阴痛的女性在疼痛减轻以及恢复性交方面取得了令人瞩目的成果。因此，静息盆底肌张力和收缩力的变化或许是这些疾病的特征表现之一。另一项研究也运用了阴道肌电图方案以及结构化的物理治疗师触诊来对这个问题进行了探究。肌电图数据表明，外阴痛综合征患者与匹配的对照组在肌肉力量方面存在差异，但在肌张力方面却并无不同。基于物理治疗师触诊所得的数据，作者发现与正常匹配的对照组相比，患有外阴痛综合征的女性盆底肌张力有所增加，而肌肉力量则降低了。结合上述从患有阴道痉挛的女性中总结出的发现来看，患有外阴痛综合征女性的盆底肌张力和力量测量值处于患有阴道痉挛的女性与无痛对照组之间。

（三）治疗结果

一项前瞻性、随机对照治疗结果研究显示，将治疗方案与认知行为团体疼痛管理以及外阴切除术进行了对比。与基线情况相比，生物反馈带来了显著的临床改善，疼痛减轻了约40%。盆底物理治疗通常持续6～8次，涵盖了各种手动技术、生物反馈、电刺激以及家庭作业练习等内容，其目的在于拉伸、增强、放松盆底肌肉，并提高对盆底肌肉的认知。大约50%的患者报告完全或极大地改善了症状，另有20%的患者表示有中度的改善。

尽管精神病学和心理学方面的书籍常常将性疼痛归咎于盆底肌肉功能障碍，但是专注于盆底的标准医学书籍却极少提及阴道痉挛或性交疼痛。阴道痉挛定义为与盆底肌肉痉挛相关的说法，并没有实证证据来支持。实际上，现有证据直接与这个定义相矛盾。虽然有一些迹象显示阴道痉挛、性交疼痛与无痛对照组之间在静息肌张力或力量方面存在差异，但是这些差异尚未得到充分确立，而且这些差异同样可能是疼痛的结果或者是对疼痛的预期，而非疼痛的原因。越来越多的基础研究支持这样一种观点，即盆底肌肉群跟其他肌肉群一样，受到边缘系统的间接神经支配，所以对情绪刺激和状态高度敏感。阴道肌电图生物反馈、盆底物理治疗以及认知行为疗法可能是治疗外阴痛综合征的有效干预手段，对于阴道痉挛也可能如此。目前不能将"性疼痛"描述为一种盆底功能障碍。阴道痉挛和性交疼痛的问题可能根本不是独立的类别，而是由多种因素相互作用所导致的，这些因素包括生殖器疼痛、对阴道插入/触摸的情绪和行为反应、性兴趣和性唤醒能力、感染的有无、结构异常、疾病以及盆底功能障碍。

十二、性疼痛与黏膜因素

外阴皮肤和黏膜的性疼痛十分常见。这些疼痛大多是短暂性的，由急性生殖器感染引发的炎症所致。最常导致外阴阴道炎症的急性感染包括念珠菌病、滴虫病、生殖器疱疹、疖以及大前庭腺感染的急性发作。急性炎症的原因通常很容易被临床医生识别出来，进行治疗一般能同时消除炎症和解决疼痛问题。慢性生殖器疼痛的病因往往难以确定。治疗常常无法完全消除疼痛。在许多情况下，治疗方法不规范，对减轻疼痛的作用甚微。外阴皮肤的医源性炎症在自我治疗或接触刺激物时很常见。几乎所有有慢性外阴症状的女性首先会使用非处方抗真菌药物。医生在这类患者中仅在三分之一的病例中发现了念珠菌。这种自我治疗可能与症状持续时间延长有关，这表明药物可能产生不良影响。有些慢性生殖器疼痛即使在没有性交的情况下也持续存在，但性交通常会使疼痛加剧。

（一）外阴痛

当没有外阴痛综合征或其他诊断迹象，且活检和培养结果为阴性时，就会使用感觉异常性外阴痛这个术语。在这种情况下，所有的外阴结构外观正常，女性会描述有外阴灼痛和疼痛，严重到足以引起性和心理方面的困扰。这种综合征很难治疗。任何类型的局部治疗通常都会加大疼痛程度。使用三环类抗抑郁药或抗惊厥药进行口服治疗可以减轻疼痛，但不能完全消除疼痛。

（二）慢性外阴皮肤病

各种各样的慢性外阴皮肤状况会间歇性或持续性地引起性疼痛。虽然在一般人群中不常见，但慢性单纯性苔藓、硬化性苔藓和扁平苔藓会引发慢性外阴炎症，从而导致外阴疼痛。有经验的临床医生更容易辨别这些病症。慢性单纯性苔藓是由长期搔抓引起皮肤炎症，从而导致瘙痒、搔抓循环。局部使用类固醇和口服抗组胺药治疗可以中断这个循环。硬化性苔藓是一种病因不明的慢性惰性疾病，会出现表皮变薄，使皮肤呈现出羊皮纸样外观。潜在的上皮下炎症会导致轻度到强烈的瘙痒，局部使用类固醇治疗比局部使用睾酮更能有效减轻瘙痒。扁平苔藓会导致上皮浅层溃疡，常常引起剧烈疼痛。患者可能同时有阴道黏膜炎症，导致大量刺激性阴道分泌物。通常，扁平苔藓患者在其他黏膜区域如牙龈、食管或肠道有炎症表现，类似白塞综合征。溃疡和炎症区域需要长期局部使用类固醇、他克莫司或其他抗感染治疗。外阴隆起性病变通常不会引起疼痛，但必须准确诊断和治疗。

（三）外阴前庭炎综合征

外阴前庭炎综合征是生殖器疼痛和性交疼痛最常见的原因之一。疼痛通常在尝试或完成阴道插入时被察觉，在更严重的情况下，坐着或跑步等其他活动也会引起疼痛。除了疼痛，外阴灼痛和瘙痒也很常见。这些症状一起会给身体、性和心理带来困扰。研究表明外阴疼痛很常见，但患病率差异很大，从3%到18%不等。在门诊患者中，外阴前庭炎综合征的患病率高达15%。虽然对有经验的临床医生来说，外阴前庭炎综合征很容易诊断，但从症状出现到确诊的平均时间通常长达2年或更长时间。诊断外阴前庭炎综合征需要3个条件：插入或尝试插入时疼痛；用棉签轻轻触摸前庭区域时出现压痛；前庭区域有不同程度的红斑。异常性疼痛区域通常在阴道口的4点到8点位置，就在处女膜环的外侧，阴道口边缘也可能受累。由于压痛、异常性疼痛和红斑区域通常隐藏在外阴的褶皱中，这可能解释了从症状出现到确诊之间通常有很长的时间间隔。

（四）外阴前庭炎综合征中的炎症

外阴前庭炎综合征的病因尚不清楚，但它可能代表一种慢性局部炎症，有多种病因。在外阴前庭炎综合征患者的外阴活检组织中，T淋巴细胞构成了大部分炎症细胞。有指示持续慢性感染的浆细胞存在，但数量不多。指示过敏情况的肥大细胞和嗜酸性粒细胞则不太常见。外阴前庭炎综合征患者的外阴组织中白细胞介素-1β和肿瘤坏死因子α的组织水平升高，但这些促炎介质在周围外阴组织中的水平实际上比炎症区域更高，这证实了临床发现的受累区域比红斑区域更广泛。

（五）外阴前庭炎综合征的遗传学

最近的研究指向可能的遗传因素。与炎症性疾病常见的情况一样，在外阴前庭炎综合征患者中，白细胞介素-1β基因的2号等位基因的出现频率显著高于对照组。外阴前庭炎综合征患者血液中的白细胞产生的白细胞介素-1受体拮抗剂较少，这表明炎症的下调出现了问题。编码白细胞介素-1受体拮抗剂的基因的3号等位基因在53%的外阴前庭炎综合征患者中以纯合子形式存在，而在对照组女性中此比例仅为8.5%。

（六）外阴前庭炎综合征中可能涉及的抗原

高浓度的T淋巴细胞和升高的促炎介质水平表明对某种抗原存在慢性免疫诱导的炎症反应。引发个体外阴前庭炎综合征的抗原可能仍以低浓度存在于外阴组织中，或者抗原可能已经刺激了炎症，但在患者通常出现外阴前庭炎综合征时已经消失。最有可能的抗原候选者是通常影响外阴的微生物。人类乳头瘤病毒首先被考虑，但在多项研究中，人类乳头瘤病毒在对照组和外阴前庭炎综合征患者中的常见程度相同。单纯疱疹病毒也是一种常见的外阴感染病毒，但到目前为止，单纯疱疹病毒不会引起外阴前庭炎综合征。念珠菌是一种在外阴比人类乳头瘤病毒或单纯疱疹病毒更常见的抗原。80%的女性在一生中会出现有症状的念珠菌病。外阴前庭炎综合征患者常有念珠菌病病史，且常常复发。从外阴前庭炎综合征患者中适度地分离出念珠菌。来自细菌、病毒或其他微生物的其他微生物抗原或环境中或与外阴皮肤接触的化学物质中的非微生物抗原也可能引起外阴前庭炎综合征。念珠菌很少通过氢氧化钾湿片检查被识别，念珠菌经常从外阴前庭炎综合征患者的培养物中分离出来。一些慢性复发性外阴阴道念珠菌病患者在被前瞻性随访时被发现发展为外阴前庭炎综合征。此外，一些女性将外阴前庭炎综合征的发作与急性外阴阴道念珠菌病发作联系起来，而治愈外阴前庭炎综合征的患者在再次发生外阴阴道念珠菌病发作时常常会出现复发性生殖器疼痛。

（七）外阴前庭炎综合征的免疫模型

对于其他有慢性T淋巴细胞浸润的疾病实例，导致皮肤T淋巴细胞病理变化的免疫反应已有较为详尽的描述。先天免疫系统通过识别皮肤中的抗原，并将抗原信号转化为记忆T淋巴细胞，从而对皮肤实施免疫监视。某些记忆T细胞含有一种被称为皮肤淋巴细胞抗原（Cutaneous Lymphocyte-Associated Antigen，CLA）的细胞表面黏附分子。带有CLA的T细胞优先在皮肤中循环，而非在内部器官中流动。外阴皮肤中的抗原最初是由具有巨噬细胞特征的树突状细胞所识别。念珠菌抗原的大分子会被树突状细胞高效内化，而树突状细胞又会迁移至局部淋巴结。在淋巴结中，树突状细胞不断与循环中的初始T细胞相遇。当一个初始T细胞与树突状细胞中的念珠菌抗原相遇并相互作用时，它就会被激活。在淋巴结中T细胞的激活会产生一个记忆T细胞，使它从淋巴结迁移至血液中时，允许它逃离血液并仅在皮肤中循环。因此，被激活的T细胞具有分子钥匙，能够使其通过皮肤中的血管内皮从血液中逸出。CLA的黏附分子特性使得在毛细血管后微静脉中流动的被激活的记忆CLA阳性T细胞能够与这些微静脉的内皮结合。特定的微静脉是通过在内皮表面表达细胞内黏附分子和血管细胞黏附分子来加以识别的。这些黏附分子会拴住并减缓T细胞在微静脉中的流动，使其能够在内皮细胞之间滑动进入局部皮肤组织。黏附分子是通过在局部皮肤中形成的核因子-κB（Nuclear Factor-kappa B，NF-κB）的作用在血管内皮细胞中表达的。树突状细胞，尤其是被激活的T细胞对念珠菌等抗原的识别会产生白细胞介素-1和肿瘤坏死因子-α，进而激活NF-κB途径。念珠菌或任何抗原在皮肤中的持续存在会进一步激活记忆CLAT细胞，并进一步加速IL-1和TNF-α的产生。IL-1和TNF-α信号会产生更多的NF-κB，导致更严重的局部炎症、更多的T细胞活化、更多的黏附分子表达以及更多被激活的T细胞聚集。

（八）免疫和神经源性炎症理论的临床意义

反复的抗原刺激或抗原的长期存在会显著上调局部炎症。高浓度或持续存在的慢性促炎分子，如IL-1、TNF-α，以及血清素、缓激肽和组胺等，可能会使局部C神经纤维敏感化。炎症还会增加来自被激活的C纤维的感觉神经肽的合成。这些物质本身具有促炎作用。长时间的C纤维放电会降低疼痛阈值并导致痛觉过敏。此外，降钙素基因相关肽和P物质向脊髓背角的运输会使脊髓神经元敏感化，最终使触摸被感知为疼痛。与对照组相比，患有外阴前庭炎综合征的女性上皮内神经末梢的数量显著增加。这些神经末梢是伤害感受器，并且有人提出红斑是由神经源而非炎症源引起的。这种慢性疼痛可能导致盆底肌肉张力过高。降低的疼痛阈值和盆底肌肉高张力反过来会导致比预期更多的盆底疼痛。目前尚不清楚为什么手术会改善一些外阴前庭炎综合征患者的局部疼痛并减少性交疼痛，但有可能是手术去除了含有促炎分子的皮肤靶组织以及CLAT细胞归巢的局部血管内皮。

十三、性疼痛的管理

（一）一般性建议

应采用多维度、多学科的方式，重点关注黏膜、盆底、疼痛感受、性与伴侣治疗、情绪状态等方面。这里不存在"万能之法"，也不是"二选一"的情况，而是"兼而有之"的策略。在认真倾听患者的故事，并让她充分了解疾病及其自然发展过程、可能的治疗方法或应对方式之后，再制订治疗计划。由女性及其伴侣来决定选择哪种治疗方式。如果对心理功能进行仔细评估后发现存在某些精神病理学问题，那么应首先通过心理治疗进行处理。让女性参与疼痛具体治疗方法的决策过程中，使她们共同承担治疗选择的责任，已知这对治疗结果会产生积极影响。对某种特定方法的偏好变化会因女性对性心理治疗与手术的态度、个体医疗保健系统以及各种治疗方式的成本效益而有所不同。这种方法意味着医疗保健提供者必须熟悉咨询模式。他或她既是顾问也是咨询师，要确保女性完全掌控局面。这是一种非常耗费时间的治疗方式，需要极大的耐心、强烈的同理心、对非语言信号的敏感性以及对关系互动的洞察力。他或她必须能够识别女性对性交、性、她的伴侣、她自己的身体以及她想要孩子的矛盾感受。他或她必须能够揭示严重的关系问题或严重的创伤经历，并且要意识到能够进行性行为并不一定意味着性交是令人愉悦的。

（二）治疗方式的选择

关于外阴前庭炎综合征的医疗干预措施，仅有2项已发表的研究在方法学上是正确的，即涉及氟康唑和色甘酸钠的研究。然而，这2种干预手段被证实并不比安慰剂更有效。一个令人困惑的现象是，即便使用安慰剂或者不进行任何治疗，仍有20%~30%的VVS患者的症状会持续出现一定程度的改善。尽管如此，许多临床医生在他们的生物心理性治疗方法中，依旧会采用那些疗效尚不明确的医疗干预措施。除非是作为随机对照试验的一部分，否则建议局部用药最好仅限于惰性乳膏。三环类抗抑郁药、文拉法辛、抗惊厥药通常是卡马西平或加巴喷丁，能够在一定程度上缓解疼痛，不过，通过这些药物完全消除疼痛的情况似乎较为少见。去甲替林和其他三环类抗抑郁药的起始剂量很低，为10 mg，但可以根据患者的耐受情况逐渐增加到每日40~60 mg。用于治疗原发性外阴痛的类似剂量也对VVS女性的疼痛治疗起到了增强作用。

预防性卫生措施包括：不使用肥皂清洗、不进行阴道冲洗、不穿尼龙材质的内衣、不使用护垫、摄入足够的水分以保证每日产生1500 mL尿液以及注意如厕卫生。通过坐浴补充水分可能有助于减轻炎症和缓解症状。尽管性频率有了显著提高,但仍能观察到持续缺乏性欲的情况。因此,需要对非插入式性行为进行正常化处理、重新定义并给予鼓励,因为伤口愈合通常需要数月时间。有初步信息表明,阴道肌电图生物反馈、盆底物理治疗、认知行为疗法和外阴切除术可能都是对VVS有效的干预措施。治疗的方式可能比具体的治疗内容更重要。这种现象值得进一步深入研究。

十四、总结

本节所回顾的诸多研究都是基于一些有关女性性功能的假设展开的,然而这些假设却缺乏临床和实证数据的支撑。过去,研究重点往往放在评估和治疗明显的生殖器充血不足上,但现在可能会转向尝试理解女性对生殖器事件的脱离感或不关注现象。因为在大多数抱怨缺乏性唤醒的女性中,生殖器对性刺激的反应通常是较为迅速的。鉴于情绪和想法已知会对女性的性唤醒主观体验产生强烈影响,所以需要着重对性刺激所引发的情绪和想法进行分析。通过描绘生殖器的自主神经支配情况以及确定参与阴道平滑肌松弛的神经递质,有望更好地理解生殖器血管充血现象及其在少数患有生殖器性唤醒障碍的女性中的紊乱情况。

过去,人们重点评估并试图改变女性明显的自发性性想法、性幻想和性欲频率。但如今,这一做法受到了强烈挑战。因为有证据表明,许多处于长期关系中的性满足女性很少体验到这些传统的性欲标志。有证据显示,正常范围非常广泛。此外,性欲通常并非女性同意或发起性行为的原因。因此,理解为什么可能很少有或没有理由、动机或兴趣进行性体验,成为值得未来深入研究的焦点。大约15%的年轻女性患有慢性性交疼痛,这种疼痛人们了解甚少,且治愈的情况也很少见,这使其成为一个紧迫的健康问题。绝大多数患有慢性性交疼痛的女性认为这是一个巨大的问题,并且感到极其痛苦。尽管存在这种痛苦,而且一些女性持续反复地请求帮助,但许多其他女性完全不请求帮助的情况也值得研究。女性性行为具有情境性,主观体验相对于身体体验更为重要。这强烈支持对性功能障碍进行生物、心理、社会评估的必要性,同样也支持采取综合治疗的方法。

(吴瑞鹏)

第二节　女性性功能情境障碍

影响女性性功能的情境因素可被视作女性体验性活动的框架,对临床医生而言是需要考虑的重要方面。前文已经强调了人际关系、社会以及心理健康情境的作用。另外两个情境维度为伴侣的性健康状况以及慢性疾病。全国健康与社会生活调查显示,存在性困难的女性同样有着较高的健康不良发生率以及较低的身体健康水平。在本节中,我们将探讨盆腔癌、乳腺癌、糖尿病、多发性硬化症、脊髓损伤以及心脏病所起的作用。最后,尽管相关文献相对较少,但我们仍要探讨对性功能障碍的适应力。

一、性伴侣的健康影响因素

人际关系因素在关于女性性欲困难的几种理论阐释中起着关键作用。伴侣的性健康状况是一个特定的人际关系因素，近来备受关注。研究发现男性伴侣的早泄和勃起功能障碍能够显著预测女性伴侣的性幸福感、性功能障碍以及更广泛层面的生活质量。一项关于女性绝经过渡期性结果决定因素的纵向研究表明，由于男性伴侣性功能障碍而致使与伴侣性活动频率降低的女性，其"性欲"有所增加。这让人联想到另一项针对围绝经期女性的横断面研究，该研究也得出了类似结果，在该项研究中，男性被指出有"限制性行为的身体局限"。

二、慢性疾病的影响

性欲低下是患有慢性疾病女性常见的诉求。虽然在慢性疾病确诊之前可能就存在性欲低下的状况，但更典型的情形是与慢性疾病的诊断或治疗相关联的全面性欲减退。此外，慢性疾病对性功能的影响可能直接由生理机制介导，或者由与疾病相关的心理因素介导。在考虑慢性疾病对女性性功能的影响时，以下几个方面被认为是重要的：是否有证据表明性反应存在生物学层面的紊乱？是否有证据表明疾病的心理后果会影响性反应？慢性疾病是否会增加疲劳感或者涉及慢性疼痛？心理反应是否引发了抑郁发作？慢性疾病的治疗是否对性反应产生了影响？慢性疾病是否限制了进行爱抚、自我刺激或性交所需的活动能力？是否有证据表明心血管或呼吸系统受损，以至于性高潮或性交动作可能存在危险？慢性疾病是否与尿失禁或造口有关？

（一）盆腔器官的恶性肿瘤

盆腔器官的恶性肿瘤及其治疗对女性的性健康具有严重不良影响。关于直肠癌常规手术后性功能的文献，发现24%的女性报告性欲降低，38%的女性有性交痛，28%的女性达到性高潮存在困难。在进行保留神经的直肠系膜切除术后，与治疗前相比，很少有女性报告出现新的性功能障碍。因良性疾病进行妇科手术（即子宫切除术）不会显著损害性欲。在一项回顾性研究中，为治疗宫颈癌进行子宫切除术会导致阴道润滑减少、阴道管缩短、阴道弹性缺乏以及生殖器刺激带来的愉悦感降低。考虑到这些女性中的许多人还接受了腔内或体外放射治疗，所以这些抱怨可能并非完全由手术引起。这组作者还发现，接受体外放射治疗的女性性交痛更为常见，而仅接受手术的女性与同时接受腔内放射治疗的女性在性高潮困难和性交困难的发生率方面相似。前瞻性研究未能发现因宫颈癌进行根治性子宫切除术会导致任何重大的持续性性功能障碍，而放射治疗被发现会引起长期的性问题。虽然放射治疗后血管损伤是男性盆腔癌的常见后果，但在女性中的研究尚不充分。一般来说，女性放射治疗后的血管损伤与性疼痛、阴道润滑受损有关。确定这些影响是由于血管损伤还是激素丧失所致较为复杂，因为这种放射治疗也会导致永久性卵巢衰竭。化疗引起的卵巢衰竭可能会降低性欲并增加阴道干燥。然而，鉴于癌症使女性面临危及生命的状况，这些影响不太可能仅仅归因于激素变化。在各项研究中，似乎关系幸福感在对癌症治疗的反应中比身体因素起着更重要的作用。对子宫切除术后性高潮减少的恐惧促使了次全子宫切除术或"保留神经的子宫切除术"的发展。主韧带和子宫骶骨韧带外侧的自主神经纤维对保留性功能具有重要作用,手术应尽可能保留生殖器性功能。保留神经的子宫切除术已被证明可以提高术后尿失禁的治愈率,关于其对性功能影响的对照研究仍在持续进行当中。

(二)乳腺癌

乳腺癌治疗后出现的性功能障碍极有可能是在确诊一年后仍持续困扰患者的主要方面。似乎乳腺癌治疗期间的化疗是导致大多数性功能问题的原因,例如性欲丧失、主观性唤醒困难、阴道干燥以及性交疼痛。在接受了乳房重建或部分乳房切除术但未进行化疗的女性中,有28%符合性欲减退障碍的标准;而在接受了这些手术之一并同时进行了化疗的女性中,有37%符合该标准。在一项乳腺癌诊断后5~10年的女性进行的大规模纵向随访研究中,尽管整体生活质量较高,但性活动却减少了。具体而言,是化疗引起的卵巢衰竭,而非化疗对生殖器的毒性作用,导致了这些影响。这些作者在两个非常大的独立乳腺癌幸存者群体中建立了一个关于乳腺癌后性欲、性功能障碍和性满意度的预测模型。在性活跃的癌症幸存者中,性健康的最重要预测因素包括:没有阴道干燥、情绪良好、身体形象佳、关系质量较好以及不存在伴侣的性问题,这些因素占变异的33%。

(三)糖尿病

在对患有糖尿病的女性进行的系统综述中,关于有问题的性欲、性唤醒和性高潮体验的报告在不同研究中差异很大,并且似乎与她们疾病的复杂程度没有简单的关联。性高潮困难可能是继发于性欲和性唤醒能力下降,而不是性高潮功能本身的主要问题。在实验室环境中,在1型糖尿病女性和对照女性之间,主观和心理生理上的性唤醒没有发现差异。然而,在临床环境中,在糖尿病女性的门诊样本中,与正常对照女性相比,发现性功能障碍的发生率更高,但仅表现在阴道润滑减少方面。抑郁被发现是这些性抱怨的重要预测因素,而婚姻关系整体质量较低也是性功能障碍女性中的一个因素。在各项研究中,患有糖尿病的女性,心理因素在很大程度上解释了这些性抱怨。

(四)多发性硬化症

对患有多发性硬化症(Multiple Sclerosis,MS)女性的性健康进行的实证研究相对较少。在各项研究中,这一群体中性功能障碍的患病率似乎存在很大差异,部分原因是未能包括对照比较组。最近将患有MS的女性与一般人群进行比较的数据显示,在自慰方面存在更多困难,并且有感觉缺失或麻木与MS的神经损伤有关的困难。男性和女性作为一个整体,与一般人群相比,性功能障碍水平更高,性活动、关系满意度和性满意度水平更低。对患有MS的女性进行的面对面访谈表明,性功能障碍更为普遍,在意大利的女性样本中,73%的患有MS的女性报告有性功能障碍,而在其他慢性疾病样本中此比例为39%,在对照组中此比例为12%。患有MS女性的性功能障碍可归因于身体因素和心理社会因素。在一项定性研究中发现,性被视为生活的重要组成部分,尽管承认存在特定的性困难,并强烈主张医疗保健专业人员摒弃围绕患有MS的女性"无性"状态的错误观念。

（五）脊髓损伤

即使在脊髓损伤的绝经前女性中，阴道润滑问题也很常见，因为根据损伤的程度，外周自主神经系统可能无法对中枢神经系统的性唤醒做出反应。在患有脊髓损伤的女性中，性高潮障碍很常见，也有关于不寻常体验的报告，例如在感觉开始出现的解剖区域有性高潮的感觉。在一项将患有脊髓损伤的女性与身体健全的女性进行性唤醒和性高潮比较的实验室研究中，只有44%的患有脊髓损伤的女性能够在实验室中达到性高潮，而身体健全的女性为100%；然而，两组的性高潮体验是相同的。在一组患有脊髓损伤的女性中，据报告性功能障碍在受伤后显著增加，而性的重要性未改变。性功能障碍与性的重要性之间存在反比关系，即报告性功能障碍水平较高的女性往往对性的重视程度较低。身体满意度高于饮食失调患者且与志愿者相当，与性频率或性功能障碍无关。

（六）脑损伤

脑损伤对性功能的影响可能归因于直接的神经或内分泌影响、处方药物、与失去信心或动力相关的心理因素以及与伴侣相关的变化。过去对中风的性影响的研究表明，右半球病变更常与低性欲和性功能障碍相关。在男性和女性的研究中发现，性犹豫很常见，这是由于双方都害怕引发另一次中风以及伴侣不喜欢"与病人发生性关系"的想法。

（七）心脏病

文献表明，在出现心脏病症状时，女性的治疗不如男性认真和积极。统计数据显示，因心脏病死亡的女性人数超过男性人数。关于性功能，心肌梗死发病研究小组在心肌梗死发生约1周后随访患者，以了解该事件的可能触发因素，包括性活动。研究发现，性交后2 h发生心肌梗死的相对风险很小且是短暂的。此外，对于每周锻炼3次或更多次的人来说，体育锻炼能使性活动后2 h内发生心肌梗死的风险从3.0降低至1.2。此外，还有研究致力于探究心肌梗死后性活动的恢复状况。在一项问卷调查研究中发现，心肌梗死后约18%的女性和39%的男性恢复了性活动，其平均恢复时长为8.3周。相较于男性，女性在心肌梗死后性活动的频率明显下降。研究结果显示，对性关系的不满意以及性兴趣的缺失是严重心力衰竭患者的伴侣所重点抱怨的问题。

三、心理韧性对女性性功能的影响

心理韧性是一种心理特质，它描述了个体在应对重大逆境或压力时，不仅能够有效应对，还能够提升自身未来面对和掌控逆境的能力。这是一个极为重要的研究领域，因为在本节所探讨的众多慢性疾病中，许多都存在进一步损害身体健康的潜在风险。在经历严重身体或心理压力源的各类幸存者群体中，逆境已成为研究对象。多发性硬化症女性和脊髓损伤女性因身体受限而重新定义自身性体验，这是在逆境中展现心理韧性的典型例证。这些女性之所以能够继续享受令人满意的性接触，是因为心理韧性使她们能够聚焦于性的新维度。那些表现出以问题为导向的应对方式、关注积极方面且认知功能较好的多发性硬化症女性，拥有更高的性满意度和更好的性功能。

四、情绪健康对女性性功能的影响

幸福感作为一种心理属性，其涵盖的情感范围比单纯的积极或消极情绪更为广泛，在女性性行为的情境中也已成为研究对象。在预测性困扰时，幸福感相较于身体性唤醒的传统指标，具有更为关键的作用。而且，低情感满意度、低幸福感与各类女性性功能障碍均存在关联。在众多大规模前瞻性和横断面研究均未证实内源性雌激素、雄激素水平与幸福感存在相关性的大背景下，有关激素补充的随机对照试验结果也莫衷一是。在接受雌激素治疗的女性群体中添加十一酸睾酮，并未发现对其幸福感产生影响。妇女健康倡议针对无症状绝经后女性开展的结合雌激素加醋酸甲羟孕酮的研究，同样未能揭示激素与幸福感之间的关联。近期有证据表明，经皮睾酮能够提高双侧卵巢切除术后性功能障碍女性的幸福感。在一些临床研究中，激素水平未被证实起到关键作用，然而从绝经早期至晚期乃至绝经后，女性的幸福感却显著提升。这一变化显著受到生活事件的影响，诸如是否拥有伴侣、工作满意度以及生活琐事等。对伴侣怀有积极情感已被证明能有力地促进性欲、性反应，提升幸福感，并有效预防绝经症状。同样，在横断面研究中，性活动期间与伴侣的情感关系健康状况是衡量性困扰的有力依据。综合流行病学文献以及激素相关的实证研究成果可知，幸福感是女性性功能研究中不可忽视的重要情境因素。此外，幸福感与生活事件的联系或许比与激素的关联更为紧密，并且其对女性性健康的影响力要强于人类性反应的传统身体指标。

五、总结

评估情境因素在女性性功能中所起的作用，是治疗过程中的关键环节。在此，我们对相关文献进行了简要回顾，涵盖以下几个方面：（1）伴侣性健康的作用；（2）各类慢性疾病的作用；（3）恢复力与幸福感在影响女性性行为方面所扮演的角色。伴侣的性健康状况对女性的性幸福感、性功能障碍程度以及生活质量有着显著影响，且这种影响错综复杂。慢性疾病有可能通过生理因素和心理因素对性功能产生作用，因此，对这两方面因素都予以考量极为重要。慢性疾病本身的治疗手段可能会对性功能造成影响。要区分血管性、神经性、激素性以及心理性因素对盆腔癌相关功能障碍各自产生的单独影响颇具难度。乳腺癌治疗期间，化疗引发的卵巢衰竭是导致大多数性功能障碍的根源。有关糖尿病女性性功能的研究尚未得出定论。实验室研究未能发现糖尿病女性与非糖尿病女性在生殖器充血方面存在显著差异，然而部分临床研究却显示，前者性功能障碍的发生率明显更高。尽管存在潜在的相关生理因素，但显然心理因素的影响力更为突出。针对多发性硬化症女性开展的问卷调查与访谈研究表明，与健康女性相比，她们在性欲、性唤醒以及性高潮方面均存在障碍。针对脊髓损伤女性进行的实验室研究与临床研究，清晰地揭示了性功能的保留与受损情形。对多发性硬化症和脊髓损伤女性运用定性研究方法后发现，性体验在她们的患病进程中会逐渐发生演变，且不再局限于性交层面。对性关系的不满以及性兴趣的丧失，是慢性心力衰竭患者伴侣常见的抱怨内容，理应得到医疗保健提供者更多的重视。临床医生必须对伴侣的性功能进行评估。当评估身体疾病在性功能中的作用时，临床医生务必开展多维度评估，需综合考虑以下要点：可能对性反应产生影响的生物因素的作用；慢性疾病所带来的影响，诸如疲劳或慢性疼痛；对疾病可能产生达到临床显著水平的心理反应；慢性疾病治疗手段对性反应的影响；可能限制性行为范围的活动受限状况。对于那些经历过重大身体或心理逆境的女性而言，鼓励她们增强恢复力或许有助于其更好地长期适应疾病本身以及与之相关的性困扰。应着重关注那些有助于促进情感健康的生活事件，以此来培育性幸福感。对于身体其他方面健康的女性，在处理性困扰问题时，应减少对身体反应的过度关注。

（吴瑞鹏）

第三节　女性性腺内分泌功能紊乱

一、雌激素缺乏对外阴阴道的影响

雌激素已被证实对女性外阴阴道区域的所有组织成分（涵盖上皮组织、皮肤附属器、血管、神经以及特殊腺体）产生影响。雌激素是一种促进生长的激素，能够刺激上述所有组织的活性。具体而言，雌激素可促进上皮组织的成熟与增殖，增强血管分布并增加血流量，还能刺激腺体分泌。相反，绝经后雌激素水平下降与上述作用的逆转相关联。其表现为外阴阴道上皮变薄、血流量减少以及特殊腺体活性降低。阴道干涩的发生率估计在12%～34%之间，主要取决于年龄因素。除了血管因素之外，其他因素也可能对润滑程度或干涩情况产生影响。在阴道上皮细胞上发现了释放降钙素基因相关肽及其他神经递质的神经末梢。尽管这些神经末梢的功能尚不明确，但它们可能潜在地改变通透性。

阴道上皮是雌激素水平的精确生物测定指标。因此，阴道涂片通过其对基底旁细胞、中层细胞与表层细胞比例的影响来测定雌激素水平，就像成熟指数一样，这与雌激素水平有直接关联已得到证实。这些生理变化会引发一系列性症状，包括阴道干涩、性交痛、直接的生殖器刺激带来的愉悦感降低或缺失、泌尿系统症状，以及易患外阴、阴道和下尿路感染。外阴阴道萎缩的程度可从轻度到极为严重不等。严重的萎缩会导致阴道缩短变窄，还可能引起阴道口狭窄。这种萎缩的结果是阻碍阴茎插入，或者在尝试插入时至少会引起剧痛或出血。这进而可能导致女性及其伴侣的问题升级。患有萎缩的女性可能会因为害怕疼痛或不适，即使有主观的性唤醒，也会避免生殖器接触或性交。男性伴侣可能会因为担心伤害到自己的伴侣，或者由于阴道口狭窄或阴道变窄导致插入困难，从而加重勃起功能障碍。而因担心勃起消失而急于进行性交，会进一步加剧女性的困难。无论是外阴阴道萎缩还是泌尿功能障碍，都可能降低女性的自身魅力感，进而降低其对性的兴趣。同样，对尿失禁或尿路感染的担忧也可能引发同样的回避反应，或者导致缺乏主观性唤醒和性高潮障碍。尽管在雌激素缺乏的女性中有上述症状的相关证据，但除了雌激素水平之外，还涉及其他因素。在存在明显可观察到的萎缩情况下，没有任何这些症状的雌激素缺乏女性的比例尚不清楚。可能频繁的性唤醒和性活动有助于维持生殖器健康。心理生理学研究表明，在性唤醒的情色刺激下，雌激素缺乏和雌激素充足的女性阴道充血都有相似的增加。近期的磁共振成像研究显示，绝经前女性和绝经后女性在受到性唤醒的情色刺激时，阴蒂体积都有相似的增大。有大量的研究已经证实了雌激素与外阴阴道健康之间存在直接关联，并且在部分女性中，雌激素缺乏与性症状相关。

二、雌激素缺乏与更年期症状

大多数关于绝经的研究都未采用经过良好验证的症状图谱。仅有的与绝经过渡期明确相关的症状是血管舒缩症状增多、阴道干涩、失眠以及乳房压痛减弱。此外，睡眠障碍很可能与雌二醇水平降低有关。关于雌二醇和雌酮水平与最后一次月经周期及症状相关变化的有详细记载的研究少之又少。一项针对绝经过渡期女性的多中心、社区性队列研究提供了有关雌激素与症状的优质数据。该研究报告称，性功能会随着从绝经过渡早期到晚期雌二醇水平的下降而降低，但与雄激素水平无关。另一方面，绝经状态而非雌二醇水平与性功能的某些方面相关。这可能是由于绝经本身或者另一个因素（比如衰老）所致，性反应能力会随年龄增长而下降。当前的证据表明特定的绝经症状与雌激素水平的变化有关。

三、雌激素缺乏与皮肤敏感性

绝经后，一种极为常见且令人痛苦的症状是对身体各个部位的感官触摸不耐受或敏感度降低。然而，目前尚无任何科学研究对这一现象展开调查。同时，也没有数据能够支撑以下临床发现：在育龄女性中，两点辨别觉与生殖周期的阶段直接相关。具体而言，随着雌激素水平在临近排卵时升高，两点辨别觉会变窄，而在月经前随着雌激素水平下降，两点辨别觉则会变宽。这暗示着雌激素对周围神经活动有直接影响。雌激素很可能在神经敏感性方面起着重要作用。同时，也有必要对其他因素，如雄激素等进行研究。

四、雌激素缺乏与情绪

在查阅与绝经以及幸福感、情绪改善和与睡眠关系相关的文献时，存在若干障碍。这些障碍包括研究组中对绝经状态的定义不清晰、未能区分自然绝经与手术绝经、缺乏基线激素水平、忽视同时使用的药物，以及在替代外源类固醇的组合与排列的细节方面存在差异。用于测量生活质量、情绪和睡眠模式等领域的工具通常也定义不明确。例如，从通常使用的抑郁症状标准测量方法中很难推断出情绪的细微变化。最后，并不总是清楚幸福感、情绪和睡眠是否由雌激素缓解潮热和盗汗的既定作用所增强的。也就是说，研究需要在分析中控制潮热因素，以确定绝经对情绪的任何直接影响。尽管存在这些困难，但有1a级证据表明雌激素治疗可改善情绪，有1b级证据表明雌激素治疗可提高生活质量和幸福感。只能推测这些影响反过来会在增强性欲望或性唤醒能力方面起到调节作用。有血管舒缩症状的绝经后女性在夜间会遭受更多的睡眠干扰。反过来，对有症状的女性进行雌激素治疗可减少潮热频率和夜间觉醒次数。有证据表明雌激素可增加快速眼动睡眠。一项重要的1b级随机研究报告称，持续联合雌激素加孕激素治疗（Estrogen-Progestogen Therapy，EPT）对情绪和性方面没有益处。在针对健康绝经后女性的大型妇女健康倡议试验中，在其包含16608名子宫完整的女性的EPT组中发现，持续联合EPT对与健康相关的生活质量没有临床意义上的影响。意向治疗分析对于妇女健康倡议研究的主要目标是令人满意的，但在评估药物对心理的影响并得出药物对未实际使用该药物的女性没有益处的结论时，这是不可接受的。这是一项意向治疗研究，研究组中几乎有一半的女性停止了治疗，但她们仍在治疗组中以确定生活质量结果。雌激素可能会改善情绪、增强幸福感并改善睡眠。

五、雌激素缺乏的系统性影响

由低雌激素水平引发的性相关症状可以采用雌激素进行治疗，但需确保潜在益处大于潜在风险。依据1a级证据，临床医生应根据每位女性的治疗目标、潜在益处与风险，为其开具最短疗程的最低剂量雌激素，并充分考虑生活质量问题。不同种类的雌激素以及不同的给药方式效果可能各异，而且不同女性之间的治疗效果也可能有所不同。局部雌激素缺乏导致的外阴阴道症状可以使用低剂量雌激素治疗。所有类型的雌激素以及各种给药方式（药片、贴片、阴道制剂）对此均有效。用于治疗萎缩性阴道炎的阴道雌激素制剂在所用剂量下不太可能产生全身作用。然而，不能完全排除出现全身作用的可能性。释放雌二醇的阴道环可显著降低尿路感染的发生率，且具有重要意义。有证据显示，17β-雌二醇阴道环与雌二醇半水合物阴道片或雌激素阴道乳膏相比，不太可能达到全身水平。

低雌激素水平引起的其他性方面的后遗症，如睡眠不佳、不喜欢感官触摸以及缺乏幸福感等，也可以通过低剂量雌激素进行治疗。从理论上讲，透皮雌激素可能比口服治疗更合适，因为它对性激素结合球蛋白和雄激素活性的影响较小。然而，目前尚无科学证据支持这一观点。有大量文献记载，全身雌激素治疗会显著增加患子宫内膜增生和癌的风险。在ET中添加孕激素可将该风险降低至未服用激素的水平。妇女健康倡议研究发现，连续联合EPT在5年后会增加患乳腺癌、冠心病、血栓栓塞和中风的风险。仅使用ET的研究组仍在继续进行。在评估这些结果以及其他重要试验的结果后，北美更年期协会发布了其激素治疗咨询小组报告，其中包括对临床实践的基本建议，即这些数据不能直接外推至有症状的围绝经期妇女或处于早期绝经或过早绝经的妇女，并且绝经症状（包括泌尿生殖系统症状）仍然是ET和EPT的主要适应症。最近的一项针对155例连续静脉血栓栓塞病例的多中心病例对照研究表明，口服但非透皮ET与绝经后妇女血栓栓塞的风险相关，当前使用雌激素治疗会增加患乳腺癌的风险，包括新发和致命性乳腺癌，并且雌激素/孕激素组合的影响更大。所涉及的孕激素包括醋酸甲羟孕酮、炔诺酮和炔诺孕酮/左炔诺孕酮。在65岁以上的女性中连续联合EPT没有认知价值，并且可能增加痴呆的发生率。然而，痴呆的绝对发生率很低，单独的雌激素对认知和痴呆的作用仍在研究中。

所有能够被全身吸收的雌激素治疗和雌激素–孕激素治疗的类型及给药方式，在已知或疑似怀孕、有激素敏感性癌病史、不明原因的子宫出血、肝病、有凝血障碍病史和确诊的心血管疾病的女性中是禁忌的。不过，充分了解潜在风险和益处的个别女性可以选择激素治疗。ET/EPT的乳腺癌患者会出现肿瘤复发。一些针对先前被诊断患有乳腺癌女性的研究表明，ET/EPT可能具有有益效果。全身ET的潜在副作用包括子宫出血、乳腺影响（如乳房疼痛）、皮肤影响（如皮疹、黄褐斑）、头痛和心理影响（如情绪波动、易怒、疲劳、抑郁）。通过调整激素类型、剂量或给药途径，通常可以为每位女性找到合适的治疗方法。与所有处方药一样，雌激素具有潜在益处，但也存在潜在风险。决定是否开具处方应基于个体化的风险–益处分析以及女性自身的意愿。

六、雌激素缺乏的药物治疗

选择性雌激素受体调节剂（Selective Estrogen Receptor Modulators，SERM）的使用日益增加，这些物质化学结构多样，不具有雌激素的类固醇结构，但含有能够与α和β雌激素受体结合的三级结构。SERM对组织具有选择性的混合激动剂/拮抗剂作用的确切机制目前正在被逐步发现。这些分子有可能保留雌激素的益处，同时避免大多数不良影响。在目前使用的两种SERM，雷洛昔芬和他莫昔芬，令人遗憾的是，并没有关于性方面益处的报道。也没有证据表明它们能够逆转与雌激素缺乏相关的外阴和阴道变化。因雌激素而带来的幸福感增加、睡眠和情绪改善以及血管舒缩症状减少等情况并未出现。未来的SERM有望既具备雷洛昔芬的明显益处，又对外阴和阴道组织具有雌激素激动剂作用，并能够改善血管舒缩症状。这种具有组织选择性雌激素、孕激素和雄激素作用的合成类固醇已被证实可缓解阴道萎缩引起的性症状，不过所研究的女性并非那些被确定为有性功能障碍的女性。只有少数研究报告称接受替勃龙治疗的女性在性欲方面有显著改善。值得注意的是，这些前瞻性随机试验将替勃龙与安慰剂或各种雌激素和孕激素治疗配方进行了比较。使用替勃龙的女性以及使用各种雌激素和孕激素组合的女性患乳腺癌的风险显著增加。乳腺癌的相对风险为1.48。其他雌激素、孕激素组合的相对风险在1.53～1.97之间。虽然雌激素对性和情绪有积极影响的证据更为充分，但另一方面，孕激素似乎具有负面影响。当在子宫完整的女性中添加孕激素以对抗雌激素治疗时，可能会对性和情绪产生不良影响。虽然并非所有的孕激素都有相同的作用，但目前的数据不足以推荐特定的孕激素或雌激素–孕激素方案以最小化这种影响。孕激素似乎对性功能没有额外的益处，并且一些孕激素可能对情绪产生负面影响。

七、总结

雌激素缺乏对外阴阴道区域各组织有不良影响，表现为上皮变薄、血流量减少、腺体活性降低，导致阴道干涩等性症状及泌尿感染风险，还可能引发女性及其伴侣的性问题。更年期症状与血管舒缩症状增多、失眠等相关，且性功能随绝经过渡期雌二醇水平下降而降低。再者，绝经后对身体感官触摸敏感度降低，可能与雌激素影响周围神经活动有关。同时，雌激素缺乏对情绪和睡眠也有影响，虽有证据表明雌激素治疗可改善情绪和幸福感，但研究存在诸多障碍。在系统性影响上，低雌激素水平的性相关症状可用雌激素治疗，但有潜在风险，如增加患癌风险等。药物治疗方面，选择性雌激素受体调节剂虽可能保留雌激素益处但目前缺乏性方面益处，替勃龙可缓解阴道萎缩症状但增加乳腺癌风险，孕激素对性功能和情绪可能有负面影响。总之，雌激素缺乏影响多方面，治疗需综合考虑风险与益处，进行个体化分析。

（吴瑞鹏）

第四节　女性性欲、性唤醒紊乱

一、女性性欲紊乱

鉴于女性对"自发性"性欲的认知范围很广，目前尚不清楚何时应该对任何女性诊断为性欲减退障碍。此外，鉴于性欲在稳定关系中的女性进行性行为的原因中并不常见，专注于性反应的这一方面在临床上并无帮助。然而，这却是现有定义的重点。

（一）性欲减退障碍的当前定义

《精神疾病诊断与统计手册》（第4版）定义：持续或反复的性幻想缺乏以及对性活动的欲望不足。这种障碍会引起明显的痛苦或人际关系困难。《国际疾病分类》（第10版）：性欲丧失是主要问题，而不是继发于其他性疾病，如勃起功能障碍或性交疼痛。性冷淡即性欲减退障碍。女性其他性欲障碍的定义："兴趣"一词被选用以涵盖女性决定同意或发起性行为的各种动机/原因的范围。存在性兴趣或欲望感觉缺失或减弱、缺乏性想法或幻想以及缺乏反应性欲望。尝试产生性唤醒的动机很少或不存在。这种缺乏性兴趣被认为超出了因生命周期和关系持续时间而产生的正常减少范围。

（二）性欲减退障碍的流行病学

如果以偶尔、很少或从未体验到性欲为标准，声称自己"性欲低下"的女性比例可能高达近80%。在一项研究中，1335名女性中只有22%的人表示不止一次有较高的性欲。如果将诊断性欲低下的标准设定为只是很少或从无性欲，那么在同一批女性中，这个比例将降至14%。8%～33%的女性通过自我报告或通过问卷加访谈被评估为有低性兴趣或性欲。很少有研究同时询问性欲和性兴趣。此外，女性对这些词的理解通常并不清楚。总体而言，年龄似乎对低性兴趣或低性欲的担忧影响相当小。相比之下，其他研究显示随着年龄增长性欲有显著下降或轻微下降。其他研究的特点是随着年龄增长性欲有适度增加，随着关系持续时间的延长，性欲望会减少。对低性欲的女性进行仔细的病史询问常常会发现她们在性唤醒方面存在困难。女性发现很难将这两个问题分开。性唤醒障碍和性欲障碍的共病情况有充分的文献记载。建议那些能够被唤醒并拥有愉悦体验，但明显缺乏"自发性"性思维和性幻想的女性被认为是性健康的，因为在女性的性方面，这后一方面在不同女性之间差异很大。这与现有的性欲减退障碍的定义相反。性欲的先天或自发成分可能部分基于激素，特别是与雄激素水平和雄激素受体的敏感性有关。已知它也与关系持续时间以及生命周期有关，25～34岁的女性以及49岁以上的女性性欲水平较低。

二、女性性唤醒紊乱

如果阴道润滑液分泌不足，女性通常会抱怨阴道干燥或性交不适。相比之下，当她提到缺乏性唤醒时，她指的是她脑海中的主观性兴奋。当她谈到总体性满意度或性苦恼时，数据表明阴道润滑受损不是一个重要的预测因素。即使是最近开发的问卷可能也不包含关于主观性唤醒的问题，而其他问卷则包含了这个方面。很明显，在性功能障碍的定义中缺乏对主观性唤醒的纳入，使诊断的重点偏离了女性的主观体验。

（一）性唤醒紊乱的心理生理学

被诊断为"女性性唤醒障碍"的绝大多数女性，在接受性刺激的情况下，仍然表现出与性健康女性相当的迅速生殖器血管充血。通过阴道光体积描记法测量的阴道脉搏振幅来评估对性刺激的生殖器反应性，对有性问题绝经前女性和无性问题的绝经前女性进行了比较。根据《精神疾病诊断与统计手册》（第4版）标准诊断为有和无性唤醒障碍的绝经前和绝经后女性的反应。有性交疼痛的女性对视觉性刺激的VPA增加与无性交疼痛的女性相同。在性欲减退的女性、性高潮障碍的女性和对照组女性之间，VPA没有差异。根据《精神疾病诊断与统计手册》（第4版）标准诊断为性唤醒障碍的健康的女性，没有显示出生殖器充血受损的证据。这些女性对视觉性刺激有阴道血管充血增加的反应，这种增加与年龄和绝经状态匹配的无性问题女性的增加没有差异。此外，这些女性的VPA反应速度并不慢。对有性唤醒障碍的女性进行了仔细诊断，使用了对生殖器反应缺乏意识的严格且明确的标准，并且以同样仔细的方式确定了其他女性没有任何性功能障碍。

对观看性视频引起性唤醒期间的性健康女性进行磁共振成像，观察性唤醒期间大脑活跃的区域。有趣的是，与组织和接收来自生殖器反射的传入输入有关区域的激活与女性对其主观性唤醒的评级相关性很差。这与男性形成对比，在男性中，这些区域的激活与他们对性唤醒的评级之间有很高的相关性。再次强调了在女性对其性唤醒的主观体验进行评级时，生殖器反馈的重要性极小。

（二）性唤醒紊乱的心理分型

对抱怨性唤醒不足的女性进行临床亚型分类，这些是绝经后接受雌激素治疗的女性，她们对非生殖器性刺激保持着健康的性兴趣和性唤醒。由于生殖器刺激曾是她们达到性高潮的先前方式，所以大多数人目前要么性高潮障碍，要么体验到明显延迟和强度降低的性高潮。通过阴道光体积描记法进行的心理生理学研究显示，在实验室环境下双盲安慰剂对照使用西地那非仅在那些心理生理学测试明显异常的女性中改善了性高潮体验。临床亚型分类产生了一个异质性群体。这项研究与前面提到的研究形成对比，根据《精神疾病诊断与统计手册》（第4版）诊断为性唤醒障碍的女性中，没有一个人表现出异常的血管充血反应。显示出异质性的研究仅包括在过去6年内获得性生殖器功能丧失的女性。在这些患有获得性生殖器性唤醒障碍的女性中，有些人显然有目前可用方法可证明的异常血管充血。其他人可能在未来通过更敏感的方法观察到血管缺陷。然而，在这个获得性生殖器性唤醒障碍的临床亚组中，一些人生殖器反应性的丧失很可能是由血管充血程度以外的因素引起的。

三、性唤醒激发的生物学基础

（一）中枢神经系统的内分泌检查

性唤醒的神经内分泌基础源于具有已知或部分已知作用机制药物的性影响。超过30种神经递质、肽和激素参与其中，最具临床相关性的是去甲肾上腺素，多巴胺，催产素，通过5HT1A、5HT2C受体起作用的血清素，催乳素，γ-氨基丁酸以及通过其他倾向于对性产生负面作用的受体起作用的血清素。这些神经递质和肽又受到性激素（雌激素、雄激素和孕激素）的调节。对性唤醒期间女性大脑的成像研究表明，大脑的某些区域参与认知评估，即额叶眶部和前扣带回区域，而其他区域参与对性唤醒的情绪反应，包括喙侧前扣带回。参与组织和感知生殖器反射的其他区域包括喙侧前扣带回和下丘脑后部。

（二）生殖器官充血

生殖器性唤醒（即血管充血）反应涉及交感神经和副交感神经。人们认为盆腔交感神经节后神经元主要释放去甲肾上腺素和三磷酸腺苷，但也有一些释放乙酰胆碱、一氧化氮和血管活性肠肽。来自更尾端的交感神经节的神经释放去甲肾上腺素，可能还有神经肽Y，以产生预期的血管收缩。然而，腹下神经中的交感神经纤维穿过盆腔神经丛中的神经节中继站，既可以产生外阴充血的血管舒张，也可以产生相反的效果。来自S_2、S_3、S_4的副交感神经释放包括介导血管舒张的NO在内的神经递质，以及ACh，它在神经接头前或后阻断去甲肾上腺素能血管充血机制，并作用于内皮细胞以释放NO。这种自主神经解剖结构是基于男性中类似的神经。目前尚不清楚这在女性中到底有多准确。最近对阴道血管充血的副交感神经输入有了一些澄清。通过使用由无线电信号激活的植入硬膜内的Finetech/Brindley刺激器刺激一名年轻的截瘫意识清醒女性的第二骶前神经根和第三骶前神经根，通过阴道光体积描记法测量，结果表明，阴道充血显著增加。刺激第四骶前神经根未能增加阴道充血。脊髓损伤在T_{10}至L_2脊髓水平以下的女性能够从心理性性刺激中产生血管充血。

一氧化氮、乙酰胆碱、血管活性肠肽似乎是促成阴蒂充血的主要神经递质。女性生殖道平滑肌细胞培养的结果表明，一氧化氮、乙酰胆碱、血管活性肠肽通过前列腺素E1、血管活性肠肽和β-肾上腺素能受体的cAMP依赖性途径起作用。未充血的外阴结构被认为通过肾上腺素能以及可能的肽能交感神经血管收缩机制处于紧张性控制之下。人类阴蒂和阴道平滑肌中存在功能性α_1和α_2肾上腺素能受体。激素通过基因组方式和非基因组方式、通过内皮依赖性方式和非依赖性方式影响血管功能。

关于阴道平滑肌松弛，有一种神经递质，其身份仍然难以捉摸。虽然人们认为VIP和NO参与了阴道平滑肌松弛，但仍然存在一种非氮能非肾上腺素能反应与任何已知的神经肽或嘌呤无关。此外，参与性高潮的非血管性阴道平滑肌收缩的物质也未知。

四、女性性欲障碍的心理评估

（一）心理发展

人格和心理特征的发展在出生前就开始了，并持续一生，涉及生物、心理和社会文化力量之间的复杂相互作用。人们可以考虑一种素质-应激模型，在这个模型中，早期发展中出现的心理因素与生活事件相互作用，影响特定的性特征。或者，因果关系的顺序也可能相反，即特定的性困难可能引发或加剧心理困扰。鉴于大多数对心理因素与性功能障碍之间关系的研究依赖于相关分析，因此无法确定因果关系的顺序。对一般心理特征进行研究的各项研究一致发现，有性功能障碍的女性心理困扰的发生率更高，当出现相互矛盾的研究结果时，通常可以归因于所采用的不同方法，因为与纸笔测试相比，访谈评估得出的患病率更高。

（二）焦虑对性欲障碍的影响

焦虑可以被描述为一种焦虑担忧的状态。对焦虑在性功能障碍中作用的研究包括临床研究和受控的实验室调查。早期的心理动力学理论高度强调焦虑是性功能障碍的一个重要病因预测因素。有研究显示，表现焦虑既是性活动的结果，也是性功能障碍的一个原因，反映了心理防御未能阻止焦虑的出现。完全基于临床经验，焦虑和性唤醒被认为是相互不兼容的。然而，实证文献表明这样的结论过于简单化。在许多临床研究中，焦虑作为性功能障碍产生的关键病因因素的作用得到了强调。性功能障碍个体中焦虑评分普遍较高，不同性功能障碍个体的焦虑数量和质量存在高度差异。性厌恶往往与急性焦虑高度相关。最近对有一般性性功能障碍女性以及性欲低下女性的研究发现，与性健康女性相比，她们的抑郁和焦虑发生率更高。另一方面，担忧虽然与许多精神障碍特别是焦虑相关，但在非临床人群中焦虑似乎并不是性欲问题的风险因素。

虽然大多数研究焦虑与性之间关系的研究都探讨了性功能障碍女性中的焦虑问题，但也有一些研究观察了患有焦虑障碍女性的性问题。患有焦虑障碍的女性比不焦虑的女性出现性困难的概率更大。患有惊恐障碍和强迫症的女性比健康对照组的性欲更低。患有强迫症的女性比患有广泛性焦虑的女性更有可能出现性困难，特别是避免性行为。社交焦虑与性功能的关系也受到了关注。与患有惊恐障碍的女性相比，一项研究发现，患有社交恐惧症的女性比患有性厌恶的女性在性高潮方面有更多困难。性功能障碍包括性唤醒受损、性欲望和性满意度降低，是各种焦虑障碍的常见并发症。观察惊恐障碍与性功能障碍的因果关系，数据表明要么惊恐综合征与性恐惧/性厌恶同时发生，要么更常见的是在性唤醒期间出现惊恐体验。这些结果倾向于证实这样的假设，即患有惊恐综合征的性恐惧者并不是真的害怕性，而是害怕惊恐发作和失去控制。焦虑患者倾向于选择性地关注感知到的威胁，而性功能障碍患者则将注意力从相关线索上转移开。

人们探索了不同的操纵和诱发焦虑的技术，并通过主观和心理生理学技术对性唤醒进行了评估。在性健康的女性中，诱发焦虑的技术被发现能显著增加心理生理性性唤醒。似乎焦虑的作用机制可能是通过增加交感神经系统的活动来实现的，因为运动和其他促进交感神经系统的方法能增强生理性性唤醒。然而，主观性唤醒被证明会因这些技术而增加、减少或不受影响。在有各种性困难的女性中，焦虑显著改善了生殖器性充血。相比之下，增强的交感神经系统活动促进了性欲低下女性的生殖器性充血，但损害了有性高潮障碍女性的生殖器性充血，并且对主观性唤醒没有影响。综上所述，这些结果表明，促进交感神经系统活动的技术可能有望改善生殖器充血，但对主观性唤醒没有作用。虽然焦虑在历史上一直与性功能受损有关，但最近的实验室证据表明，至少某些类型的焦虑可能会增强身体反应。然而，在现实生活中，高度的临床焦虑与性功能受损有关。显然，需要进行旨在阐明急性焦虑和慢性焦虑影响性功能机制的研究。

（三）人格障碍对性欲障碍的影响

与关于精神障碍和女性性功能障碍的研究相比，对人格障碍作用的关注要少得多。对人格因素在女性性高潮中的作用进行的广泛探索未能发现任何主要关联。关于性欲减退障碍，对诊断为性欲减退障碍的女性进行研究，发现患者在情绪稳定性和自尊方面存在显著问题。将患有表演型人格障碍的女性与非表演型女性进行比较，发现前者的性自信明显较低、对性的恐惧态度更强烈、自尊较低且婚姻满意度更低。尽管性欲较低、性厌倦感更强且性高潮功能障碍更严重，但与非表演型女性相比，这一群体表现出更高的性自尊并且更有可能发生婚外情。患有边缘型人格障碍的女性表现出类似的模式，即尽管有性抑郁和不满，但与非边缘型人格障碍女性相比，她们的性自尊和性自信更高。寻求刺激是自恋型人格个体的一个特征，已被发现与性欲和性唤醒能力增强有关，但与婚姻满意度或性满意度无关。在考察人格与性行为之间的关系时，发展因素是需要考虑的重要因素。具体而言，寻求混合性功能障碍治疗的老年女性神经质得分较高，而在年轻女性中，外向性特质更为突出。

鉴于性欲受损与抑郁症、临床焦虑障碍和某些人格特质之间的联系，建议进行心理评估的以下组成部分。对女性性功能的评估应始终考虑可能影响当前性困难或受其影响的心理和人格因素。无论是否使用抗抑郁药，抑郁症始终与性功能障碍，特别是低性欲相关。临床医生必须对有性困难的女性评估情绪以及抑郁症的相关症状。应评估精神症状与性困难之间的时间关系，以确定因果关系。鉴于关于慢性焦虑与急性焦虑在女性性功能障碍中作用的相互矛盾的数据，有必要对焦虑的严重程度、慢性程度进行明确评估，以了解焦虑在维持当前性抱怨中起到什么作用。为了区分人格或心理特征是否影响特定的性问题，以及是否易于改变，临床医生应评估这些特征是反映了根深蒂固的人格因素，还是短期反应。

五、性欲低下的治疗

女性性欲低下的药物治疗尚无规范。考虑到性满足的女性对"性欲"的认知范围广泛，且性刺激开始后主观性唤醒的重要性，任何"欲望药物"的合适疗效标准仍有待确定。已有两项涉及盐酸安非他酮的研究报告。一项为期12周的双盲安慰剂对照研究显示，对于有一系列性问题（包括性厌恶、性欲低下、性兴奋不足和性高潮障碍）的非抑郁女性，该研究具有统计学意义上的显著益处。在服用活性药物的30名女性中，有19名症状有所改善，而服用安慰剂的女性中只有1名症状有所改善。在一组被诊断为性欲减退的非抑郁女性中，接受盐酸安非他酮治疗者，29%的人有反应。在最初的4周安慰剂阶段无人有反应。目前正在等待对安非他酮或其他已知可影响欲望的神经递质的分子进行更大规模的安慰剂对照随机试验，这些分子包括多巴胺、血清素和去甲肾上腺素。

六、抗抑郁药相关性功能障碍

目前，针对抗抑郁药物与女性性功能障碍之间关联的系统性研究尚显匮乏，相关研究成果也仍未得以发表。在临床实践中，最为常见的问题在于选择性5-羟色胺再摄取抑制剂往往会致使性反应能力下降。其潜在机制可能是该类药物提升了羟色胺能神经递质的活性，进而削弱了由多巴胺介导的性反应激活作用，并强化了下行抑制性血清素能通路的效应。尽管在非对照研究里，5-羟色胺1A激动剂丁螺环酮以及多巴胺能激动剂金刚烷胺均呈现出一定的益处，然而在为期2个月的随机对照试验当中，这两种药物相较于安慰剂在统计学层面并未展现出明显优势。该研究对性快感、心理性唤醒、整体性功能状况，连同性欲望、阴道润滑程度以及性高潮体验等多方面均予以了综合评估。一项针对女性的临床病例研究中，女性分别以非随机方式接受了吗氯贝胺、帕罗西汀、舍曲林或者文拉法辛的治疗，并针对她们可能出现的性并发症展开了跟踪随访。结果发现，服用吗氯贝胺的女性群体在性欲与性兴趣方面的降低幅度相对较为轻微，服用文拉法辛的女性在一定程度上也呈现出类似趋势，并且这两种药物对于性唤醒的抑制作用相对较弱。仅有接受吗氯贝胺治疗的女性较少出现阴道润滑方面的困扰，该组女性中无一报告性高潮方面存在困难。在一项针对因服用氟西汀而引发性功能障碍的女性患者所开展的随机对照试验里，试验为期6周，分别采用安慰剂、米氮平、育亨宾或者奥氮平进行强化治疗干预。但此次试验结果却未能证实先前非对照研究中所提及的这些药物在女性患者中的有效性。

尽管安非他酮与选择性血清素再摄取抑制剂联合应用能够改善由后者引发的性功能障碍状况，但在一项针对选择性5-羟色胺再摄取抑制剂相关性功能障碍的安慰剂对照研究中，安非他酮作为添加药物使用时，与安慰剂对比并未显示出显著差异。值得留意的是，该研究中安非他酮的剂量被固定设定为150 mg，且整个过程未进行任何剂量调整。鉴于选择性5-羟色胺再摄取抑制剂相关性功能障碍具有较高的发病比例，并且由此常常引发患者的不依从行为，进而显著增加重性抑郁症复发的风险，因此极为有必要开展更多深入的随机对照研究。

七、总结

传统的性感集中训练一直是针对女性性欲减退障碍研究最广泛的心理治疗方法，有充分的数据支持认知行为疗法在性欲减退夫妻中的应用。部分由于测试其疗效存在固有困难，尽管有临床经验表明其有需求和疗效，但目前还没有关于心理动力学治疗的随机对照试验。有证据表明，盐酸安非他酮对一些性欲低下的女性有一定益处。认识到性欲本身在女性中具有广泛的正常范围是很重要的。更具治疗益处的是对性兴趣、性动机、性活动诱因少的治疗作用。目前还没有针对任何类型性唤醒障碍女性的已发表的心理疗效研究。心理治疗的益处尚不清楚，部分原因是结果测量反映了男性的性欲，但在性健康的女性中显示出广泛的正常范围。尽管有数据证实主观性唤醒和兴奋相对于生殖器充血的重要性，但主观性唤醒和兴奋的改善很少得到关注。认知行为技术在性欲低下的女性中显示出疗效，值得在主观性唤醒障碍女性的治疗中进行研究。尽管非性心理动力学因素经常在临床上对女性的性唤醒和性兴趣产生负面影响，并且经常推荐心理动力学治疗，但由于测试其疗效存在固有困难，目前还没有随机对照试验。因此，对这种治疗的推荐等级为D级。早期提高家庭作业依从性的技术可能会使性疗法产生更好的结果。与人际关系相关的预后因素，如非性关系的质量、夫妻对治疗的动机、身体吸引力程度以及关系中的系统性问题，是性疗法积极治疗反应的重要预测因素。

（吴瑞鹏）

第五节　女性性高潮障碍

准确估计女性性高潮障碍的发生率是很困难的，因为对照研究很少，而且不同研究中对性高潮障碍的定义差异很大，这取决于所使用的诊断标准。《精神疾病诊断与统计手册（第4版修订版）》使用以下诊断标准来定义女性性高潮障碍：在正常性兴奋阶段之后，持续或反复出现性高潮延迟或缺失。女性在引发性高潮的刺激类型或强度方面表现出很大的差异。女性性高潮障碍的诊断应基于临床医生的判断，即女性的性高潮能力低于其年龄、性经验以及她所接受性刺激的充分程度所应有的合理水平。《精神疾病诊断与统计手册》（第4版修订版）使用"终身性"与"获得性"以及"普遍性"与"情境性"等术语。然而，一些关于女性性高潮的研究使用"继发性"这个术语，但不太清楚这是在任何情况下都无法获得性高潮的获得性无能，还是实际上是一种可能为获得性而非终身性的情境性障碍。《国际疾病分类》（第10版）将性高潮功能障碍简单地定义为"性高潮要么不发生，要么明显延迟"。对于那些在性交时通过手动刺激可以获得性高潮但仅性交本身不能获得性高潮的女性，临床共识是她不符合临床诊断标准。

一、老年女性性高潮障碍

女性衰老过程中的一个关键时期是绝经前到绝经后。与年轻女性相比，绝经后女性在实验室中对性刺激的反应表现为阴蒂完全充血延迟、乳房充血量显著减少、子宫无充血、阴道润滑延迟或缺失以及阴道扩张减少。在性高潮时，阴道收缩次数减少，直肠收缩几乎没有。阴道和肛门收缩次数的减少可能是愉悦强度的指标，这表明"性高潮表达强度普遍降低"。雄激素缺乏的绝经女性可能存在性高潮强度降低。这些女性在从性唤醒至性高潮的过程中也难以集中注意力。在一些绝经女性中，性高潮时及性高潮后的子宫、阴道收缩会引起疼痛。绝经前女性，阴道和子宫的收缩是由一种神经递质引起的，这种神经递质必须克服任何释放的血管活性肠肽的抑制作用。在绝经状态下，VIP可能在放松平滑肌方面无效，因此在性高潮时由神经递质引起的子宫、阴道收缩不受抑制，导致痉挛性收缩，造成缺氧，从而引起疼痛。同时给予雌激素和孕激素可缓解疼痛，但单独使用任何一种都不够。

二、干预策略

性高潮障碍的治疗方法有精神分析、认知行为、药物治疗和系统理论等视角。目前只有认知行为疗法和在较小程度上的药物疗法有大量的实证结果研究。因此，本节将仅回顾用于治疗女性性高潮障碍的认知行为技术和药物治疗。明确的治疗建议仅基于对照结果研究。评估性高潮障碍治疗效果的困难之一是研究中对性高潮功能障碍的定义往往模糊不清。虽然一些研究使用临床医生访谈来确定女性是否符合原发性或继发性性高潮障碍的标准，但其他研究仅依赖参与者对性高潮困难的口头报告或简短的自我报告问卷结果。因此，在可能的情况下，表中包含了关于性高潮功能障碍定义方式的信息。

（一）认知行为方法

针对性高潮障碍的认知行为疗法侧重于促进态度和与性相关想法的改变、减少焦虑以及提高性高潮能力和满意度。传统上用于引发这些变化的行为练习包括指导性自慰、性感集中训练和系统脱敏。性教育、沟通技巧训练和凯格尔运动也经常被纳入性高潮障碍的认知行为治疗方案中。

1.指导性自慰

由于自慰可以单独进行，必然消除了可能与伴侣评价相关的任何焦虑。此外，性刺激的量和强度直接由女性控制，因此女性不依赖于伴侣的知识或她向伴侣传达需求的能力。显示自慰与性高潮能力之间关系的研究为这种治疗方法提供了实证支持。指导性自慰（Directed Masturbation，DM）已在各种治疗方式中被有效地用于治疗性高潮障碍，包括个体治疗、夫妻治疗和阅读疗法。许多结果研究和案例系列报告表明，指导性自慰在治疗原发性性高潮障碍方面非常成功。在自我指导的自慰训练和等待列表对照的对照比较中，有临床对照研究称，在2个月的随访中，使用治疗师指导的DM训练治疗原发性性高潮障碍的成功率为100%。47%的阅读疗法受试者报告在自慰期间达到性高潮，而等待列表对照组为21%。性交体位调整是一种技术，女性采取仰卧姿势，男性向前靠在女性身上，以便在性交过程中最大限度地增加阴蒂接触。接受性交体位调整技术指导的女性中有37%性交期间性高潮能力有显著提高，而接受DM的女性中有18%在仅4次30 min的治疗后性交期间性高潮能力有显著提高。

DM已被证明是一种对被诊断为原发性性高潮障碍的女性有效的治疗方法。对于患有获得性性高潮障碍且厌恶触摸自己生殖器的女性，DM可能有益。然而，如果女性能够通过自慰单独达到性高潮但与伴侣在一起时不能，那么与沟通、减少焦虑、安全感、信任以及确保女性通过直接手动刺激或采用旨在最大限度地增加阴蒂刺激的性交姿势获得足够刺激等相关的问题可能更有帮助。

2.焦虑减轻技术

焦虑会分散注意力，使女性专注于与表现相关的担忧、尴尬或内疚，从而干扰对色情线索的处理。它会导致女性在性活动中进行自我监控。一些研究者推测，伴随焦虑状态的交感神经活动增加可能会通过抑制副交感神经系统活动而损害生殖器血管充血。或者交感神经系统的激活在性唤醒中更多地起到促进作用而非抑制作用。性感集中训练包括一系列逐步进行的身体触摸练习，从非性接触逐渐发展到对彼此身体的越来越多的性接触。针对性高潮障碍女性的特定组成部分通常包括伴侣的非要求性生殖器触摸、女性对生殖器手动刺激和阴茎刺激的引导以及旨在最大限度地增加愉悦刺激的性交姿势。性感集中训练主要是一种夫妻技能学习方法，旨在增加伴侣之间的沟通和对性敏感区域的认识。然而，从概念上讲，去除以目标为导向的性高潮、触摸练习的层次性以及在对当前阶段感到放松之前不进入下一阶段的指导，表明性感集中训练在很大程度上也是一种焦虑减轻技术，可以被视为一种改良的体内脱敏形式。

使用焦虑减轻技术治疗性高潮障碍的成功很难评估，因为大多数研究都结合了焦虑减轻、性技巧训练、性教育、沟通训练、阅读疗法和凯格尔运动，并且没有系统地评估对治疗结果的独立贡献。在包括焦虑减轻技术的对照研究中，很少有研究区分终身性与获得性女性性高潮障碍的治疗结果。在各项研究中，女性在系统脱敏后性焦虑减少，偶尔性交频率和性满意度增加，但性高潮能力没有显著提高。同样，在少数将性感集中训练作为治疗组成部分的对照研究中，没有一项报告性高潮能力有显著增加。这些发现表明，在大多数情况下，焦虑似乎在性高潮障碍中不起因果作用，焦虑减轻技术仅在性焦虑同时存在时才最适合性高潮障碍女性。

3.其他行为技术

对女性解剖结构的无知和最大化愉悦感觉的技巧不足肯定会导致性高潮困难。性教育在测试后对增强性交能力有益，但在6个月的随访中没有效果。在一项性治疗与沟通技巧训练对继发性性高潮障碍有效性的比较研究中，两种治疗方法在提高性高潮能力方面同样有效。治疗比较研究通常发现，在治疗中包括使用凯格尔运动的女性与未使用凯格尔运动的女性在性高潮能力方面没有差异。就凯格尔运动可以增强性唤醒或帮助女性更加了解和适应自己的生殖器而言，这些运动可能会增强性高潮能力。总之，没有直接的实证证据表明性教育、沟通技巧训练或凯格尔运动单独对治疗原发性或继发性性高潮障碍有效。

4.药物治疗方法

很少有安慰剂对照研究检验药物治疗女性性高潮障碍的有效性。在已发表的少数研究中，大多数研究检验了药物治疗抗抑郁药引起的性高潮障碍的疗效。目前尚不清楚药物对非药物引起的性高潮障碍和药物引起的性高潮障碍是否会有相同的治疗效果。非药物引起的性高潮障碍：安非他酮缓释片在性高潮方面与安慰剂相比没有显著效果。迄今为止，还没有关于西地那非治疗女性性高潮障碍的安慰剂对照研究发表。抗抑郁药引起的性高潮障碍：对抗选择性5-羟色胺再摄取抑制剂在改善和缓解性高潮障碍方面取得了成功。但已发表的少数安慰剂对照研究结果则不那么乐观。在有性高潮或性唤醒受损的绝经前女性中，使用丁螺环酮、金刚烷胺或安慰剂治疗8周对氟西汀引起的性功能障碍的比较效果。所有组在治疗期间性高潮都有所改善，但丁螺环酮和金刚烷胺在恢复性高潮功能方面都不比安慰剂更有效。在较高剂量水平下，与安慰剂相比，丁螺环酮在服用西酞普兰或帕罗西汀的女性中显示出对性副作用的边缘显著缓解。米氮平、育亨宾、奥氮平或安慰剂治疗氟西汀引起的性功能障碍的随机、双盲、平行、安慰剂对照研究中，有性高潮受损或阴道润滑不足的女性，性高潮能力与安慰剂相比没有显著改善。在一小群SSRI引起性功能障碍的女性中，银杏叶与安慰剂相比没有显著效果。在因氟西汀、舍曲林或帕罗西汀治疗引起性副作用的女性中，麻黄碱在性高潮功能方面与安慰剂相比没有显著效果。

三、总结

迄今为止，还没有药物被证明在增强女性性高潮功能方面比安慰剂更有益。需要进行安慰剂对照研究，以检验在病例系列或开放标签试验中显示成功的药物对女性性高潮功能的有效性。指导性自慰是一种对终身女性性高潮障碍具有实证有效性和疗效的治疗方法。迄今为止，对于获得性女性性高潮障碍尚无经过实证验证的治疗方法。诸如性感集中训练和系统脱敏等减轻焦虑的技术尚未被证明对终身或获得性女性性高潮障碍有效。如果女性处于高度焦虑状态，减轻焦虑的技术可作为治疗的有益辅助手段。没有直接的实证证据表明性教育、沟通技巧训练或凯格尔运动单独对治疗终身或获得性女性性高潮障碍有效。在少数检验药物对女性性高潮障碍疗效的研究中，没有一种药物被证明比安慰剂更有效。安慰剂对照研究对于检验在病例系列或开放标签试验中显示成功的药物（如西地那非、睾酮）对女性性高潮功能的有效性至关重要。

我们建议，未来对有性高潮困难的女性进行的研究应更仔细地对性高潮障碍进行分类，并更好地区分终身性与获得性、普遍性与情境性女性性高潮障碍。关于心理、人际和社会因素在女性性高潮障碍病情发展中作用的研究很少。需要进行研究以检验学习和性脚本、关系史、伴侣观点、性经验、取悦伴侣的需求、对性和性高潮的态度和信念以及社会广泛认可和文化规范与期望对女性性高潮能力的影响。为了更好地理解女性性高潮的生理学，未来的研究需要：进一步研究性高潮期间和无性高潮的性唤醒期间大脑的不同激活情况。检验哪种特定的血清素受体亚型介导选择性5-羟色胺再摄取抑制剂抗抑郁药对女性性高潮的抑制作用。评估催乳素分泌是否女性性高潮的真正特异性指标，以及它是否在女性性唤醒中起到生物学"关闭开关"的作用。记录性高潮期间的子宫收缩，以更好地理解其在女性性高潮中的作用以及与阴道和直肠收缩的关系。评估迷走神经是否人类宫颈、子宫传入供应的真正介质。评估已确定的神经肽在女性生殖器中的生理功能。

（吴瑞鹏）

参考文献

[1]ANDERSON B L, CYRANOWSKI J M. Women's Sexuality: Behaviors, Responses, and Individual Differences[J]. J Consult Clin Psychol, 1995, 63:891-906.

［2］ANDERSON B L, CYRANOWSKI J M. Women's sexual self schema［J］. J Pers Soc Psychol, 1994, 67:1079-1100.

［3］APT C, HURLBERT D F. The female sensation seeker and marital sexuality［J］. J Sex Marital Ther, 1992, 18:315-324.

［4］BASSON R. Low libido in women: Putting treatment in motion［J］. Can J CME, 1996, 18:105-110.

［5］BASSON R. Using a different model for female sexual response to address women's problematic low sexual desire［J］. J Sex Marital Ther, 2001, 27:395-403.

［6］BASSON R, BERMAN J, BURNETT A, et al. Report of the international consensus development conference on female sexual dysfunction: Definitions and classifications［J］. J Urol, 2000, 163:888-893.

［7］BASSON R J, BERMAN L A, TOLER S M, et al. Safety and efficacy of sildenafil citrate for the treatment of female sexual arousal disorder: A double-blind, placebo-controlled study［J］. J Urol, 2003, 170:2333-2338.

［8］BEHARAT M A. Management strategies of sexual dysfunctions［J］. J Contemp Psychother, 2001, 31:161-180.

［9］BERMAN J R, BERMAN L A, TOLER S M, et al. Safety and efficacy of sildenafil citrate for the treatment of female sexual arousal disorder: A double-blind, placebo-controlled study［J］. J Urol, 2003, 170:2333-2338.

［10］CASTELO-BRANCO C, VICENTE J J, FIGUERAS F, et al. Comparative effects of estrogens plus androgens and tibolone on bone, lipid pattern and sexuality in postmenopausal women［J］. Maturitas, 2000, 34:161-168.

［11］CARUSO S, INTELISANO G, LUPO L, et al. Premenopausal women affected by sexual arousal disorder treated with sildenafil: A double-blind, crossover, placebo-controlled study［J］. BJOG, 2001, 108:623-628.